放射線治療の基本と実践

医療安全の確保と医療の質の向上

熊谷 孝三 編著
広島国際大学名誉教授

医療科学社

著者略歴

熊谷 孝三 （くまがい こうぞう）

広島国際大学 名誉教授（工学博士）

九州大学大学院工学府エネルギー量子工学博士後期課程修了

厚生労働省診療放射線技師国家試験委員、日本高等教育評価機構大学機関別認証評価員

広島国際大学客員教授・大学院総合人間研究科長・保健医療学部長・診療放射線学科長、九州大学医学部非常勤講師、京都医療科学大学非常勤講師、三次看護専門学校非常勤講師、（一社）日本ラジオロジー協会理事、（公社）日本放射線技術学会理事、（公社）日本放射線技術学会放射線治療分科会会長、（公社）日本放射線技術学会第62回総会学術大会大会長、日本放射線治療専門放射線技師認定機構理事長、全国国立病院療養所放射線技師会理事、（公社）福岡県放射線技師会副会長、放射線治療研究会代表世話人、日本放射線治療品質管理機構理事などを歴任

第57回保健文化賞、厚生労働大臣表彰、福岡県知事表彰、福岡市長表彰、（公社）日本放射線技師会会長表彰、（公社）日本放射線技師会中村学術賞、（公社）日本放射線技術学会梅谷賞、（公社）日本放射線技術学会学術賞など受賞多数

はじめに

　放射線治療技術は強度変調放射線治療に代表されるコンピュータ技術の発展と相まって進化してきた。現在では、可能な限りがん病巣に放射線を集中できる照射法が開発されている。がんの放射線治療で最も重要なことはがん病巣を根治させ、有害事象を起こさせないことである。

　放射線治療には根治的照射法と姑息的照射法がある。両方の照射法では、処方線量や線量配分は異なる。放射線治療の現状は、技術、機器が複雑化し、照射法は非常に高度化している。また、放射線治療に携わる医療従事者の役割は医師法等の関連法令に定められ、それに準拠して行う必要がある。

　今、多くの人々が放射線治療に携わる医療人に求めているものは、優れた技術と思いやる精神面のケアである。そういう中、医療人は、放射線治療技術の基本原理を系統的に学び、高度な技術と知識を積み重ねていく必要がある。したがって、診療放射線技師に対する放射線治療の再教育が必要と言えるだろう。しかしながら、放射線治療に携わる診療放射線技師の再教育制度はなく、必要な知識を学習するための専門教育が行われているとは言い難い。

　放射線治療分野の専門科目は放射線治療の質の向上と医療安全を確保するために、放射線治療の医療安全、放射線治療概論、高エネルギー X 線測定法、高エネルギー電子線測定法、放射線治療のモニタ単位数計算法、リニアックの品質保証・品質管理などと多岐にわたる。臨床現場では、これらの科目を身につける具体的な教科書はなく、容易なことではない。そこで、放射線治療に携わる者に放射線治療技術の知識を伝えるためにわかりやすい本書を執筆した。放射線治療に必要な科目を一冊にまとめ、短時間で学べるように工夫した。ぜひ、社会人の診療放射線技師だけでなく、学生の方々も本書を手に取り、放射線治療技術を学んでいただきたいと願っている。

2021 年 7 月

著者

CONTENTS

第 4 章　高エネルギー電子線測定法 ───── 89

第 5 章　モニタ単位数の計算法 ——————— 109

第 1 章

放射線治療の医療安全

　社会には、様々なリスクが存在している。例えば、原子力発電では、安全を考えた「五重の壁」があり、事故になることはないといわれてきた。ところが、深層防護は完璧ではなかった。このことは、ロシアのチェルノブイリ原子力発電所事故、米国のスリーマイル島原子力発電所事故、日本の福島原子力発電所事故で起きた過酷事故からわかる。いわゆる、絶対に安全といわれた原子力発電の神話は崩壊したのである。

　当然ながら、病院でも「完璧な安全」はない。そのため、患者へのリスクは回避していかなければならない。診療現場では常に患者の苦情やヒヤリ・ハットが発生している。そのため、患者リスクの減少を目指して安全対策が講じられている。医療事故やそれを巡る訴訟を回避するためには、リスクマネジメントの考え方が必要である。病院では医療安全を確保しなければならないことは当然なことである。

　それでは、リスクマネジメントはどのような方法で行えばよいのであろうか。医療事故を火事にたとえれば、何よりも火を出さないことである。そして、火が出てしまったら、その火に対して適切な初期消火を行っていく。そういったことを可能にするリスクマネジメントを進めていくべきである。まずは、「火だね」を明らかにし、それぞれの「火だね」に適した「初期消火」の方法を考えていく必要がある。

1. リスクマネジメントのあり方

（1）リスクマネジメントとは

　リスクマネジメントは 1970 年代に米国で作られた病院管理技術である。わが国では、日本医師会が医療ミス対策のために米国流のリスクマネジメント手法を 1998 年に導入した。米国に遅れること 28 年後である。この時こそがわが国におけるリスクマネジメントの曙といえるだろう。ISO3100 によれば、リスクマネジメントは「リスクについて、組織を統制するための調整された活動」と定義されている[1),2)]。病院のリスクマネジメントとは「医療事故防止活動」のことである。病院のリスクマネジメントは医療事故の原因を考えて予防法を学び、患者の安心・安全医療を確保することである。すなわち、病院で発生する医療事故を予防し、病院の経済的な損失を最小限の抑制することである。リスクマネジメントは医療事故予防の管理といえる。しかしながら、医療事故を予防するためにはどのような手法を用いてもよいということではなく、医療水準を向上しつつ医療事故を防止していかなければならない[3),4)]。リスクマネジメントはクライシスマネジメントと混同されがちであるが、リスクマネジメントはこれから発生するかもしれないリスクに対してあらかじめ対応して危害、損失などを回避、またはそれらの低減を行う方法である。一方、クライシスマネジメントは、「危機管理」のことであり、すでに事故が発生した事態をいうのである。

（2）リスクの定義

　リスクは英語で「Risk」といい、「危険」と直訳されるが、ISO31000によれば、「諸目的に対する不確かさの影響」と定義されている[1),2)]。影響とは、期待よりもよい方向または悪い方向へと逸脱することであり、諸目的とは、財務、安全衛生、環境、戦略、プロジェクト、製品、プロセスなど様々な到達目標やレベルのことである。不確かさとは事象やその結果、その起こりやすさに関する情報、理解、知識などが一部でも欠けている状態のことであり、リスクは事象の結果とその発生の起こりやすさとの組み合わせで表現される。

　リスクは損失、損害、不利益をもたらす可能性、危険な要素、保険契約上の損失を含んでおり、安全工学的な点からリスクによる傷害を危険度と呼び、次のように被害の重傷度と発生確率の積で表される[3),4)]。

$$リスク（危険度）＝被害の重傷度×発生確率 \tag{1}$$

　上式（1）からわかるように、患者の生命に結びつくような被害をもたらすリスクは容認できないので、被害の重傷度の高いリスクは確率が低いといえども、最優先で排除するようにしなければならない。

　リスクマネジメントの手法の基本プロセスは医療事故やニアミスに関する情報を収集すること、原因を分析すること、病院のシステムを改善することであり、その方法には3×3の対医療事故の原則がある。3×3の対医療事故の原則では、一つ目の3はリスクの把握、リスクの分析、リスクの処理のことであり、二つ目の3はそれぞれの項目に対応した医療事故防止対策のことである（図1.1）。リスクの把握では、ミスの可能性のある事例、発生したニアミス事例およびミスの事例を報告させ、情報を集約させなければならない。リスクの分析は報告された事例を評価し、予防可能なリスク事例、紛争予防および紛争予防不可能な事例の洗い出しによって分析システムを作り、リスクの処理では、リスクの分析の結果を基づき予防活動、紛争予防活動、損害予防活動に役立たせる対応システムを構築することである[5),6)]。

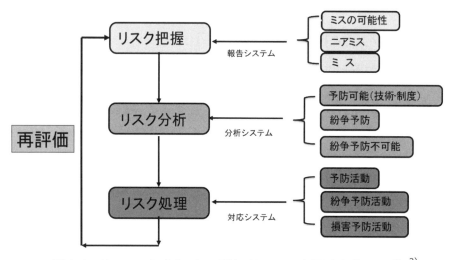

図1.1　リスクマネジメントの手法（3×3の対医療事故の原則）[3)]

　医療事故の予防は医療事故やニアミスに関する情報を収集するリスクの把握からはじめなければならない。リスクの把握は次の方法で行う。

　・職員から医療事故・事件やニアミスを報告させる。

・職員に重要な事例をあらかじめ決めて報告させる。

・職員にアンケート等を実施し、また、聞き取り調査を行う。

・リスクマネージャーによる巡回調査を行う。

・職員から業務の流れの中でのリスクを発見する。

・職場で報道された新聞等のリスク事例を収集する。

　リスクは医療事故、ニアミス、苦情をレベル分類して分析する必要がある（**表 1.1**）[5], [7]。リスクレベルは数値が小さいほど低く、大きいほど高くなる。リスクのレベル分類は事例発生の頻度と結果の重大性・緊急度、原因や発生しやすい状況、原因を個人ではなくシステムの問題を分析する。分析されたリスクには、緊急性が高い事例、すぐに取り組む必要のない事例など多くリスク事例が見えてくる。

　JISQ2001 によるリスクレベルの洗い出し（リスクマップ）の例を図 1.2 に示す[5], [7]。例えば、X 線検査時の情報の入力ミスの発生頻度は高いが、患者が受ける傷害の程度は小さい。逆に、放射線治療による過剰照射事故はまれにしか発生しないが、いったん発生すれば患者が受ける傷害は大きい。対策をとる必要のない（非特定）リスク事例は重要度の低いもの、発生確率が低く危険性のないものである。非特定リスクは発生事例が少なく、対応に必要な費用と時間は制限されるので監視に留めておくことになる。リスクの洗い出しはセッション方式を活用して、多人数が参画しながら作業を推進していく。そうすれば、リスクはマッピングすると発生度頻度と患者の傷害との関係がわかりやすくなる。

表 1.1　リスクのレベル分類 [7]

リスクレベル	内　容
レベル 0	間違いが発生したが、未然に気付いた。
レベル 0 （ハイリスク）	レベル 0 で、気付かずに行っていればレベル「4 ～ 5」になることが予想されるリスク事例
レベル 1	間違いがあったが、実害はなかった。しかし、患者に影響を与えた可能性がある（クレームを含む）リスク事例
レベル 2	間違いによって検査が必要となった。バイタルサインが変化した。また、自覚症状を訴えたリスク事例
レベル 3	間違いによって予定していなかった処置や治療、入院日数の延長が必要になったリスク事例
レベル 4	間違いなどよって患者の障害が持続するリスク事例
レベル 5	間違い等が原因で死亡したリスク事例

　また、リスクマネジメントは目標を設定する必要がある。リスクマップ上では、リスクを受けた患者の損傷レベルを評価するためには、リスクの回避、リスクの移転、リスクの保有、リスクの低減というように対処法を振り分ける必要がある（**図 1.3**）。すなわち、リスク戦略の決定である。しかし、ある 1 つのリスクに対するリスクマネジメントの目標はリスク戦略によって異なり、病院や部門が策定したリスクマネジメント基本目的に沿わなければならない。リスクマネジメントの目標は可能な限り定量化しなければならない。発生頻度や影響度が定量的に把握されている場合には、リスクマネジメントの目標も定量化することが比較的簡単にできる。リスクマネジメントの目標はリスクの内容、リスク戦略などにより複雑になるが、リスクマネジメントの目標を具体的にすれば目標に向かって進みやすく、リスク対策実施後のリスクマネジメントパフォーマンス評価や有効性の評価が簡単にできる、各部門で実施すべきリスク対策がより明確でリスク対策への理解が得られやすいなどの特徴がある。

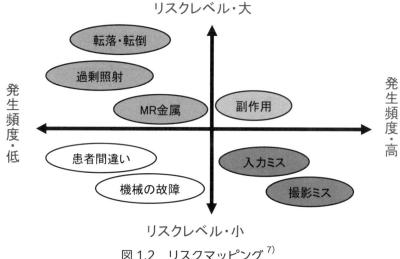

図 1.2　リスクマッピング [7]

　リスクの処理は事故発生・被害拡大予防対策、紛争化予防対策、損害軽減対策を講じることである。事故発生と被害拡大予防対策では、管理上の改善、情報のフィードバック、医療技術の向上を行う必要がある。紛争化予防対策では、患者関係や苦情の改善に努め、リスク事例を正確に記録する必要がある。また、リスクで生じる損害軽減対策には、学会や職能団体が設けている賠償責任保険へ加入することが望ましい。ISQ31000 [7] には、リスクの処理はリスク対応とも呼ばれ、その種類には、リスク回避、リスクを取るまたは増加すること、リスク源の除去、起こりやすさの変更、結果の変更、リスクの共有、リスクの保有の 7 手法がある。

　リスク対策はリスクの把握、リスクの分析を段階的に行い、リスクを再評価して医療事故に遭う危険な有害要因を低減するとともに、医療事故を未然防止するようにしなければならない。いわゆる、医療事故の発生確率を低下させ、被害規模が小さくなるような継続的な対応が必要になる。

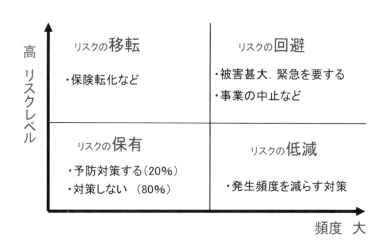

図 1.3　リスクマネジメントの計画策定 [7]

（3）ニアミス

1）ニアミスとは

日常診療で幸いにして医療事故にならなかった事例がニアミスである。ニアミスはヒヤリ・ハットやインシデントと呼ばれる。ヒヤリ・ハットは、「ヒヤリ」としたり、「ハット」したりした事例である。あるいは、医療行為が患者に行われなかったが、もし行われたとすれば患者に被害が予想される場合をいう。ニアミスには人に関係するヒューマンエラー、および医薬品の誤用などのエラーがある[3]。また、ニアミスには、エラーを発生させた時に別の人が見つけたり、自分で事前に気づいたり、結果的に事故にならなかった場合がある。

2）ニアミスの発生

ジェイムズ・リーゾンはヒューマンエラーの種類をミステイク（Mistake）、スリップ（Slip）、ラプス（Lapse）に分類した。人間は何かを実行する場合には、第一に「計画」を行い、これを脳裏に「記憶」させ、最後に判断して「実行」する。この過程でエラーが発生することもある。ミステイクは計画の間違い、スリップは注意不足で起きる「うっかり間違い」、ラプスは記憶が欠如した「うっかり忘れ」のことである。バイオレーション（Violation）とは、ルールを遵守しない「ルール違反」のことである[3], [8]。特に放射線検査では、スリップが原因で患者の取り違え撮影は意外と多い。

（4）医療事故

医療事故とは、医療の過程で発生する人身事故であり、予測しない悪い事態が起こった場合をいう。オーストラリアでは、医療の質に関する研究調査を受けて、次の3項目を含んだ場合を医療事故と認定している[10]。次のような場合を医療事故という。
①予期しない損傷や合併症が発生した事故
②重大な傷害や死亡に至った事故
③入院期間が延長される事故
④事象が疾患によるものではなく、医療行為で発生した事故
医療事故には医療過誤と不可抗力がある。医療現場のトラブルも医療事故に含まれる。医療過誤は医療従事者が患者に対して、本来、払うべき注意義務を怠ったことにより、患者の生命、身体に傷害を与えることである。医療過誤を臨床的に判断することは難しいものもある。

看護師や診療放射線技師などの医療従事者は医師と同様に医療現場で業務に携わっている以上、医療過誤における過誤行為者となる危険性がある。診療の補助業務を行っている医療従事者の過失は補助者の責任の中で医療過誤が問われる。しかし、診療の補助でなく、看護師や診療放射線技師のように独占業務で行う過誤行為は全面的に問責されることになる。

民法上の不法行為の賠償は独立開業できる助産師を除いて、一般的に認定されても医師以外の医療従事者が対象になることはあまりない。その理由は病院、診療所に所属する被雇用者の立場であること、および賠償能力の点で被害者が期待しないからである。一方、不可抗力は天災地変のように人力ではどうすることもできないものであり、「神のみぞ知る」という事故である。

医療事故はハインリッヒの法則で語られる。ハインリッヒの法則は「ハインリッヒの災害トライアングル定理」または「傷害四角錐」といわれる（**図1.4**）。この法則は労働災害の分析に基づき、1件の重大事故の背後には29件の軽微な事故があり、その背景には300件の異常が存在するというものである。ハインリッヒはある工場で発生した労働災害5,000件余を統計学的に調べ、経験則を導いた。「災害」

について現れた数値は「1：29：300」であったのである[3]。その上、リスク事例には、様々な「不安全行動」と「不安全状態」が存在し、そのうち予防可能な事例は「労働災害全体の98％を占める」こと、「不安全行動は不安全状態の約9倍の頻度で出現している」ことを約75,000例の分析で明らかにした。この結果、事故を防ぐことができれば、災害が予防できる。また、不安全行動と不安全状態をなくせば、事故も災害もなくせるという教訓が導き出された[9), 10)]。

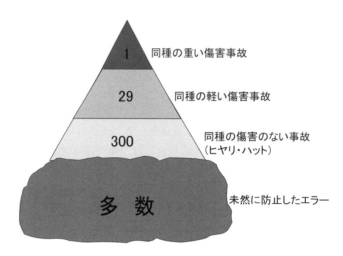

図 1.4　ハインリッヒの法則（労災事故の分析）

2.　根本的な原因を分析する方法

（1）4M-4E

　4M-4E は個人の責任だけではなく、事故の具体的な要因と対策をマトリックス表にして多角的に物事を分析するために活用する方法である。事故の要因は MAN（作業者の心身的な要因・作業能力的な要因）、MACHINE（機器・器具による要因）、MEDIA（施設の環境、照明、室温などの環境要因）、MANAGEMENT（管理規定、監督体制、マニュアル、教育・訓練などの管理要因）の視点から要因を抽出し、これらの要因に対して、Education（教育・訓練）、Engineering（技術・工学）、Enforcement（強化・徹底）、Example（模範・事例、Environment（環境）の4つの視点から対策を検討する分析法である（**表1.2**）。4M では、事故全体の構造を把握したうえでエラーを捉え、その誘発要因を抽出していく。4E では、誘発要因への対策を抽出し、重視すべき対策を具体的に分析析し、事故全体の構造を把握したうえで発生事象を時系列に記載していく。4M-4E とは、事故の原因・対策を整理するための方法としてアメリカ国家航空宇宙局（NASA）などでも採用されている方法である[7]。

表 1.2　4E-4M

関与レベル	MAN（人的要因）（身体的な状況、心理的かつ精神的な状況の技量、知識）	MCHINE（設備的要因）（医療用機器、器具、薬剤容器など）	MEDIA（環境要因）（施設の環境、照明、室温など）	MANAGEMENT（管理要因）（管理規定、監督体制、マニュアル、教育・訓練など）
EDUCATION（教育・訓練）				
ENGINEERING（技術・方法）				
ENFORCEMENT（強化・徹底）				
EXAMPLE（模範・事例）				

（2）フィッシュ・ボーン図（特性要因図）

　フィッシュ・ボーン図は特性要因図のことであり、魚の骨図（フィッシュボーン・チャート、fishbone chart）、Ishikawa diagram とも呼ばれている。日本の品質管理の先駆者である石川馨が考案した方法である。フィッシュ・ボーン図は要因の因果関係が明確に提示できるため、リスク管理や改善のやり方の検討に用いられている。ある問題点について影響を及ぼす原因を系統的に示している。特性要因図を作成するには、水平の矢印線を描き、その右側に問題点を書いていく。次に、水平の矢印線に対して斜めに矢印線を描いて要因を書いていく。さらに、斜めの矢印線に向けて矢印線を描き、同様に要因を書く。図 1.5 は異型輸血のニアミスを例にとったフィッシュ・ボーン図である[7]。

　フィッシュ・ボーン図の書き方は問題とする特性を定めて背骨を書く。特性要因を洗い出すために図に大骨を書き入れるのである。また、中骨や小骨を書いてさらに要因を分解していく。人、機械、材料、方法、作業環境、検査方法などの大分類した要因はこの背骨に向かって斜めに大骨を記載していく。大骨だけでは、原因対象が大雑把すぎてリスク対策を取ることができない。そのため、検討したリスク要因のうち、事故に大きく影響度する要因を調べて重み付けを行っていく。影響度が数値で表せる場合は、わかりやすいように大項目にマーキングする。

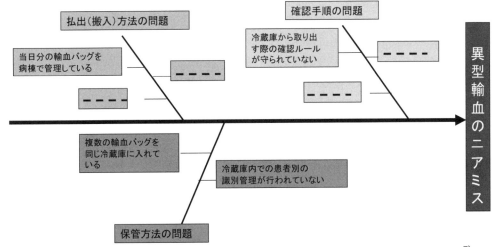

図 1.5　フィッシュ・ボーン図（一般的な特性要因図、例：異型輸血のニアミス）[7]

（3）ASHRM 推奨の特性要因図
　　（American Society for Healthcare Risk Management）

　品質管理活動で一般に活用されている要因分析の手法である（**図1.6**）[7]。アメリカの ASHRM（American Society for Healthcare Risk Management）が示す特性要因図を活用した「根本的な原因分析（Root Cause Analysis）」の方法である。フィッシュ・ボーン図に類似している。

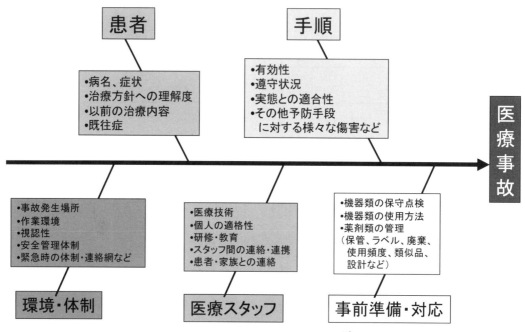

図 1.6　ASHRM 推奨の特性要因図 [7]

（4）m-SHEL モデル

　m-SHEL モデルは、SHEL モデルに「m: Management（マネジメント）」を独立した要素として配置したモデルである（**図1.7**）。この SHEL モデルは「ヒューマン ファクタ モデル」として 1975 年に提唱され、ICAO（International Civil Aviation Organization：国際民間航空機関）が IATA（International Air Transport Association：国際航空運送協会）からの提案を受け、正式に採択した。当事者である人間「中心の L：ライブウェア」が最適な状態を保つためには、4 つの要因「S：ソフトウエア」「H：ハードウエア」「E：環境」「L：当事者以外の人間」が関係することを示唆し、当事者を含めた 5 つの要因に基づき分析する方法である。中心の「L」や SHEL の状態は時間とともに変化し、人間は疲労などにより体調は変化する。ソフトウェアは作業手順で変わり、ハードウェアは道具や機械の故障、磨耗などで変化する。環境は昼と夜とでは変わり、周囲の人とのコミュニケーションや人間関係もチーム作業などで問題となる [3], [7]。

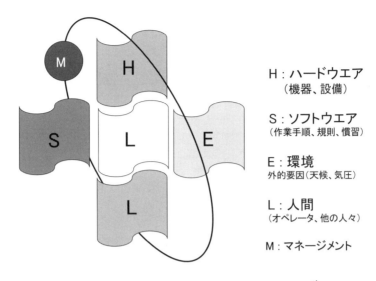

H：ハードウエア
　（機器、設備）

S：ソフトウエア
（作業手順、規則、慣習）

E：環境
外的要因（天候、気圧）

L：人間
（オペレータ、他の人々）

M：マネージメント

図 1.7　事故防止のための SHEL モデル[4]

3.　医療事故発生のメカニズム

（1）スイスチーズモデル

　医療事故の原因には、不適切なチーム医療連携などのシステムの欠陥、診療体制の悪さなどの危険な行動、確認不足など不十分な事故防御が関係している。医療事故の大半は複数の原因が連鎖的に起こるために、本当の発生原因はわからないことがかなりある。この医療事故の発生メカニズムを図 1.8 に示す。このメカニズムはリーズン（Reason. J）のスイスチーズモデル、または軌道モデルと呼ばれている。診療中にリスクが発生した場合、通常、機器の欠陥、ヒューマンエラー、組織の欠陥など防御機構が幾重にも動作し、事故になることはない。しかし、不幸にも医療事故発生のメカニズムの防御システムが破られ、欠陥・失敗の連鎖の穴が直線状に開くと事故が発生する。多くの場合、事故原因の 80 ％程度がヒューマンエラーによるものといわれている。

　ヒューマンエラーは仕事に対する要求レベルは認識されているが、意図に反して行為を逸脱すればエラーが発生する、要求レベルは認識していないので行動が逸脱する、忙しさのあまりあえて行動を逸脱させることによって発生する。しかし、エラーが発生しても必ず事故に結びつくとは限らない。その原因は業務中に自分自身で気がつくセルフモニター、患者・家族がエラーに気がつくイームモニター、エラーは起こったが事故にならなかったなどである。人間のエラーは無意識のうちに発生するが、エラーは個人あるいは複数人による監視モニターが動作し、防御システムが機能することによって防止できる[3], [10]。

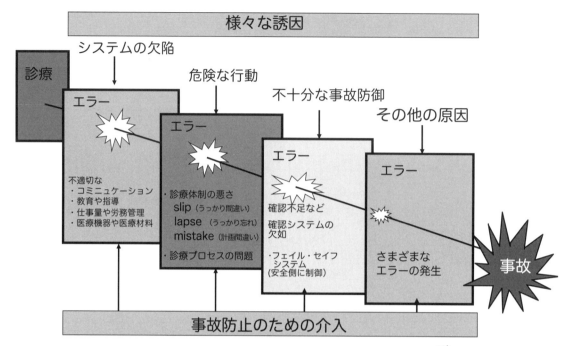

図 1.8　医療事故発生のメカニズム（スイスチーズモデル）[10]

（2）スノーボール・モデル

　スタッフ間のコミュニケーションが適正に機能しなければ、ミスを訂正できず事故につながるおそれがある。エラーが発生した場合には、幾重にも防護壁が存在して事故に結びつかないはずである。医療従事者は業務を適切に行うのと同時に、他の医療従事者のミスや失敗を発見する役割も担っている。例えば、最初に仕事をする医療従事者が失敗をした場合、他の医療従事者がその失敗を発見できればリスクは減少できるが、エラー防止に失敗すれば、最初の医療従事者が発生させたリスクよりも、さらに大きなリスクになる。同様に、また別の医療従事者がさらにエラー防止に失敗すれば、リスクはさらに大きく膨らんでいく。こうして仕事が継続されるうちに、エラーがエラーを呼び、リスクは雪玉が転げ落ちるようにドンドン大きくなって転がり落ちていくことになる。医療事故は、患者に近づくにつれてリスクが増大していく（**図 1.9**）。これがスノーボール・モデルである[8]。

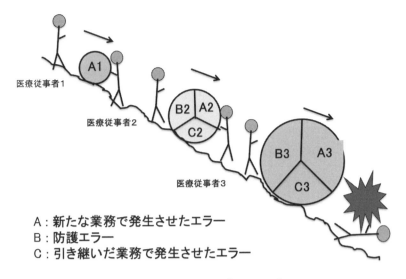

A：新たな業務で発生させたエラー
B：防護エラー
C：引き継いだ業務で発生させたエラー

図 1.9　スノーボー・モデル
（A：新たな業務で発生させたエラー、B：防護エラー、C：引き継いだ業務で発生させたエラー）[8]

（3）継続的な医療の質の向上のための方法

　継続的な医療の質の向上のための方法に PDCA サイクルがある。PDCA サイクルは病院における診療管理や品質管理などの管理業務を円滑に進める手法の一つである。Plan（計画）→ Do（実行）→ Check（評価）→ Act（改善）の 4 段階の反復作業を行い、問題点を見つけ出し、改善していく方法である。PDCA はシュハート・サイクルまたはデミング・ホイールともいわれる。Plan（計画）では、リスク事例などの情報を収集することであり、それを元にして問題点を解決する方法を検討する。Do（実行）では、発見した解決法を職員に周知徹底させることである。Check（評価）では、それらがうまく機能しているか評価していく。Act（改善）では、実行したもので効果的なものは正式に採用される。同時に、明らかにされた問題点は再度 Plan（計画）で検討されていくことになる。このように医療の質を向上させるために PDCA サイクルを継続して行う（**図 1.10**）[3], [10]。

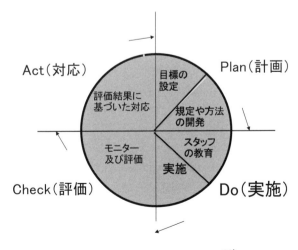

図 1.10　PDCA サイクル[10]

4. 医療事故の原因

　2011 年 3 月 11 日に発生した福島第一原子力発電所の過酷事故を覚えているであろうか。東北地方太平洋沖地震で生じた地震動と津波の影響で引き起こされた放射線災害である。この事故は、電源喪失によって 1 ～ 3 号機の原子炉がメルトダウンをきたし、水素爆発を起こした。その結果、原子炉、タービン各建屋および周辺施設が大破し、地域的な高放射能汚染をもたらした。住民は放射能による健康被害から逃れるために避難し、原子力発電所の安全神話は通用しないということが明らかになった。

　このように、多くの事故はヒューマンエラーで発生する。医療事故もヒューマンエラーが原因で発生するものが多い。しかし、事故の原因となる個人の「エラー」や「ルール違反」は組織自体にも原因があると考えられる。「どうしてヒヤリ・ハット、医療事故、苦情が起こるのか」といえば、患者、医療従事者、組織システム、医薬品・医療機器など様々な原因が挙げられる。以下に医療事故の原因を列挙する。

《医療従事者と患者の関係が原因》
・受診時の態度が悪い。
・おまかせ医療主義である。
・名前が紛らわしくて間違う。
・セカンドオピニオンを利用しない。

《医療従事者が原因》
・疲弊している。
・労働時間が長い。
・人為的ミスが多い。
・精神的な問題がある。
・確認が不十分である。
・人数が不足している。
・他人の話を聞かない。
・注意力が不足している。
・倫理感が欠如している。
・権威・権力主義的である。
・指示や応答が明確でない。
・患者確認が不十分である。
・患者を最優先に考えていない。
・ミスは起きないと慢心している。
・医療行為に対する責任感がない。
・自分の目で確認せずに行動する。
・慣れにより確認がおろそかになる。
・経験に頼りすぎて勝手に判断する。
・医療従事者間の情報伝達ミスがある。
・診療で考えられるリスクを患者に伝えない。
・患者とのコミュニケーションが不足している。
・医療技術の知識、技術、経験の不足である。

・業務がマンネリ化し、注意力の欠如している。

・医療安全の二重、三重の確認システムがない。

・人の命を預かっているという認識が不足している。

・医療従事者の知識不足と高度専門知識の修得者が少ない。

（組織システムが原因）

・労働環境が悪い。

・意見が反映されない。

・教育体制が不備である。

・責任の所在が明確ではない。

・マニュアルが不十分である。

・意識改革が徹底されていない。

・医療事故予防のための予算がない。

・カルテの書き方が統一されていない。

・病院内システムの改善が行われない。

・医療が商業化され、患者を軽視している。

・医療がパターナリズム的に行われている。

・医療従事者の質の水準を保つ制度がない。

・ミス・事故を防ぐための予防策が徹底されていない。

・第三者機関による医療安全のチェック体制がない。

・医療事故を起こしても免許が剥奪されるケースがほとんどない。

・医療レベル向上のための講習会が定期的に実施されていない。

（薬品名・医療器具が原因）

・薬漬け医療である。

・医薬品を取り違える。

・医療機械が故障する。

・品質管理が行われていない。

・薬品等の情報量が増加している。

・薬品ラベルがはっきりしていない。

・複数のスタッフ間のチェック体制がない。

・医療機器が高度化し、操作が複雑である。

5. 日本の医療行為と法的責任

（1）日本の医療行為

　医療は安全でなければならない。現在、わが国の病院は患者の医療安全を確保しながら、良質な医療を提供していくことが求められている。現在、わが国の医療を取り巻く環境は大きく変化している[3], [5]。医師と患者の関係は変化し、患者の権利意識は高まり、同時に患者は医療結果にかけられ過ぎている。一方、病院は競争化の時代に突入した。しかも、医療従事者が担う高度な手術、検査、処置は、患者にリスクをもたらす原因になる。医師と患者の関係がこじれて診療上にトラブルが発生した場合、患者に対して不適切な対応を行えば、医療訴訟に発展していく可能性がある。その結果、病院側は裁判で敗訴するようなことになれば、病院経営に重い負担がのしかかる。さらに、医療訴訟は増加の一

途を辿り、医療を専門とする弁護士も徐々に増加している。医療事故や医療紛争がマスコミによって国民に報道されると、その病院の信頼性は失われることになる。

　日本の医療は健康保険制度が整備され、患者は医師や病院を選べるようになっている。しかし、医療費は医療側では経験が豊富な医師と研修医の医師が手術した場合でも同じである。こういう医療制度は欧米諸国と非常に異なり、世界に類がない。

　医療行為は準委託契約にあたり、家屋の建築契約とか工事の請負契約とは違う[4]。この医療契約は受診者が保険証を受付に提出し、カルテが作成された段階で成立する。契約内容は患者の病気を元通りに治すというのではなく、診断結果を受けて病気の治療法があれば、その治療を実施するというものである。いわゆる、医療契約の内容は「患者の病気を治癒させるための治療法があれば、医師はその治療法を試みる」というものである。多くの患者はこの医療契約について知らないか、誤解している。当然ながら、医師は神ではないので、病気の治療結果がどうなるのかはわからない。多くの患者は医師が行う治療で自分の病気が治るものと信じているが、期待通りになるとは限らない。患者は医療契約の内容を理解していなければ、医師の診療の結果、自分の期待が裏切られるようなことにもなる。そうなれば、医師に対する患者の不信感が高まり、輪をかけて家族の不満も鬱積してくる。最終的には、医師と患者・家族間の「診療のこじれ」が医療紛争や裁判に繋がっていくということにもなりかねない。

6. 医療事故と法的責任

　医療行為を合法的に行うためには、免許を有する資格者が診療を行うこと、患者がその医療行為を承諾していること、医療行為が現在の医療水準に達しているかどうかの三条件を満たす必要がある。法律は誰でも遵守しなければ必ず罰せられることはいうまでもない。医療従事者が法律に違反すれば、当然、刑事責任、民事責任、行政処分が問われることになる[3,4]。当然ながら、医師、看護師、診療放射線技師などの医療免許を持たない者が医療行為を行えば、法律に違反している者とみなされる。

　ここで、リスクマネジメントの法的な意味を考えてみることにする。

(1) 刑事責任（業務上過失致死傷罪）

　業務上必要な注意を怠り、よって人を死傷させた者は、5年以下の懲役、若しくは禁固、又は100万円（平成18年改正）以下の罰金に処する。重大な過失により人を支障させた者も、同様とする（刑法211条）。

(2) 民事責任（身体、生命、財産、人格権などの損害賠償）
①債務不履行による損害賠償の要件（民法415条）

　債務者がその債務の本旨にしたがって履行をしないときは、債務者はこれによって生じた損害の賠償を請求することができる。債務者の責めに帰すべき事由によって履行することができなくなったときも、同様とする。すなわち、診療契約に基づく注意義務違反の場合は、開設者に責任が生じることになる。

②不法行為責任（民法709条）

　故意または過失によって他人の権利又は法律上保護される利益を侵害した者は、これによって生じた損害を賠償する責任を負う。すなわち、医療行為者に過失があった場合は、個人に責任が生じることになる。

・使用者責任（民法715条）

・ある事業のために他人を使用する者は被用者がその事業の執行について第三者に加えた損害を賠償する責任を負う。ただし、使用者が被用者の選任及びその事業の監督について相当の注意をしたとき、又は相当の注意をしても損害が生ずべきであったときは、この限りでない。

・使用者に代わって事業を監督するものも、前項の責任を負う。

・第二項の規定は使用者又は監督者から被用者に対する求償権の行使を妨げない。すなわち、使用者責任が認められた場合でも、被用者自身が免責されるわけではない。使用者責任と被用者は被害者に対して不真正連帯責任を負う。したがって、使用者が全額を賠償した場合には被用者に対する求償権を獲得することになり、信義則上相当な限度で行使できる（裁判昭和 51 年 7 月 8 日）。いわゆる、管理・監督者（院長・部長等に注意義務違反があった場合、責任が生じることになる。

④共同不法行為責任（民法 719 条）

・数人が共同の不法行為によって他人に損害を加えたときは各自が連携してその損害を賠償する責任を負う。共同行為者のうちいずれの者がその損害を加えたかを知ることができないときも、同様とする。

・行為者を教唆した者及び幇助した者は共同行為者とみなして、前項の規定を適用する。すなわち、チーム医療等の注意義務違反の場合には、関与者の全員に責任が生じることになる。

(3) 行政処分（免許の取消、業務停止および再免許）

①医師法 [12]

第 3 条「免許の絶対的欠格事由」

未成年者、成年被後見人または被補佐人には、免許を与えない。

第 4 条「免許の相対的欠格事由」

次の各号のいずれかに該当する者には、免許を与えないことがある。

・心身の障害により医師の業務を適正に行うことができない者として厚生労働大臣令で定めるもの

・麻薬、大麻、又はあへんの中毒者

・罰金以上の刑に処せられた者

・前号に該当する者を除くほか、医事に関し犯罪または不正の行為のあった者

第 7 条「免許の取消、業務停止および再免許」

・医師が第 3 条に該当するときは、厚生労働大臣は、その免許を取り消す。

・医師が第 4 条各号のいずれかに該当し、又は医師としてしての品位を損するような行為のあったときは、厚生労働大臣は、次に掲げる処分をすることができる。

　ア．戒告

　イ．3 年以内の医業停止

　ウ．免許の取消

・前項の 2 項の規定による取消処分を受けた者であっても、その者がその取消の理由となった事項に該当しなくなったとき、その他その後の事情により再び免許を与えるのが適当等であると認めるに至ったときは、再免許を与えることができる。この場合においては、第 6 条第 1 項及び第 2 項の規定を準用する。

・厚生労働大臣は、第 3 項に規定する処分をなすに当たっては、あらかじめ、医道審議会の意見を聞かなければならない。

②保健師助産師看護師法（平成 21 年 7 月 15 日、法律 78）[13]

第 9 条「欠格時由」

　次の各号のいずれかに該当する者には、第 2 条の規定による免許（以下「免許」という）を与えないことがある。

・罰金以上の刑に処せられた者

　前号に該当する者を除くほか、保健師、助産師、看護師又は准看護師の業務に関し犯罪又は不正の行為があった者

・心身の障害により保健師、助産師、看護師又は准看護師の業務を適正に行うことができない者として厚生労働大臣省令で定めるもの

・麻薬、大麻、又は、あへんの中毒者

第 14 条「免許の取消等」

・保健師、助産師若しくは看護師が第 9 条各号のいずれかに該当するに至ったとき、又は保健師、助産師若しくは看護師としての品位を損するような行為のあったときは、厚生労働大臣は、次に掲げる処分をすることができる。

　ア．戒告

　イ．3 年以内の医業停止

　ウ．免許の取消

・准看護師が第 9 条各号のいずれかに該当するに至ったとき、又は准看護師としての品位を損するような行為のあったときは、厚生労働大臣は、次に掲げる処分をすることができる。

　ア．戒告

　イ．3 年以内の医業停止

　ウ．免許の取消

・前 2 項の規定による取消処分を受けた者であっても、そのものがその取消の理由となった事項に該当しなくなったとき、その他その後の事情により再び免許を与えるのが適当であると認めるに至ったときは、再免許を与えることができる。この場合においては、第 12 の規定を準用する。

③診療放射線技師法[14]

第 4 条「欠格事由」

　次に掲げる者には、前条の規定による免許（第 26 条第 2 号を除き、以下「免許」という）を与えないことがある。

・心身の障害により診療放射線技師の業務（第 24 条の 2 に規定する業務を含む）、同条及び 26 条第 2 項を除き、以下同じ）を適正に行うことができなくなった者として厚生労働省令で定める者

・診療放射線技師の業務に関して犯罪又は不正の行為があった者

第 9 条「免許の取消し及び業務停止」

　診療放射線技師が第 4 条各号のいずれかに該当するに至ったとき、厚生労働大臣はその免許を取り消し、又は期間を定めてその業務の停止を命ずることができる。

・都道府県知事は、診療放射線技師について前項の処分が行われる必要があると認めるときは、その旨を厚生労働大臣に具申しなければならない。

・第 1 項の規定による取消処分を受けた者であっても、その者がその取消の理由となった事項に該当しなくなったとき、その他その後の事情により再び免許を与えるのが適当であると認められるに至ったときは、再免許を与えることができる。

④注意義務違反

　特定の行為を行ったか、あるいは行わなかったかが「不注意」であった場合に、注意義務を負っていたかどうかが問題になる。すなわち、医療では、人の生命・身体に危害を及ぼすおそれのある、い

わゆる危険業務に従事するものは、その業務の性質に照らし、危害を防止する法律上、慣習上もしくは条理上、必要となる注意をすべき義務を負担するものであって、法律上明文のない場合といえども、この義務を免れない（最高裁判決、S37）。この注意義務とは、医学的知識と放射線診療技術あり、それも常に新鮮なものでなければならない。看護師や診療放射線技師の医療従事者なども診療の補助による注意義務がある。診療上であっても判例上それは医行為の一種で医師が本来行うべき業務とされている。医師の指示の下で業務を行うのでその行為の最終責任は医師にあり、指示どおりに行っていれば事故が発生しても注意義務を尽くしたことになると考えられる。しかし、結果回避義務は存在し、医師の指示ミスや指示に疑念がある場合には、医師に対して照会をしなければならない。看護師や診療放射線技師の医療従事者の補助的医療行為は国家資格者が行うので、医師の指示を再認識して医師の指示について医師の勘違いや知識不足の誤りがないようにする必要がある。照会確認が行われた後の医療事故については、看護師や診療放射線技師の医療従事者には責任はない。しかし、医師の指示通りに行わなかったり、指示内容を勘違いしたり、不明瞭な文字を誤って読み取った場合には、看護師や診療放射線技師の医療従事者に責任が発生する。また、医師の指示通りに行わなかった場合には、看護師や診療放射線技師の医療従事者は単独で責任を負わなければならない。重要なことは、看護師や診療放射線技師等の医療従事者が医師から技術上無理な診療補助行為を指示された場合、注意能力を十分に発揮しても無理であり、事故の発生が危惧されると判断した場合には、医師の同席を求めるか、あるいはその医療行為の実行を断って医師自身でしてもらうようにしなければならない。無理を承知で医療行為が行われれば、医療事故に繋がり、医師ともども看護師や診療放射線技師等は責任を負うことにもなりかねない。民法上では、過失は刑法上の解釈評価と違った概念をもっている。すなわち、民法には過失相殺（民法　第 418 条および第 722 条第 2 項）の概念があり、看護や医療を実施する医療従事者側の過失責任は被害者や患者側に落ち度があった場合には、その責任はその落ち度の程度に応じて差し引いて考慮される。しかし、過失相殺が考慮されるのは、具体的な損害賠償額を算定する場合である。刑法上では、このような過失相殺は考慮されない[3]。

　最近の医事紛争で注目されている問題は、現代の医療レベルで当然行われるべき知識と技術でもって診療・治療にあたったかどうかの「一般医療水準」である。「一般医療水準」とは、医学の現段階における内外を問わない学術研究の水準であり、いわゆる「学会水準」のことである。裁判では、この医療水準と現実に行われた診療行為とが比較されることになる。すなわち、医療従事者は常に新たな知識・技術の習得を怠ってはならないのである。

　医療過誤訴訟では、医師の注意義務違反が問題視されるが、その注意義務の基準となるのが、「医療水準」である。人の生命および健康を管理すべき業務に従事する者は、その業務の性質に照らし、危険防止のため実験上必要とされる最善の注意義務を要求されるが、その注意義務の基準となるべきものは、診療当時のいわゆる臨床医学の実践における医療水準である（最高裁判決、S57）[3]。

⑤具体的な行政処分の事例

　医療従事者は業務に関して犯罪または不正の行為があったときには、行政処分が行われる。図 1.11 は具体的な事例（共同通信社報道）である。

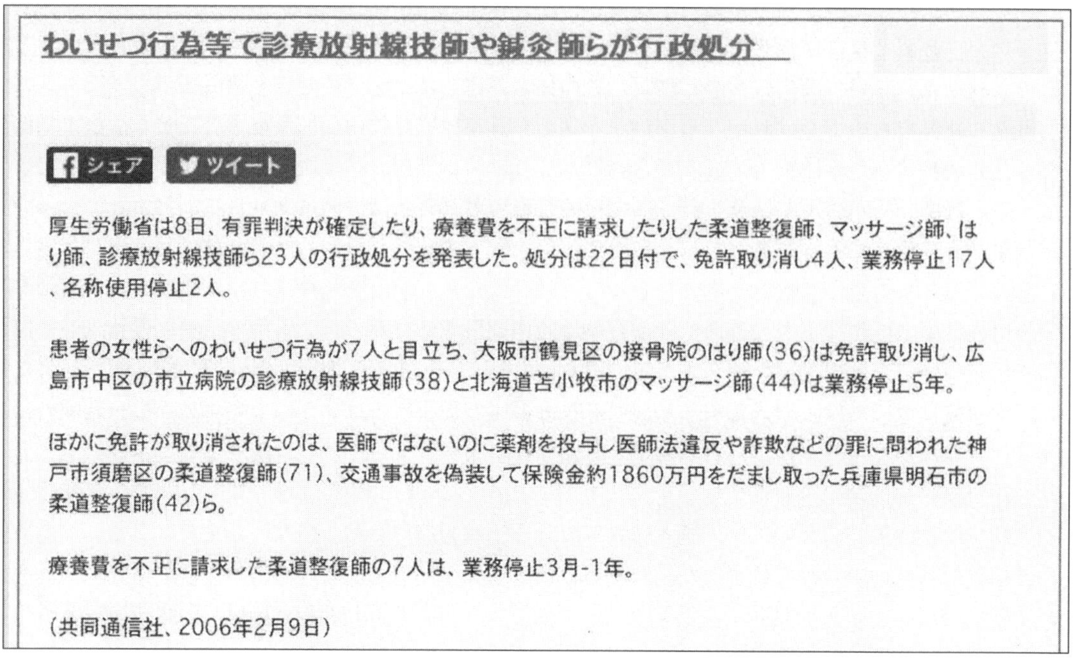

わいせつ行為等で診療放射線技師や鍼灸師らが行政処分

［f シェア］　［🐦ツイート］

厚生労働省は8日、有罪判決が確定したり、療養費を不正に請求したりした柔道整復師、マッサージ師、はり師、診療放射線技師ら23人の行政処分を発表した。処分は22日付で、免許取り消し4人、業務停止17人、名称使用停止2人。

患者の女性らへのわいせつ行為が7人と目立ち、大阪市鶴見区の接骨院のはり師（36）は免許取り消し、広島市中区の市立病院の診療放射線技師（38）と北海道苫小牧市のマッサージ師（44）は業務停止5年。

ほかに免許が取り消されたのは、医師ではないのに薬剤を投与し医師法違反や詐欺などの罪に問われた神戸市須磨区の柔道整復師（71）、交通事故を偽装して保険金約1860万円をだまし取った兵庫県明石市の柔道整復師（42）ら。

療養費を不正に請求した柔道整復師の7人は、業務停止3月-1年。

（共同通信社、2006年2月9日）

図 1.11　具体的な行政報道事例（共同通信社報道）

7．代表的な日本の放射線治療事故

（1）わが国の放射線治療事故

　放射線治療において患者への過剰照射事故が発生して社会的な問題に発展し、国民の放射線治療に対する信頼性が損なわれた。しかし、放射線治療の事故は最近になって発生したのではない。放射線治療が開始された当時は線量の投与や位置決めは試行錯誤で行われていた時代である。この頃から放射線治療の誤照射事故はあったと考えられる。代表的な放射線治療の医療事故事例を**表 1.3** に示す[3]。

表 1.3　わが国の代表的な放射線治療事例

1966 年	女性乳児の顔面血管腫治療への過剰照射
1969 年	腫瘍の電子線照射後の脊髄症事故
1974 年	植皮前の放射線療法による下肢切断
1980 年	頸部リンパ腫への中性子治療事件
1982 年	F 大学病院における医療用 ^{137}Cs 管紛失事故
1988 年	肺がん手術後の放射線治療による下半身麻痺
1993 年	鼻腔腫瘍治療での脳幹部への誤照射事故
1998 年	Rals の線源交換時による被曝事故
2001 年	東京 T 病院の喉頭がん治療での過剰照射事故
2001 年	東京 O 病院でのリニアック据付時の被曝事故
2002 年	国立 S 病院における ^{192}Ir 線源紛失事故
2002 年	北陸 K 病院における過剰照射事故
2003 年	国立 H 病院の線量評価ミスによる過剰照射
2004 年	Y 大学病院における過小照射事故
2004 年	Y 市民病院における過剰照射事故
2004 年	T 総合病院における過小照射事故
2004 年	W 県立医大における過剰照射事故
2004 年	I 医大における過剰照射事故
2004 年	T 大におけるリニアック燃焼事故
2009 年	K 大学病院におけるつなぎ照射の設定ミスによる晩発性脊髄損傷事故
2010 年	K がん研究センター H 病院における補償フィルタの設定ミスによる陽子線治療事故
2013 年	東海地方 T 大学病院における RALS 治療での線源の照射位置にずれ

（2）放射線治療事故の原因と代償

　放射線治療の目標は、がんの治癒であるが、正常組織に耐容線量以上の照射を受ければ必ず有害事象を発生する。これ以外に間違って患者に過剰線量が照射されると誤照射事故が発生し、患者の身体は不可逆的な過程をとることになる。患者も医療従事者も悲惨な結果がもたらされる。誤照射事故はヒューマンエラーとして放射線治療に関する知識不足、未熟な技術、規則違反、治療装置・関連器具の欠陥、システムの欠陥として病院システムの問題などが原因として挙げられる。誤照射事故が一旦起きると、その代償は患者の不可逆的障害、精神的な打撃、高額な裁判費用と慰謝料、放射線治療への不信感がもたらされ。医療事故の根本的な原因はヒューマンエラーを誘発、増幅し、起こったエラーを検出できない仕組みにある。したがって、この仕組みの欠陥をなくすことが、事故の防止につながる（**図 1.12**）。

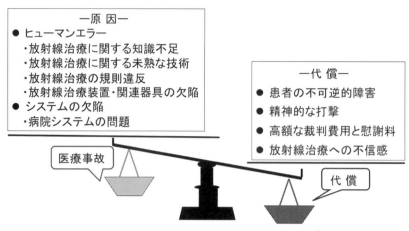

図 1.12　放射線治療事故の原因と代償[3]

（3）放射線治療事故

　放射線治療の誤照射事故は治療を指示した医師だけでなく、医療事故を生じさせた医療従事者にも責任が課せられるようになった。当然ながら、医療従事者は放射線治療に際して医療過誤を起こせば罰せられるので、患者の安全を確保しながら照射を行わなければならない。

　放射線治療の誤照射事故には、2001 年の関東 T 病院での喉頭がん治療の過剰照射、200 年の東京 O 病院でのリニアック据付時の保守員の被ばく事故、2002 年の国立 S 病院における ^{192}Ir 線源紛失事故、2002 年の北陸 K 病院における過剰照射事故、2003 年の国立 H 病院の線量評価ミスによる過剰照射、2004 年の Y 大学病院における過小照射事故、2004 年の Y 市民病院における過剰照射事故、2004 年の T 総合病院における過小照射事故、2004 年の W 県立医大における過剰照射事故、2004 年の I 医大における過剰照射事故、2004 年の T 大におけるリニアック燃焼事故、2009 年の K 大学病院におけるつなぎ照射の設定ミスによる晩発性脊髄損傷事故、2010 年の K がん研究センター H 病院における補償フィルタの設定ミスによる陽子線治療事故、2013 年の東海地方 T 大学病院における RALS 治療での線源の照射位置ずれ事故などが発生している。

　2001 年からの誤照射事故を分析すると、治療計画装置、線量計、密封小線源の管理、設置者間の連絡ミスなどが原因として考えられている。その中でも治療計画装置の事故、すなわち、導入時の契約内容の調整の不徹底（危険な行動：規則違反）、くさび係数の登録の単純ミス（危険な行動：エラー）、投与線量基準点の評価法の解釈の相違（不十分な事故防御：確認不足）操作の不慣れによるミス（不十分な事故防御：確認システムの欠如）が最も多い。

（4）主な放射線治療事故の事例
1）処方線量に対する投与線量基準点の評価法の解釈の相違

　放射線治療では専門的な教育・訓練不足によって誤照射事故が起きることがある。この事故の教訓を事故防止に役立てていただきたい。

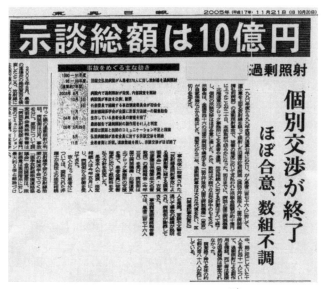

図 1.13　過剰照射の報道 [15]

　誤照射事故防止対策は医師と診療放射線技師は国際的な報告に準拠した線量表示法を遵守すること、個々の職種間のコミュニケーションを密接に据えること、治療計画の情報を共有することが必要である。

　放射線治療の誤照射事故（医師と診療放射線技師との線量基準点の相違、示談金総額：約 10 億円）の例を示す [16]（図 1.13）。ある病院で医師と診療放射線技師の投与線量基準点の考え方の相違で誤照射事故が発生した。過剰照射がわかったのは 2003 年のことである。この事故の経緯は次のとおりである。

　この病院では 1988 年から 99 年の 11 年間に 276 人の照射を実施した。2003 年 8 月、放射線治療後の患者が直腸炎を発症し、この原因は放射線治療の有害事象と考えられた。主治医は放射線科で過去の照射録によって患者の投与線量を確認した。その結果、照射録から 1.28 ～ 1.11 倍の線量が過剰に照射されていることがわかった。この原因を調べると、がん病巣に対する投与線量の基準点の考え方が医師と診療放射線技師の両者で異なっていたからであった。病院は医療事故として警察署に届け出た。この場合の医師と診療放射線技師との線量基準点の考え方の違いを対向 2 門照射法の例で説明する。対向 2 門照射法の線量分布は完全に均等な線量分布にならない。照射体積にホットスポットの領域が生じる。このスポットはがん病巣の中にない場合は、ホットスポットではなくグローバルスポット呼ばれている。また、勧告ではがん病巣の投与線量基準点は ICRU 基準点とよばれている。国際勧告されている投与線量基準点は、診療放射線技師が行っていたアイソセンターの位置であり、一般的な方法と考えられる。

　病院では、放射線治療医はグローバルスポットのある領域に投与線量基準点を指示したつもりであった。一方、診療放射線技師は患者の体厚中心（アイソセンター）で投与線量基準点を評価し、照射を行った。この両者の投与線量基準点の考え方の違いが、モニタ値の計算に反映され、過剰照射をもたらすことになった。過剰照射が行われたのは 11 年間にわたった。この 11 年間で放射線治療医は 3 人が交替した。この期間、診療放射線技師は 1 人のままであった。最初の 2 人の放射線治療医の指示する投与線量基準点は診療放射線技師が評価した点と同じであった。ところが、交替した 3 人目の放射線治療医の投与線量基準点は前任者の 2 人の放射線治療医と違っていた。3 人目の放射線治療医はグローバルスポットの領域に投与線量基準点を指示したのである。しかし、診療放射線技師にこの指示が明確に伝わらなかった。診療放射線技師は過去の 2 人の放射線治療医と同じ指示と思い込み、アイソセンターの点

で処方線量の計算を行ったのである。簡単にいえば、3人目の放射線治療医の処方線量の指示はある線量分布の領域を100%とする考え方であり、診療放射線技師はアイソセンターを100%とするものであった（図1.14）。その結果、過剰照射になり、そのうち放射線障害のあった41人の患者に対して、示談総額約10億5千万円が支払われることになった。病院は国立病院であったため国がその7割を負担し、病院の負担額は3億5千万円であった。また、当時の放射線治療医と診療放射線技師の両者もそのうちの3割を負担することになった。元医長、元副診療放射線技師長は減給1/10（6か月）、当時の診療放射線技師長は戒告とされた事故であった。事故原因を分析すれば、まず、交代時の医師同士の申し送り事項の確認が不徹底であること、放射線治療医と診療放射線技師との間の情報共有が行われていないこと、治療計画装置の線量分布等の出力に対する医師と診療放射線技師の理解度に問題があったとされている。事故回避の教訓は、放射線治療医同士の交代時による手順マニュアルの引継ぎを行うこと、放射線治療医と診療放射線技師はそれぞれの役割と責任を自覚し、患者情報の共有を行うこと、国際勧告ICRUレポート50などの線量表示法を修得すること、放射線治療医は治療中の患者の診察を行い、問題があれば診療放射線技師にフィードバックすること、モニタ値の計算では、コンピュータの出力結果は手計算などを用いて必ず複数人で確認すること、放射線治療医や診療放射線技師等は可能な限り学会などに出席して教育を受けることである。過剰照射になれば高額な賠償責任が発生することが思い知らされた事故であった。

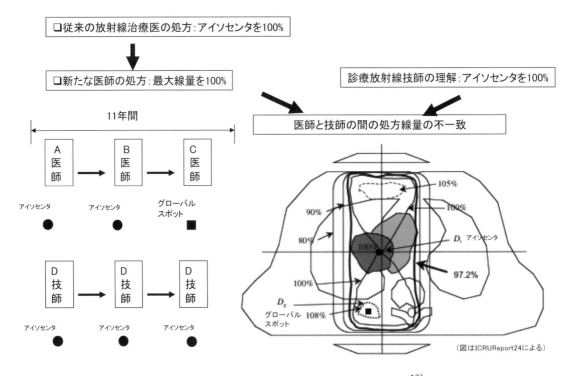

図1.14　投与線量基準点の相違（図は ICRUReport24[12] による）

（解説）
　投与線量基準点には2通りの考え方がある。一つ目の方法は投与線量基準点の評価法は ICRU レポート 29[23]、38[24]、50[25]、62[26] に明記されている方法であり、二つ目の方法は定位放射治療や IMRT に用いられる方法である。

　簡単に言えば、照射野サイズ 5 cm×5 cm の場合（喉頭がん治療の以上の照射野）には、ICRU レポート 62 などによる基準点で処方する方法が用いられる。一方、照射野サイズ 5 cm×5 cm 以下で照射する場合、すなわち定位放射治療では、投与線量基準点として、アイソセンターと ICRU レポート 83 による辺縁や平均線量を用いる方法が行われる[23]。その理由は、照射野サイズ 5 cm×5 cm 以下の場合は、照射ビームの平坦度が凸型になり、平坦にならない。そのための投与線量基準点には三次元的な領域線量（D95）を用いる。両方は照射野サイズで使い分けをする必要がある（**図 1.15**）。この認識のあいまいさが事故につながったと考えられる。

　また、電子線治療では、投与線量基準点は X 線治療と全く異なり、同じように考えてはならない。電子線治療では、投与線量基準点はビーム軸の最大深とし、腫瘍は電子線アプリケータとエネルギーで調節する。すなわち、電子線の投与線量基準点は深部線量百分率（PDD）が 100％の深さ d であり、電子電エネルギー（MeV は腫瘍全体が PDD80％（腫瘍の深さ×3）の線量分布で包まれるようにする。**図 1.16** の右側は乳がんの胸壁転移腫瘍であるが、胸壁の下には肺が存在するのでボーラスなどで肺野が過剰照射を生じないように工夫する必要がある。

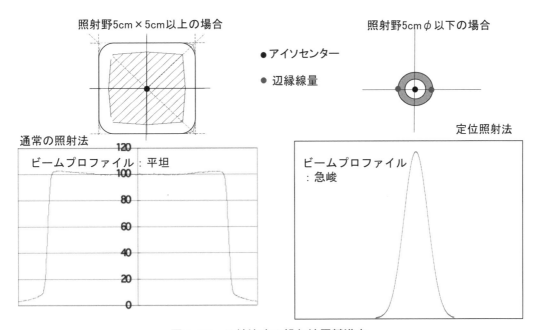

図 1.15　X 線治療の投与線量基準点

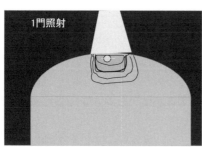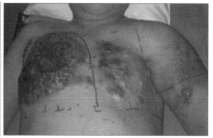

● 投与基準点はビーム軸上の最大吸収線量の点とする。
● 電子線エネルギーは80%等線量分布曲線が標的体積を含むように
　設定する。

図 1.16　電子治療の投与線量基準点 [23]

2）Ｔ綜合病院における過少照射事故

　電離箱線量計による測定では、電位計の操作や電離箱の特性の知識不足によって誤照射事故が起きる場合がある。誤照射防止対策は吸収線量測定プロトコルを理解し、これに基づいた線量測定を実施することである。特に、<u>臨床測定では、電位計は電荷量（クーロン量）の単位で測定するのが望ましく、電位計自体に補正係数を入力してはならない。</u>

　線量計の操作ミスによる患者 256 人の過少照射事故の事例を次に示す [17]。2004 年のことであった。放射線治療勉強会で誤照射事故防止の勉強を行った。方法は実際に電離箱線量計を用いて投与線量を検証しようとするものであった。勉強会を行っていた病院では、実際に放射線治療を行っている患者の照射録に基づいて線量測定を実施し、投与線量の検証を行ったのである（図 1.17）。投与線量の計算はモニタ値で行われるが、このモニタ値の計算方法には RTPS を用いる方法、手計算による方法、実測による方法がある。この病院では、複雑な照射法の場合には電離箱線量計を用いた実測による方法に頼っていた。患者の複雑な照射法を例にとり、実際に測定した線量結果から処方線量に換算したところ、モニタ値が間違っていることがわかった。この原因を検討した結果、電離箱線量計の電位計にデフォルト設定のまま誤った補正係数が入力されていた。その結果、1999 年 3 月から 04 年の約 1 年間に 256 人の患者に過小照射されていた。

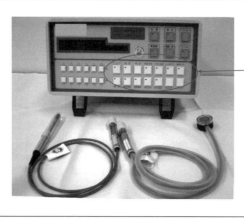

●測定時に入力する項目
　1. 温度、気圧
　2. 補正係数
　　（k_{TP}、TMR など）
　3. 変換係数

●測定時に確認する項目
　1. 高電圧
　2. 測定単位（cGy等）
　3. 線量計の種類
　4. 感度

図 1.17　電離箱線量計

　事故原因を分析すれば、電離箱線量計の電位計には補正係数が入力できるようになっているが、診療放射線技師が TMR の値を間違えて入力した。症例に応じて病巣深は様々であり、電磁計には個別に TMR を設定する必要があるにもかかわらず、一定した深さ 5 cm の TMR 値が設定されたままであった。処方線量の MU 値は、実測による方法が正しいという考え方がもたれているが、電離箱の使用ミスで誤照射事故が発生することがわかり、この考え方が必ずしも正しくはないということを示唆した事例であった。事故回避の教訓は、RTPS や実測で求められたモニタ値は別の独立した方法で再検証すること、治療計画の内容と実際の治療が一致しているかどうかを医師と診療放射線技師が確認すること。放射線治療手順マニュアルを策定し、それに基づいて実行すること、治療計画から実際の治療までの治療手順を多重チェックできるようにシステムや人員配置を含めた見直しを行うことなどが挙げられる。人間は思い込みで勘違いをすることがある。この勘違いをなくす方法が必要である。

3）密封小線源の安全管理ミス

　密封小線源の交換は作業手順マニュアルに準拠し、安全を確保しなければならない。線源の交換作業はメーカに任せるのではなく、診療放射線技師を含めた複数人で安全を確認しながら行う必要がある。また、線源交換後には、電離箱サーベイメータで線源が線源格納容器に完全に収納されているかどうかを確認することも必要である。定期的に購入した密封小線源の管理と取り扱いは、関係法令を遵守し、線源を管理する者と使用する者に分け、その責任の所在を明確に区別すべきである。もし、このことがあいまいになっていれば、病院組織の安全管理システムの見直しが必要である。

　昭和 57 年 6 月（線源紛失事故）に、病院の放射線治療に用いるオートリモートアフターローディング装置内に保管していた ^{137}Cs 管のうち一個が、ポリエチレンカバーの破損により紛失した事例が発生した。病院で紛失した線源の捜索を続けた結果、昭和 58 年 2 月ゴミ捨場の土中から発見することができた。他病院からも可能な限り電離箱サーベイメータを集めて行った紛失線源の捜索費用は高額なものであった。

　事故の原因は、ポリエチレンカバーが劣化し、線源が脱落する可能性があることを問題としていなかったこと、線源の巻き取り機構を誤認したこと、実際の線源の移動と線源収納ランプが同期して表示されなかったことなどが挙げられている[18]。

4）照射野つなぎ目の設定ミス

　放射線治療を実施した際に、患者に投与する標準的な線量の最大約 2 倍が照射された。患者は放射線治療による過剰照射を受け、晩発性放射線脊髄炎を発症した。患者は両足での歩行が困難になり、病院はミスを認めた。その結果、病院は患者に謝罪し、補償も行われた[19]。

　病院によれば、患者は 2003 年 11 月に脳腫瘍の手術を受け、同月から 3 か月間、頭や脊髄など放射線照射を受けた。2008 年 6 月頃から体調不良を訴え、晩発性放射線脊髄炎と診断された。事故原因は、全脊髄照射時に 2 に分けた照射部位が一部重なり、第 10 胸椎レベルの脊髄に 91.5 Gy の過剰線量の照射が行われたのである（図 1.18）。患者はこの過剰照射が原因で晩発性の放射線脊髄炎が発症した。事故回避の教訓は、医師は治療計画の検証を行い、診療放射線技師は、つなぎ目照射の場合には、患者のセットアップで照射野が重ならないように注意して照射しなければならない。医師の治療計画の正確性はリニアックグラフィまたは EPID で撮影して画像検証を行う必要がある。治療計画から実際の治療に至る一連の過程を複数のスタッフで二重確認する。さらに、照射に際して患者を仰臥位にしてガントリを真下に振って照射するのではなく、患者を腹臥位にして光照射野で照射位置を確認しながら上方から照射すべきである。脊髄つなぎ照射は通常の照射法に比べてリスクが高いという認識を持ち、何度も照射

野の重なりに注意しての患者のセットアップを行う必要がある。

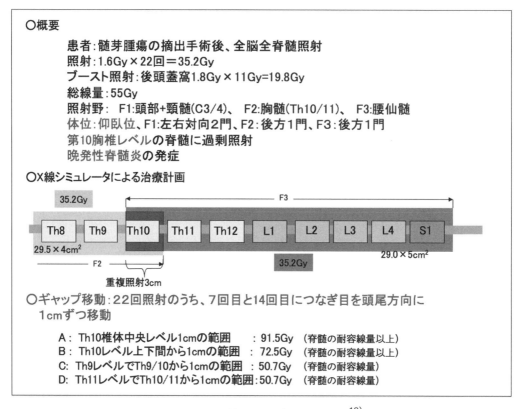

○概要

　患者：髄芽腫瘍の摘出手術後、全脳全脊髄照射
　照射：1.6Gy×22回＝35.2Gy
　ブースト照射：後頭蓋窩1.8Gy×11Gy＝19.8Gy
　総線量：55Gy
　照射野：　F1:頭部+頸髄(C3/4)、　F2:胸髄(Th10/11)、　F3:腰仙髄
　体位：仰臥位、F1:左右対向2門、F2：後方1門、F3：後方1門
　第10胸椎レベルの脊髄に過剰照射
　晩発性脊髄炎の発症

○X線シミュレータによる治療計画

○ギャップ移動：22回照射のうち、7回目と14回目につなぎ目を頭尾方向に
　1cmずつ移動

　A：　Th10椎体中央レベル1cmの範囲　　　：91.5Gy　（脊髄の耐容線量以上）
　B：　Th10レベル上下間から1cmの範囲　　：72.5Gy　（脊髄の耐容線量以上）
　C：　Th9レベルでTh9/10から1cmの範囲　：50.7Gy　（脊髄の耐容線量）
　D：　Th11レベルでTh10/11から1cmの範囲：50.7Gy　（脊髄の耐容線量）

図 1.18　照射野つなぎ目設定ミス [19]

8. 世界の放射線治療事故の事例

　放射線治療の誤照射事故は外部照射法、腔内照射法、組織内照射法などで発生している。以下に世界で起こった放射線治療事故の事例を列挙する [25]。

・外部照射法での治療部位間違いによる誤照射事故
・外部照射の照射野設定の間違いによる誤照射事故
・外部照射の乳房照射の左右の間違いによる誤照射事故
・外部照射での照射野の設定ミスによる誤照射事故
・外部照射での薄くなった照射野マークの再現ミスによる誤照射事故
・外部照射の照射部位の設定ミスによる誤照射事故
・外部照射の照射野のサイズのミスによる誤照射事故
・外部照射での照射野サイズの設定ミスによる誤照射事故
・組織内照射での皮膚潰瘍の発生
・内部照射用アプリケータ内での線源位置のずれ
・腔内照射での線源位置のずれ
・医学部物理士によるモニタ値の計算ミス（英国）の誤照射事故

- マイクロ MLC のコミッショニング時に不適切なサイズの検出器の使用による過剰照射事故（ASN、2007; Derreumaux, 2008）
- 校正ファイルの取り違えから生じた術中照射の過剰照射事故（ROSIS, 2008）
- トモセラピー装置の出力線量の異常で発生した過小照射事故
- ダイナミックウェッジの MU 計算の間違いで発生した過剰照射事故
- コンピュータの「クラッシュ」と IMRT 計画データの損失で発生した過剰照射事故（VMS, 2005）
- MRI 画像の逆転が原因した正常組織への過剰照射事故
- 仮想シミュレーション導入におけるセットアップマーカと入れ墨を混同した誤照射事故
- DRR の幾何学的な非事務による位置決めのエラーによる発生
- 治療パラメータの誤った手入力による転送で発生した過剰照射事故
- 電子ポータル画像の日常的な使用で発生した過剰被ばく
- 定位治療に用いた照射野サイズのエラーによる誤照射事故
- 保管庫に入れずに送付された HDR 線源による放射線被ばく事故
- HDR 治療室の不適切な遮蔽による漏洩線量
- HDR のガイドチューブが輸送コンテナから HDR 保管庫へと間違って接続されたことにより発生した放射線被ばく事故
- HDR の駆動装置から外れた線源ケーブルによる誤照射事故
- HDR の治療計画ソフトウェアのエラーまたは人為的なエラーによる誤照射事故
- HDR の患者の取り違え部位による誤照射事故
- HDR の逆方向に設定された線源停止位置が原因で生じた誤照射事故
- HDR の線源停止位置のエラーによる誤照射事故
- HDR の間違った長さのカテーテルで発生した誤照射事故
- HDR の移送チューブの間違いで発生した誤照射事故
- HDR の線源校正のミスで発生した誤照射事故
- HDR のアプリケータの外れで発生した誤照射事故

9.　放射線治療の危険度の分類

（1）モニタ線量計の校正の許容誤差

　モニタ線量計はイオンチェンバともいい、X 線および電子線で共有される[20], [21]。リニアックのビームを制御するための透過型電離箱線量計である。電離箱壁は薄く、積算線量、線量率、平坦度、対称性の制御を行う。X 線汚染度を考慮した材質（カプトン：Kapton）からなり、主副線量計で構成される。カプトンは芳香族四塩基酸と芳香族ジアミンとの縮重合によって得られる透明な黄金色の多機能型ポリイミドフィルムである。リニアックのモニタ線量計は、通常、密封型であり、外気（温度・気圧）の影響を受けることはない。開封型（非密封型）電離箱であれば、大気圧、温度の影響を受けるので、その補正が必要になる。モニタチェンバは、電離イオンを計測するために電極と信号電極から構成され、2 層構造になっている。モニタチェンバには開放型と密封型があり、開放型モニタチェンバには、サーミスタと気圧センサで作製された温度気圧補正用アンプが加えられている（**図 1.19**）。

　ICRU レポート 86 によれば、モニタ線量計は次のように勧告されている。
- 線量校正は 1 週間ごとに行わなければならない。
- 線量計校正の結果、誤差が 5% 以上あれば、問題が解決するまで治療を開始してはならない。

・3〜5%の誤差では、患者の治療はできるが、誤差の理由を明確にしなければならない。

・治療装置の校正は、定期的、修理後、ビーム調整後で行わなければならない。

また、誤照射事故を防ぐために加速器に装備されているモニタ線線量計の信頼性を確保するためにリファレンス線量計を用いて校正しなければならない。

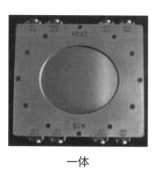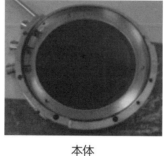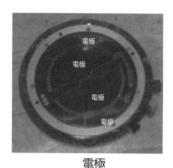

一体　　　　　　　　　　本体　　　　　　　　　　電極

図 1.19　モニタ線量計

（2）放射線治療の事故被ばくに対する判断基準

　放射線治療の「正常な放射線被ばく」とは、治療計画に厳密に従った投与線量のことである。処方線量から許容誤差の範囲を大きく逸脱した線量が照射された場合、医療事故被ばくが発生したとみなす。処方線量からの照射線量が逸脱する原因には、患者の取り違え、照射部位の間違い、処方線量の計算間違い、誤った線量分布や線量配分などが挙げられる。米国の AAPM の提案は、毎週品質管理を行っていれば、エラーや誤作動は 1 週間以内に発見されるというものである。この提案は FDA の規則に基づいたものである。

　放射線治療の危険度の分類では、クラス I は致死的あるいは重大な傷害になり得る状態、クラス II は重大な傷害を起こす可能性が小さい状態を定義している。タイプ A は直接的に患者の生命を脅かす合併症の原因になり得るもの、タイプ B は容認しがたい治療結果をもたらすものとされる。放射線治療の事故被ばくに対する判断基準を**表 1.4** に示す[22]。

表 1.4　放射線治療におけるクラス I の危険度の AAPM35 による細分類[22]

タイプ	判定基準	内容
タイプ A	総処方線量より 25%以上の過大線量	この線量の根拠は、総線量の 25 〜 50%の増加が、LD50/5（5 年以内に 50%の有害事象を起こす線量）に匹敵するという観察に基づいている。 40 〜 60 Gy の治療において総処方線量の 25%の過大線量とは 10 〜 15 Gy に相当する。 この線量の超過量は回 / 週あたりの分割で 1 回毎の誤りで又は 1 回線量の大きな誤りで到達する。
タイプ B	総線量の 5%から 25%の超過線量	(i) 1 週間で 20%の過大線量は全治療期間で焼く 5%の過大線量にほぼ対応するという TG35 の判定基準から、5%が導かれる。
	ほとんどの過小線量	(ii) もし、治療に対する修正がうまく行える期間内に過小線量が発見できなかった場合には、その危険は過大線量と同様の%でタイプ A とみなすべきである。

　タイプ A は、処方線量の 25% 以上に相当する過剰線量の場合である。これは照射野の外側も線量が投与された場合も含まれる。このような照射でリスク臓器が照射野の近傍にあった場合、臨床的に重大な有害事象をもたらす。タイプ A は、ビームエネルギーを間違って選択した場合などが考えられる。タイプ B は、5 ～ 25% の過剰線量、または過小線量をもたらした場合である。判定基準は、1 回線量が 2 Gy で総線量が 40 ～ 60 Gy の場合の線量配分が考慮されている。しかも、治療計画や治療機器の品質管理は毎週行われ、それらの入力ミスや誤作動は 1 週間以内に発見できるという仮定に基づくものである。この米国の判断基準は、この放射線治療の危険度の分類は、医療事故が発生した場合に適用されるが、わが国の放射線治療の実情に合わせ、臨床的かつ物理的な量を判定指標に取り入れて検討する必要がある。

（3）始業点検による放射線治療の実施の判断基準の方法

　過去、わが国において放射線治療における誤照射事故が発生したことは前述した。その原因は RTPS のコミッショニング時におけるウェッジ係数の入力ミス、出力係数の入力ミス、RTPS の入力ミス、RTPS の操作ミス、電離箱線量計の取り扱いミス、RTPS でのウェッジフィルタの設定ミス、投与線量基準点の評価ミス、患者の照射野のつなぎ目の重複照射などである。放射線治療における医療事故の原因は RTPS によるものが多いが、医用電子加速装置においても治療機器や附属機器の欠陥、品質保証プログラムの欠陥、検証システムの欠陥、患者情報提供の欠如などが原因となって誤照射事故が発生することもあり得る。

　医用電子加速装置は医療安全の確保のために品質保証プログラムを策定し、実行しなければならない。品質保証は照射パラメータ、機械的なパラメータ、ソフトウエアとデータベース、その他の項目について行われる。例えば、品質保証においてそのパラメータの一つに重大な不具合が発生し、誤照射事故の発生に結びつくおそれがあるとする。当然、保守点検を行う診療放射線技師は原因の究明を行い、患者に致命的な障害になるのか、そうでないかをすぐに判断しなければならない。発生した不具合が患者に致命的な障害を起こすとわかれば、メーカに調整や修理を依頼することになる。その場合には、患者にその不具合の状況を伝え、患者の治療も一次的に中止しなければならない。その時の患者治療の中止の判断の権限と責任は診療放射線技師に一任する必要がある。なぜなら、患者に致命的な傷害を与えるであろうという予測は、「保守点検を行っている者にしかできない」からである。しかしながら、現在の日本では、この最終的な判断は診療放射線技師の報告を受けた医師が患者治療の中止の決定を行うことになるが、医師が保守点検を行っている診療放射線技師のそばにいるとは限らない。したがって、わが国では、医師は診療放射線技師が行う品質保証の結果に関する「患者照射の実施の可否」の判断を尊重すべきである。保守点検を行った診療放射線技師と医師の判断に食い違いが生じた場合には、診療放射線技師の判断を優先させるべきと考える。医師は誤照射事故の発生が予想されるにもかかわらず、診療放射線技師に患者の治療を行うように指示した場合にも、患者の治療を絶対に行うべきではない。なぜなら、品質保証の目的が医療安全の確保にあるからである。

　さらに、医用電子加速装置の始業点検を行う際に、モニタ線量値や幾何学的精度に誤差の発生、インターロックの動作、装置の故障が発生することがある。その場合にも、診療放射線技師は予想される患者の傷害の程度によって患者治療を行うのか、あるいは中止するのかの判断が要求される。そのためには、「放射線治療の実施可否の判断基準」が必要になり、その基準に基づき患者の治療の対応を実施していく必要がある。しかしながら、現在、このような判断基準の作成されたものはない。そこで、医用電子加速装置の品質保証による不具合発生時の放射線治療の可否の判断基準を**表 1.5**、**図 1.20** に示す [23), 24)]。

　日常点検による放射線治療実施の可否の判断基準は線量管理項目、および幾何学精度管理と装置故障に関する内容でクラス別に分けている。線量管理項目では、モニタ線量計の精度確認を行う場合に、相対的な線量誤差が5%以上と3〜5%に分け、5%以上の場合には誤照射事故の発生が予想されるために原因の究明と適切な対応が行われるまで患者の治療を実施してはならない。3〜5%の線量誤差では、患者の治療は一応行えるが、治療が終了した時点で原因の究明と対応を行わなければならない。線量誤差3%以下であれば、正常動作状態にあると判断し、患者の治療を実施することになる。

　一方、医用電子加速装置の始業点検で幾何学的精度の不具合や装置故障が発見され、それに対する複雑な調整や根本的な修理が必要な場合には、原因の究明と適切な対応が行われるまで患者の治療を実施してはならない。また、幾何学的精度の不具合や予期せぬインターロックの作動が発見され、それが一時的な状況であると判断される場合には、患者の治療は一時的に中止すべきである。その後、それらの障害が完全に修復したことを確認してから、安全確保を確認して患者の治療を行うべきである。

表 1.5　始業点検による放射線治療の実施の判断基準[24]

・クラスⅠ：線量誤差を生じた場合
　　タイプA：相対的な線量誤差が5%以上の場合
　　　　　　　・保守点検者による治療中止の判断と指示を行う。
　　タイプB：相対的な線量誤差が3〜5%の場合
　　　　　　　・放射線治療は実施できるが、終了後に原因の究明を行う。

・クラスⅡ：放射線治療装置の幾何学的精度の不具合・故障が発見された場合
　　タイプA：幾何学的精度の不具合や故障が発見され、根本的な対応や修理が必要な場合
　　　　　　　・保守点検者による治療中止の判断と指示を行う。
　　タイプB：幾何学的精度の不具合やインタロック動作が発見され、それが一時的な状況
　　　　　　　であると判断される場合
　　　　　　　・保守点検者による治療の一時中止の判断と指示を行う。

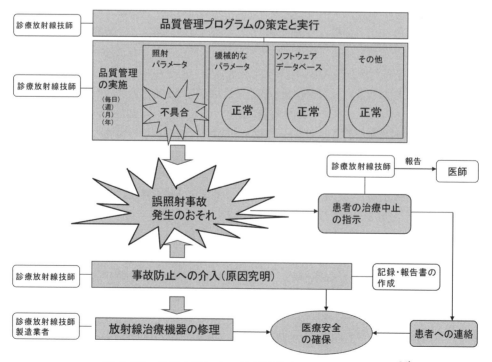

図 1.20　始業点検による放射線治療の実施の判断基準[24]

10．放射線治療事故を防止するための勧告

放射線治療事故を防止するために、次のことが勧告されている [25)～27)]。

（1）外部照射治療

・新規装置の導入時には、教育・訓練、および品質保証プログラムを確実に実施すること。
・メーカは自発的に効果的な安全インターロック、警報および警告、セルフテスト機能、使用者が理解できる言語でのユーザーインターフェスなどを装置に組み入れること。
・メーカの装置間の互換性が可能になるように国際規格を厳守すること。
・安全対策はソフトウェアだけでなくハードウェアにも適用すること。
・訓練は包括的な訓練、装置技術に特化した訓練、新技術の導入前に必要な臨床実習のレベルで行うこと。
・使用者とメーカは、リスク情報に基づいた品質管理試験と試験項目の設定と新たな開発を行い、リスクを評価する方法を協力して検討すること。

①新技術導入の正当化と円滑な移行

新技術を導入する場合には、技術の性能を優先するのではなく患者の利益が期待できるかどうかを評価する必要がある。もし、従来の技術が信頼でき、安全に使用できるならば、高価、かつ多くの時間を要する技術を使用するのはよいとはいえない。

②過程および作業負担量の変更

新技術を導入することは、導入過程、手順、作業、スタッフの配置にかなりの変更を生じ、計画、コミッショニング、および定期的な品質管理も必要になる。

③訓練を受けたスタッフの確保と選任

新技術を導入した場合、リスクをもたらす最大の原因は過小にスタッフ数が評価されることである。スタッフ数が少ないと適切な教育・訓練が行われない。画像誘導放射線治療や適応放射線治療など高精度な外部照射が行われるようになることから、わが国では意思決定の過程には医師と診療放射線技師が関わる必要がある。

④安全に対するメーカと使用者の責任

病院長、放射線治療責任者、診療放射線技師長、およびスタッフは、安全性に対する責任を担っているということを認識しなければならない。メーカは装置の導入時には、正しい校正ファイルと付随文書を提示し、病院側から要請に応えて正確な関連情報を提供する責任がある。

装置の導入、受入れ試験およびコミッショニングのプログラムは、治療装置だけでなく、TPS、RTIS、放射線治療用画像装置、ソフトウェア、手順、放射線治療全体も対象にすべきである。装置の導入時だけでなく、更新時、ソフトウェアのグレードアップやアップデート時にはコミッショニングを行う必要がある。

⑤線量増加

がん病巣へのドーズエスカレーションを検討する場合には、腫瘍の制御だけでなく正常組織に有害事象をもたらすリスクが発生する。このリスクを考えてドーズエスカレーションの決定を行わなければならない。

⑥画像撮影による被ばく線量の増加

患者の画像検証を行う場合に被ばく線量が増加する。そのため、この線量の増加分を治療計画に組

み込んでおく必要がある。

⑦コンピュータの偏在

治療装置やコンピュータなどの取扱い説明書は使用者が理解できるものでなければならない。コンピュータが故障すればデータは破壊されることがあるので、その対応の手順を整備し、検証が可能なようにしなければならない。

⑧有効でなくなった試験に対する対応

導入した装置の技術に試験やチェックが適用できない場合、または効果がない場合には、安全性が維持できる方法を検討しなければならない。

⑨処方の一貫性

ICRU レポートに示しているような処方線量、報告の在り方、記録の方法などのプロトコルを新技術にも反映できるようにしておくべきである。

⑩座標、基準マークおよび入れ墨

仮想シミュレーションの手順とそれが治療全体にもたらす意味についてスタッフは習熟し、仮想シミュレーションを行う場合には、十分に訓練をして導入すべきである。

⑪画像の取扱い

医師から診療放射線技師への撮影指示は依頼票で行い、画像の向き、記録する手順、そして処方から照射までの手順を含まなければならない。診療放射線技師は依頼票の記載内容がわからなければ、医師に問い合わせるべきである。

⑫スタッフ間での安全なコミュニケーション

スタッフ間での患者情報の伝達は、内容と書式について規定し、正確に記録しなければならない。

⑬保守、修理に対する診療放射線技師の対応

毎朝、始業点検する診療放射線技師は、確実に保守点検を行うこと。修理の対応に際して、コンピュータ通信でソフトウェアの更新、調整および校正ファイルが行われるので、それらの通知手順を確実に遵守しなければならない。

⑭品質管理試験の評価

品質管理試験に使用するプログラムは合理化、簡素化されるべきである。これは、安全性を評価する方法は、メーカが適切な警報および警告を行うことで確認できる。

⑮安全文化

病院長、放射線治療責任者、診療放射線技師長は、スタッフに「医療安全を確保」するように指導し、スタッフが集中できる作業環境を提供すべきである。また、品質管理プログラムが実行されているかどうかを監督しなければならない。

(2) HDR 密封小線源治療

・文書化された包括的な品質管理プログラムは不可欠である。
・点検は品質管理プログラムの方法に準拠して実施しなければならない。
・病院で法的規制に従うために放射線管理安全員会を組織する必要がある。
・品質管理プログラムは実行し、その結果は必ず記録しておかなければならない。また、記録は外部監査を受け、正当性が評価されるようにしなければならない。
・治療計画から最終的な治療の実施まで安全性は複数人によって確認しなければならない。
・リスク事例は職員間で共有し、医療安全の確保に努める必要がある。もし、事故に遭遇した場合にはリスクマネージャに報告しなければならない。

・HDR の教育・訓練は機器を導入する前に開始する必要がある。
・訓練は医師、診療放射線技師、看護師による最適なチーム医療が行えるように目指さなければならない。
・訓練は簡単な方法から始め、順序どおりに行わなければならない。
・線源の輸送は法律を遵守しなければならない。
・交換する線源は仕様書の放射能を確認するために、校正した井戸型電離箱で測定し、測定値はソフトウェアに入力しなければならない。
・線源送戻システム（カテーテル、針、細いチューブ）は末端が閉じているものでなければならない。
・治療前に、プログラムされた治療の長さの位置を確認しなければならない。
・線源のステップサイズは、間違ったステップサイズを用いることによるミスを避けるために一定の長さ（例えば、5 mm）にしておく必要がある。
・照射中は体外のチューブは患者の体外から離しておく必要がある。
・治療室の遮蔽は法律を遵守しなければならない。
・アプリケータの位置決めは患者の治療前に必ず検証しなければならない。
・インターロックが故障した場合には、徹底的に調査し適切な対策をとる必要がる。
・患者の治療後には、放射線モニタで患者をサーベイしなければならない。
・治療を開始に際し、緊急時に対応した準備と計画を行う必要がある。
・HDR 線源は核テロの武器（汚い爆弾）として盗まれる可能性があるので、警戒する必要がある。

（3）非密封放射線各種による患者の解放 [28]

・診断を目的とした核医学検査は公衆に対する注意はほとんど行わなくても問題ない。
・ガンマ線を放出する ^{131}I の非密封放射性核種を患者に投与した後は、医療従事者、公衆人に放射線被ばくさせることになる。他のベータ線核種は被ばく線量のリスクは小さい。
・^{131}I の非密封放射性核種はがんを誘発するリスクは非常に小さい。
・放射線被ばくに起因する甲状腺がんは、胎児、乳幼児、20 歳未満の者にとって重要なリスクになる。
・医学利用で環境中に放出される ^{131}I は問題になることはない。
・乳幼児や若年の被ばく線量は 1 mSv/ 年の公衆の線量限度に従う必要がある。
・公衆の線量限度と人々に対する線量拘束値は守らなければならない。
・患者を入院させるか退院させるかは、法律に基づいて決定する必要がある。
・母親への ^{131}I 投与後の乳児の授乳は絶対に禁忌である。

11．放射線治療に携わる者が行う誤照射防止の方法

放射線治療における誤照射事故防止を行うために次のことを遵守しなければならない [24]。
・常に患者の安全を考慮して放射線治療を行うこと。
・命を扱う職業人であることを自覚し、患者や地域社会から信用や信頼を得るように努めること。
・照射精度の維持およびリスクの予知・予測のために放射線治療装置等の品質保証・品質管理を行うこと。
・誤照射事故を防止すること。
　ア．位置決め照準は正確に行うこと。

イ．照射精度を確保するため、固定具や補助具を用いること。

ウ．患者の照射は2名以上の診療放射線技師で行い、1名以上は放射線治療に専ら従事する者であること。

エ．治療計画装置を用いる場合には、モニタ値のアルゴリズムや計算パラメータの意味を理解すること。

オ．治療計画装置に登録するビームデータは十分な測定誤差の解析を行うこと。

カ．治療計画装置へのビームデータの登録結果は複数人で検証すること。

キ．モニタ値は別に独立したモニタ値の計算システムを用いて複数人で数値の再検証を行うこと。

・照射録、指示録、測定記録等は、明確かつ遡及的に判断できる方法を用いる。

・患者情報の伝達を正確に共有するため、必要に応じて「患者情報提供共有書」等の様式を作成し、相互の情報の確認と伝達を行うこと。

・使用者とメーカは機器の受入れ時の契約事項を遵守すること。

・医療安全の確保と放射線治療の質の向上のため研修を受講すること。

・患者の安全かつ正確な放射線治療を実施するために治療に携わる者の人数を十分に確保すること。

・医療事故防止を行ううえで組織管理体制の重要性を認識し、診療・管理業務の円滑な運営のために品質管理部門等の構築すること。

・国家標準規格や放射線関連法規を遵守し、環境保全に努めること。

12. まとめ

　日常診療において医療事故を防止することは医療従事者の責務である。いったん医療事故が起きれば、患者だけでなく、医療従事者が負う代償ははかりしれない。特に、放射線治療の誤照射事故を防止するためには、事故防止の原因分析、専門技術知識の幅広い修得、起きた事故の検証など個人の努力が不可欠であるが、組織全体で誤照射事故防止に取り組む必要がある。医療従事者は、誤りは人の常であることを認識し、常にヒューマンエラーは必ず起こる可能性があることを肝に命じておかなければならない。また、過去に発生した誤照射事故の教訓を活かし、同じ種類の事故を発生させるようなことがあってはならない。

第 2 章

放射線治療概論

　最近では、遺伝子解析によるがん治療が脚光を浴びているが、がん治療法の3本柱の一つに放射線治療がある。放射線治療には、根治的照射法と姑息的照射法があり、前者はがんの治癒、後者はがん症状の一時しのぎ治療を目指した照射法である。放射線治療は局所治療であり、照射法と処方線量に限界がある。放射線治療装置は強度変調放射線治療（ITMR）や画像誘導放射線治療（IGRT）が出現し、治療計画どおりの照射法とがん病巣への線量集中が可能になった。

　しかし、治療可能比を改善する方法には様々な方法があるが、すべてのがんの治癒に決定的に寄与する優れた照射法は見出せていない。一般的に現在の照射法の線量配分は昔ながらの線量配分60 Gy/30 Fr/5 d である。正常組織の耐容線量は60 Gy が原則である。この線量を照射しても、がん病巣を完璧に制御できず、正常組織の早期有害事象および晩期有害事象がみられることがある。放射線治療のゴールは局所的に存在するがん病巣を破壊し、根治させることには間違いない。がんの根治は線量増量に関係する。将来的に、がんの治癒が可能な照射技術がもたらされなければ、放射線治療の役目は早期がんを除いて、姑息的照射法に限定されてくるだろう。

1．日本の医療行為

　医療契約がどういうものかを知っている者は少ないのでなかろうか。前章で述べたが、再度述べることにする。まず、医療契約の意味について考えてみる。日本の医療は健康保険制度が整備され、患者は医師や病院を選べるようになっている。しかしながら、医療側では、医療費は経験が豊富な医師と研修医の医師が手術した場合でも同じである。こういう医療制度は欧米諸国と異なり、世界に類はない。

　医療行為は準委託契約にあたり、家屋の建築契約とか工事の請負契約とは違う。医療契約は受診者が保険証を受付に提出し、カルテが作成された段階で成立する。契約内容は患者の病気を元通りに治すというのではなく、診断結果を受けて病気の治療法があれば、その治療を実施するというものである（図2.1）。いわゆる、医療契約の内容は「患者の病気を治癒させるための治療法があれば、医師はその治療法を試みる」というのである。多くの患者はこの医療契約について知らないか、誤解している。当然ながら、医師は神ではないので、病気の治療結果がどうなるのかはわからない。多くの患者は医師が行う治療で自分の病気が治るものと信じているが、そういうことになるとは限らない。患者は医療契約の内容を理解していなければ、自分の期待が裏切られるようなことにもなる。そうなれば、医師に対する患者の不信感が高まり、輪をかけて家族の不満も鬱積してくる。最終的には、医師と患者・家族間の「診療のこじれ」が医療紛争や裁判に繋がっていくということにもなりかねない。特に、放射線治療は小さながん病巣を除いて根治させる方法は難しいので注意しなければならない。

・医療契約は、受診者が保険証を受付に提出し、カルテが作成され
　た段階で成立する。
・契約内容は、患者の病気を元通りに治すというのではなく、診断
　結果を受けて病気の治療法があれば、その治療を実施するという
　ものである。
・いわゆる、医療契約の内容は、「患者の病気を治癒させるための
　治療法があれば、医師はその治療法を試みる」というものである。
・多くの患者はこの医療契約について知らないか、誤解している。
・当然ながら、医師は神ではないので、病気の治療結果がどうなるの
　かは分からない。多くの患者は医師が行う治療で自分の病気が治る
　ものと信じているが、そういうふうになるとは限らない。
・患者は医療契約の内容を理解していなければ、医師の診療の結果、
　自分の期待が裏切られるようなことにもなる。

図 2.1　日本の医療行為

2. 診療放射線技師の業務

　わが国の医療はパターナリズム的である。当然ながら、医療資格者でなければ医療行為はできない。
医師法第 17 条には、「医師でなければ、医業をなしてはならない」とある[1]。免許を有さないものによ
る医業は医師法第 17 条、歯科医師法第 17 条及び保健師助産師看護師法第 31 条その他の関係法規によっ
て禁止されている。したがって、医療資格者以外の者が医師法や関連法に違反すると罰せられる。
　診療放射線技師の放射線治療業務を考えてみる。医療職種は医師、歯科医師をはじめとして 23 種類
ある。医師、歯科以外の医療職種は「医師の指示の下」に業務を行う医療職種である。診療放射線技師
の業務には、医師の「指示行為がある診療業務と指示を受けない業務がある。前者には、画像診断検査、
核医学検査、放射線治療などの診療業務であり、後者では、放射線機器管理、医療安全管理、経営管理
などが該当する。診療業務は必ず医師の具体的な指示を受ける必要があり、放射線機器管理等は独自に
行うことができると考えられている（図 2.2）。

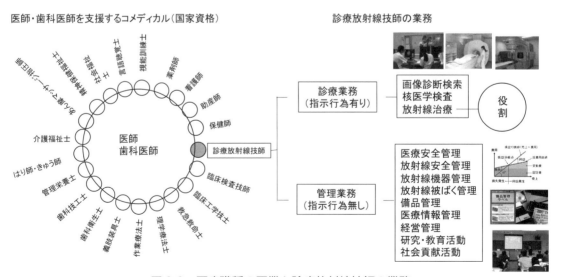

図 2.2　医療職種の医業と診療放射線技師の業務

　放射線治療分野の診療放射線技師の業務は患者説明、位置決め撮影、治療計画、計画照射照合、照射治療、品質保証・品質管理、放射線安全管理、医療安全の確保と多岐にわたる（図2.3）。処方線量の決定は医師の役割である。照射だけか、または治療計画のみを担当している診療放射線技師はプロフェショナルとはいえないのではなかろうか。したがって、診療放射線技師はプロフェショナルになるために業務に関係するすべての項目について学修していく必要がある。

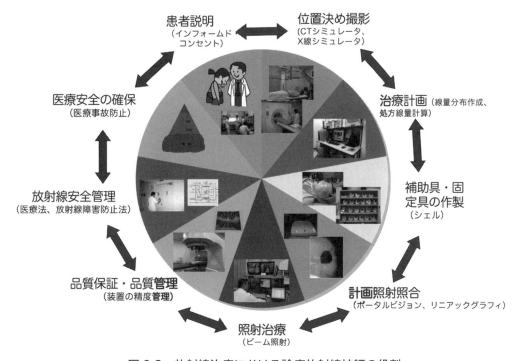

図 2.3　放射線治療における診療放射線技師の役割

3. がんの歴史

　シッダールタ・ムカジーの著作『病の皇帝「がん」に挑む』（早川書房）によると、「がん」は太古からの病である[2]。がんの医学的な描写は紀元前2500年のエジプトのパピルス紙に書かれている（図2.4）。その内容には、「乳房の隆起する瘤り…手で触れた感じは丸めた梱包用の布のようだ」とある。また、「治療法はない」とも書かれている。がんは老化に関係した病気であり、中には加齢によって指数関数的に増加するタイプのがんもある。人間の文明化は人間の寿命を延ばすことでがんを覆っていたベールを取り去った。「がん」には、4000年の歴史がある。「がん」は『あらゆる病の皇帝として、「恐怖の王」として』、人間社会に君臨してきた。人間は過去から現在までずっと「がん戦争」を続けてきている。人間は効果的な医療の武器を駆使して「がん」との闘いに挑戦してきたが、未だにこの闘いに勝利していない。勝利の兆しさえも見えていない。歴史的にみて、人間がこんなに長い間、苦闘し続けてきた病気はないのではなかろうか。

　がんは一個の細胞が無制御に増殖していく病気である。遺伝子変異の疾患でもあり、その成り立ちは人間のゲノムの中にしっかりと組み込まれている。がんは発生母地に留まろうとせず、転移して身体中の臓器に自分の陣地を作り、さらに成長していく。がんは遺伝子の突然変異である。人間は今でも「秦

の始皇帝」のように不死を追い求めているが、皮肉なことにがんも同じなのである。がんの増殖と転移のメカニズムは一見単純であるが、実は複雑である。がんの治療では、密接に絡み合ったがんの細胞増殖と正常組織の細胞増殖の糸をどのような方法で解いていくのかを知る必要があるが、それはわかっていない。

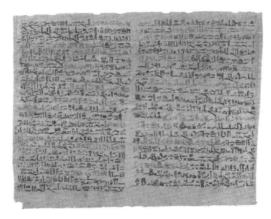

図 2.4　紀元前 2500 年前の乳がんに関する文書[2]

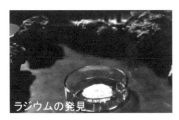 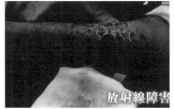 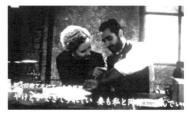

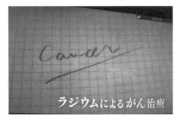 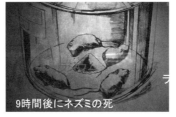 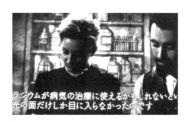

図 2.5　キュリー夫妻のラジウム発見[3]

　がんに放射線を用いた治療歴史を紐解いてみよう。X 線が発見されたのは 1985 年 10 月である。その後、ベクレルが自然放射性物質を発見し、キューリ夫妻がラジウムを見つけた。ラジウムから出る強力なγ線は予期せぬ能力があることがわかった。キューリ夫妻は、ラジウムをピッチブレンドから分離する過程で自分の腕がヒリヒリと痛み出した。その腕は火傷したように黒くなって皮が剥けた。その結果、キューリ夫妻はその症状が害を及ぼすとは思わず、ひょっとしたら「がん治療」ができるのではないかと考えたのである。そこで、彼らはラジウムの放射線効果を試すことにした。マウスの入ったガラス瓶にラジウムを入れてその効果を確認した。その結果、すべてのマウスは死んだのである。このときには、キューリ夫妻はラジウムがんの治療に使えるかもしれないという光の面だけしか目に入らなかったのである（図 2.5）。その後、ラジウムは放射線治療に用いられるようになり、放射線治療装置は現在のように発展してきた[3]。

　もう少し放射線治療の負の面を見てみよう。世にも危険な医療の歴史（文藝春秋）によると、昔はラジウムとラドンは何の病気に対しても効果があるという時代があったらしい[4]。がんだけでなく、高血圧、糖尿病、関節炎、リウマチ、痛風、結核にも試されたのである。放射性物質が溶け込んだ魔法の水は ED 対策にも用いられた。内分泌腺をラジウムからの γ 線で電離すれば、ホルモンの分泌が活発になると考えられていたのである。1952 年にベルギーの脳腫瘍患者の治療にラジウムが用いられた（図 2.6）。いわゆる、患者はラジウム爆弾による放射線治療を受けたのである。13 箇所の方向からラジウムが照射され、がん細胞が攻撃された。その結果、患者の頭蓋骨は放射線の影響で穴だらけになった。図 2.6 の左側は 1925 年、ベルギーの患者に 13 箇所の角度から照射した治療例、右側は 1968 年、スウェーデン　レクセル教授が開発した約 200 箇所から照射するガンマナイフによる放射線治療法である。両方の照射装置の原理は類似しているのに驚かされる。

1925年、ベルギー　13箇所から照射
脳腫瘍の患者の『ラジウム爆弾』
の放射線療法

1968年、スウェーデン　レクセル教授
約200箇所から照射
現在のガンマナイフによる放射線療法

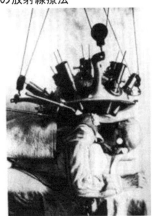
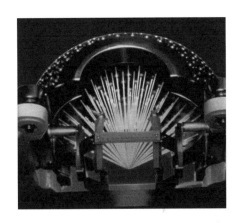

（世にも危険な医療の世界史、文藝春秋）

図 2.6　脳腫瘍の放射線療法[4]

　放射線を使用する過程で二つのことが明らかになった。一つ目は、放射線はがんの局所的治療として有効であり、すでに転移したがんにはほとんど効果がないことである。二つ目は、放射線によって新たにがんが発生することである。放射線はある時はがんを治し、またある時はがんを誘発するというように複雑に交差する。いわゆる、放射線治療はがんの治癒とがんの誘発をもたらすもろ刃の剣といえる（図 2.7）。

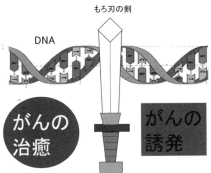

図 2.7　放射線はもろ刃の剣

4. 古いものから常に新しいものに

　世の中の古いものは常に新しくなっていく。医療機器も同様に発展していく（図2.8）。著者は半世紀にわたり放射線治療に携わり、外部照射装置、腔内照射装置、組織内照射用密封小線源治療装置・器具を扱ってきた。その間、放射線治療装置の変遷を経験した。深部X線治療装置はよりエネルギーの高いテレコバルト治療装置に変わり、さらにリニアックが臨床に応用され出した。現在のリニアックに進化するまでベータトロンやマイクロトロンが使用された。性能の問題が指摘されてベータトロンやマイクロトロンが臨床に用いられなくなると、進化したリニアックのほかにサイバーナイフ、トモセラピーや重粒子線治療装置が開発された。腔内治療装置も進歩し、密封小線源が治療に用いられなくなってきた。わが国の800施設には、ほとんどリニリアック導入されている。X線や電子線エネルギーは複数のビームの発生が可能になり、さらにFFFの開発により定位放射線治療が短時間に行えるようになった。また、マルチリーフコリメータやEPIDが装備され、高精度放射線治療が可能になった。

250kV X線治療装置
（東芝KXC-19形(1960年)）

二重回転形のテレコバルト装置
（島津RT-2000、1957年）
東芝製回転形
遠隔コバルト治療装置

島津製ベータトロン
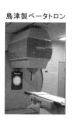
日立製マイクロトロン
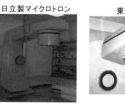
東芝製ライナック
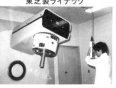

三菱ライナック

NECリニアック

三菱ライナック

バリアン製リニアック

サイバーナイフ

ガンマナイフ

術中照射用モベトロン

トモセラピー
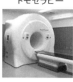
Vero 4D

重粒子線治療装置
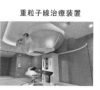
ラルストロン

マイクロセレクトロン
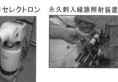
永久刺入線源照射装置
イリジウムピン

図2.8　古いものは常に新しいものに代わっていく

　現在でも、このような優れた放射線治療装置を用いれば、がん治療に限界はないように思える。しかしながら、放射線治療は手術療法と同じく本質的な治療の限界に直面している。過去、放射線エネルギーを2倍にも、さらに4倍にもすることができたが、そうしたところでより高い治療効果がもたらされる訳ではなく、逆に生体が耐えられる線量を超えた広範囲の照射によって患者は失明したり、火傷したり、皮膚に瘢痕が残ったりした。いわゆる、放射線治療による有害事象（副作用）が発生し、また、放射線によって新たにがんが発生する可能性があった。X線は細胞のがん化につながるような遺伝子の突然変異を誘発する。放射線治療は人間にとって善悪の2面性を持ち、しかも、がんとの闘いには限界がある。過去には、患者が医者のところにやってきた時には、多くの場合、すでにがんは手術できる範囲を越えて広がっている。がんはカニのように忙しく動きながら、臓器から臓器へと目に見えないトン

ネルを掘っていくのである。まさに、がんは全身性の病といえよう。

　このようにがん治療では、放射線は局所的にしか照射できないため、すでに転移したがん治療には適さないという壁がある。X 線は目に見えない強力なナイフであったが、単にナイフにすぎなかった。ナイフというのはどれほど鋭くて切れ味ががんとの闘いにおいては限界がある。とりわけ非限局性のがんに対しては、もっと特異的にがんに作用する治療法が必要である。当然、根治的照射と姑息的照射は治療の目的が異なるため、両方を区別して線量配分を考える必要がある。今後、検討すべき根治的放射線治療のキーワードは線量増量（ドーズエスカレーション）ではないだろうか。

　最新の放射線治療装置による照射技術が発展の一途を辿っている。現在、がん病巣に集中して線量を投与する方法は IMRT と IGRT を組み合わせた照射法であろう。図 2.9 は IMRT と様々な照射法を示す。私の顔写真を用いて治療計画を行い、IMRT を試みた。曝写したフィルム画像からビームの強度変調が行われていることがわかる。がん病巣に一致した照射法は通常の照射法、原体照射法より優れている。現在、回転照射による IMRT の強度変調回転照射法（VMAT）が主流とあり、短時間照射が可能になった。主な適応部位は前立腺がん、中枢神経腫瘍、頭頸部腫瘍、食道がん、悪性胸膜中皮腫、縦隔腫瘍、乳がん、膵臓がん、子宮がん、後腹膜腫瘍、骨腫瘍、直腸がん・肛門管がん、肝臓がんなどであるが、よく行われているのは前立腺がん、乳がん、頭頸部腫瘍である。例えば、この照射法でも、前立腺の総線量は 74 Gy 程度が限界である。これ以上照射すれば、直腸や膀胱が過剰照射になり、出血などの有害事象が発生する。正常組織の耐容線量は 60 Gy を超えることはない。

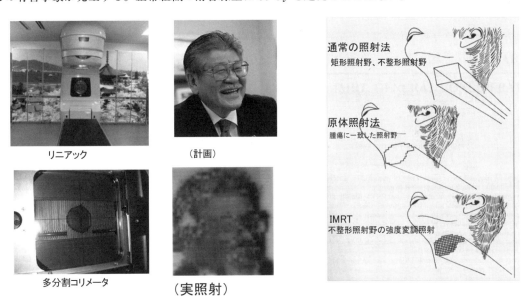

リニアック　　　　　　　（計画）

多分割コリメータ　　　　（実照射）

図 2.9　最新の照射技術

5. 放射線治療のゴールと最も恐れることは何か

　放射線治療の目標は、がんの根治と共存・延命・臓器の温存・生活の質の向上である。治療中や治療後に最も恐れることは有害事象の発生、医療事故、治療後の二次がんの誘発である。とりわけ、放射線治療によって晩期有害事象は起こしてはならない。この原因は正常組織への過剰照射である。放射線治療の理屈は正常組織とがん病巣の放射線感受性の違いを利用したものである。したがって、どんながん

にも放射線治療が有効なわけではないことは周知の通りである。放射線治療は細胞分裂が活発で高感受性のがん病巣や機能を温存すべき組織への照射が基本であり、根治的照射法は非常に限られることになる。代表的な疾患を**表2.1**に示す。準根治的照射とは、姑息的照射のことであるが、線量を根治的照射法と同じように投与する照射法である。

表 2.1　放射線治療の方針と適応（病期に関係）

根治的治療
　・頭頸部腫瘍（舌がん、喉頭がん、上咽頭がん、中咽頭がん）
　・子宮頸がん　　　・悪性リンパ腫　　・松果体腫瘍（胚芽細胞腫）　・乳がん　　・皮膚がん
　・前立腺がん　　　・早期食道がん　　　・早期肺がん
準根治的治療
　・進行肺がん　　　・進行食道がん　　　・進行頭頸部腫瘍
　・多発性神経膠芽腫　　　・消化器がん（食道がんを除く）　　・進行骨盤腫瘍
姑息的治療
　・転移性脳腫瘍　・転移性肺腫瘍　　　・転移性骨腫瘍
　・上大静脈症候群　　・気道閉塞（進行肺がん）　・出血（子宮頸がん）　など

　ここで、線量配分のことを考えてみよう。がん病巣は本当に線量配分 60 Gy/30 Fr/5 d で制御できるのであろうか。放射線治療の投与線量の限界は正常組織の耐容線量で決まる。前立腺の IMRT で総線量は 74 Gy 程度照射されることもあるが、原則として、がん病巣には 60 Gy 以上の総線量が照射されることはない。総線量を増量しようにしても正常組織が損傷するため不可能であるからである。いわゆる、がん病巣は根治したが、正常組織は重篤な有害事象が発生したというようなことになる。これでは優れた治療法とはいえない。

　最近のリニアックは、様々な X 線エネルギーと電子線エネルギー、フラットニングフリー、不整形照射野、MLC、EPID や OBI、6 軸寝台、呼吸同期システムが装備されており、IMRT、IGRT、定位照射法が可能になっている。しかし、実際、このような放射線治療装置をがん治療に用いてもがん治療成績の向上は見られていない。医学物理・技術の発展とがんの治癒は別問題である。しかしながら、がん治癒には、がん病巣に対する総線量が少ないのではなかろうか。がんの根治には「がん病巣への線量増量」の実現が必要になるのではないだろうか。がん病巣への線量増量は困難であるが、現状では、がん病巣を根治するための照射法は IMRT と IGRT が主軸になるのには間違いないと考えられる（**図2.10**）。

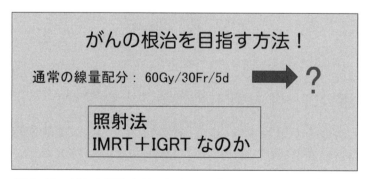

図 2.10　がんを根治させるためにはどうしたらよいのだろうか

6. 線量増量が困難な理由

（1）治療可能比の改善の問題

　放射線治療は、過去から現在までがん病巣を治癒させるために治療可能比の改善に取り組んできた。放射線治療装置の発達、腫瘍・正常組織・人的要因から放射線治療による制がん効果を修飾する因子を検討してきたが、治療可能比の改善による大幅な制がん効果はみられていない。これが現在までの放射線治療の実態である。

　治療可能比（TR）は正常組織の耐容線量を腫瘍組織の致死線量で割った値であり、TR が 1.0 以上でなければ放射線治療はできない（図2.11）。がん組織を栗饅頭に例え、正常組織が白い皮、がん病巣を黒餡と栗とする（図2.11 の右側）。放射線治療においてがんの制御はいかにして投与線量を増量できるかにかかっている。一般的に、がんの体積が小さい場合には、放射線治療でがんを根治させることが可能であり、反してがんが増殖して大きくなるとがんの治癒は困難になる。そのがんの制御の難しさを「餡饅」で例えて示す。餡饅の中には栗と餡子があり、その周囲を皮で覆っていると仮定する。大きながんの場合もこのような形態になっているとする。すなわち、餡饅の皮が正常組織、餡子と栗ががん病巣である。餡饅を作る場合には、黒餡と栗を皮となるペースト状にした小麦粉の生地で包み込む。そして、蒸し器で 10 分ぐらい蒸して作る。この場合、半蒸し状態であれば、皮が生のままであり、食べられたものではない。逆に、蒸しすぎれば皮が固くなり、皮が壊れて餡子がはみ出る。放射線治療の場合もこれと同様といえよう。処方線量が少なければ、正常組織は損傷を受けないが、がんは治らない。逆に、処方線量を増やしていけばがん細胞は致死に至るが、正常細胞は損傷を受ける。また、大きながん病巣は組織中に酸素が充満している所、酸素が少ししか存在していない所、すでに酸素が行き届かなくて壊死している部分がある。酸素に富んでいるがん組織は放射線効果が高いが、酸素のない組織の放射線効果は非常に少ないといわれる。正常組織が耐える線量には限界がある。前述のように、がん病巣には、正常組織の耐容線量以上の照射はできない。したがって、原則的にがん病巣には 60 Gy 以上の処方線量を照射することはない。

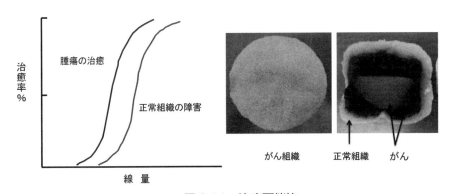

図 2.11　治療可能比

（2）正常組織の耐容線量

　単純分割照射における正常組織の耐容線量は概ね 60 Gy が限界であり、治療効果に大きく影響する。原則的に正常組織には 60 Gy 以上の処方線量を照射してはならない。正常組織の耐容線量を表2.2に示す。

表 2.2　単純分割照射における正常組織の耐容線量

臓器	障害	TD5/5	TD50/5	照射体積
皮膚	潰瘍、高度な繊維化	55 Gy	70 Gy	100 cm^3
口腔粘膜	潰瘍、高度な繊維化	60	75	50 cm^3
食道	潰瘍、狭窄	60	75	75 cm^3
胃	潰瘍、穿孔	45	50	100 cm^3
小腸	潰瘍、狭窄	45	65	100 cm^3
大腸	潰瘍、狭窄	45	65	100 cm^3
直腸	潰瘍、狭窄、瘻孔	55	80	100 cm^3
肝臓	肝障害、腹水、肝不全	35	45	全域
腎臓	腎硬化	23	28	全域
膀胱	潰瘍、萎縮	60	80	全域
尿管	狭窄、閉塞	75	100	5 ～ 10 cm^3
精巣	永久去勢	5 ～ 15	20	全域
卵巣	永久去勢	2 ～ 3	6.5 ～ 12	全域
子宮	壊死、穿孔	< 100	< 200	全域
膣	潰瘍、瘻孔	90	< 100	5 cm
肺臓	肺炎、繊維症	40	60	葉
毛細管	末端拡張、硬化	50 ～ 60	70 ～ 100	－

　図 2.12 の左側に前立腺がんに対する照射法の 4 門照射法、原体照射法、強度変調照射法を示す。図 2.12 では前立腺の下側にある直腸への線量分布を点線で示す。この図から、照射法は IMRT が優れており、集中性が高いことがわかる。しかしながら、それでも実際的に直腸の一部は照射され、直腸出血などの晩期障害が発生する。図 2.12 の右側は線量体積ヒストグラム（DVH）を示す。DVH を解析して、直腸や膀胱の正常組織に対してがん病巣の線量と同じくらいの線量が照射されることがわかる。しかしながら、直腸や膀胱に照射される投与線量は少ない体積だから無視してもよいということにはならない。前立腺に 70 Gy 照射すれば、直腸には 65 Gy が照射され、出血などの問題が生じる。このように正常組織の耐容線量以上の線量が照射されれば、必ず有害事象が発生する。したがって、がん病巣への線量増強が難しいということがいえる。DVH の評価は標的体積内の線量均一性や病巣周囲の正常組織体積、リスク臓器の線量分布定量的な評価と照射後の臓器の反応予測を行う方法であるが、DVH の評価は並列臓器に有効であり、直列臓器の評価には役立たない。特に、がん病巣の周辺の正常組織は並列臓器よりも、消化管などの直列臓器への照射が非常に問題になる。

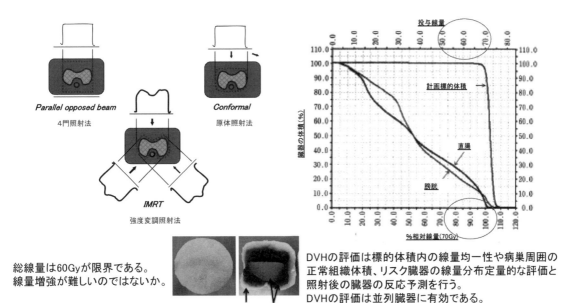

総線量は60Gyが限界である。
線量増強が難しいのではないか。

DVHの評価は標的体積内の線量均一性や病巣周囲の
正常組織体積、リスク臓器の線量分布定量的評価と
照射後の臓器の反応予測を行う。
DVHの評価は並列臓器に有効である。

図 2.12　照射法の限界－集中性－

（3）計画標的体積の設定のあいまいさ

　ICRU レポート 50 および 62 で様々な照射体積が定義され、同時に ICRU 基準点も明らかにされた。臨床現場では、このレポートに基づいて計画標的体積が設定されるようになった[5], [6]。**図2.13** にコンツーリングした CTV、PTV、GTV を示す。PTV は ITV（Internal target volume）に対して患者およびビームの位置決めに関する不正確性を表すセットアップマージンを考慮した領域である。PTV の辺縁線量を確保するためには、照射野の端は PTV からある程度離す必要があり、そのマージンはビームプロファイルや照射法に依存する。また、CT 検査の場合、水中でのがん病巣の検出能は 4 mm ϕ 程度であると考えると、計画標的体積の設定が正しいかどうかの判断ができないのではないだろうか。臨床現場での計画標的体積の設定は診断画像を用いた医師の経験と勘に依存しているのではなかろうか。そう考えると、設定する照射野のすれすれの場所では微視的ながん細胞が完全に含まれているとは限らない。理屈的には、すべてのがん細胞が照射野に含まれておらず、1 個でもがん細胞が照射野外にあれば、理屈的にはその場所からがんが再発する可能性がある。したがって、この場合にはがんの根治はできない。

　実際問題として、JASTRO シンポジウムで次のことが報告された（**図2.13**）。治療計画の問題は、照射野が適切でない逸脱例が 40％ある、放射線治療医は同じ患者に同じ治療計画を立てることができない、放射線治療医の間で治療計画の判断が異なる、患者ごとに治療計画の間違いがあるという内容である。したがって、がん病巣を正確に把握できているかという問題がクローズアップされてくる。

医師は、がん病巣を正確に把握できているか？

―JASTRO シンポジウムでの発表―

・照射野が適切でない逸脱例が40%ある。

・放射線治療医は同じ患者に同じ治療計画を
　立てることができない。

・放射線治療医の間で治療計画の判断が異なる。

・患者ごとに治療計画の間違いがある。

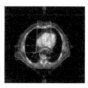
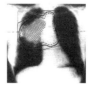

図2.13　計画標的体積の設定

（4）組織の放射線感受性

　がん組織の放射線感受性は全体的に均一になっていない。がん組織で放射線感受性が違えば、IMRTが適切な照射法であることは間違いない。がん組織の放射線感受性はがんの不均一性に加えて、細胞分裂や酸素分圧などに関係している。トムリンソン（Thomlinson）はがん組織の中の酸素分圧が全体的に同じではないことを示した（**図2.14**）。トムリンソンはがん組織には腫瘍血管が存在しており、栄養と酸素を供給されている。血管から離れるほど酸素分圧徐々に低下する。無酸素細胞と有酸素性細胞の場所では放射線感受性は3倍違うのである（**図2.15**）。放射線の感受性は酸素分圧と非常に関係している。横軸が酸素分圧、縦軸が放射線感受性である。実際、がん組織の低酸素分圧は約半分の部位が10 mmHg 以下である[8]。これから、同じがん病巣の中でも組織の放射線感受性は異なり、従来の照射法の総線量 60 Gy では根治が得られることは困難であることがわかる。そう考えると、がん組織を制御するためには、総線量が2〜3倍の 120 Gy 〜 180 Gy が必要になることが予測できる。しかしながら、このような総線量の照射は正常組織やリスク臓器の耐容線量を超過するため有害事象の発生は明らかであり、不可能なことである。

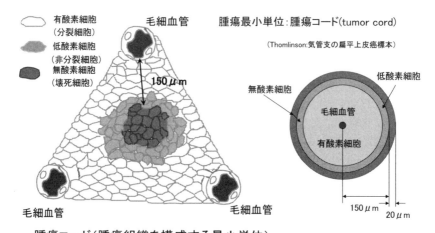

図2.14　低酸素性細胞と腫瘍構造[7]

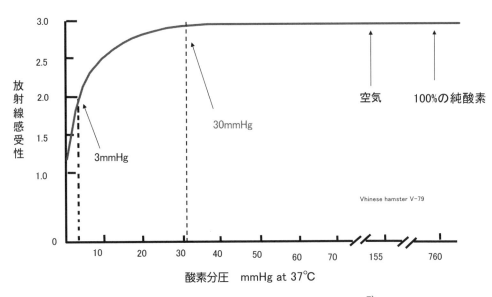

図 2.15　細胞の放射線感受性と酸素分圧 [7]

（5）腫瘍細胞の生存率曲線

　放射線を身体に照射した場合、腫瘍細胞の生存率曲線は2相性を示すことがわかっている [7]。図 2.16 は、マウスの扁平上皮がんの生存率曲線である。横軸が照射線量、縦軸が、常用対数の細胞生存率である。第1相（A）の生存率極性は生存効果が高く、有酸素細胞が関係、第2相（B）では生存率が悪く、低酸素細胞が関係している。（C）の曲線は細胞全体が低酸素細胞で占められている状態である。このような腫瘍組織を制御するためにいかにして低酸素領域の線量増量を行うかが問題になる。

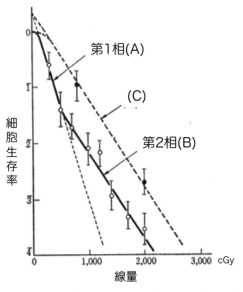

図 2.16　生体内で照射された腫瘍細胞の生存率曲線 [7]

7.　放射線治療の問題点

　がん組織は正常組織に囲まれ、周囲にリスク臓器がある。根治照射法の問題点は線量増強と線量集中性、がん組織中の酸素分圧の違い、計画標的体積の設定のあいまいさが挙げられる（図2.17）。

　放射線感受性はがん組織全体で均一でないので強度変調照射法が必要になる。巨視的な細胞と微視的な細胞の集合体である腫瘍組織構造を具体的に視覚化することは現時点では不可能である。画像で評価できる範囲は限られている。また、一見して単純そう見えるがん組織は正常組織とがん組織の間の状態は明確に評価できない。正常細胞とがん細胞の狭間が識別できない。これは治療計画を立案する医師の経験と勘に頼っている。治療計画ではがん組織にマージンを含めているが、客観的に正しいのか正しくないのかわからない。もし、マージンで囲まれた領域をはみ出してがん細胞が残っていれば、そこからがんが時間経過とともに再発する可能性がある。また、現時点では、医師による計画標的体積の設定のあいまいさも問題になる、計画標的体積の設定の方法を慎重に検討しその手法を明らかにする必要がある。患者ごとに治療計画の間違いがあってはならないのである。さらに、がん組織中では約半分が低酸素性細胞であり、酸素分圧の分布が異なっている。そのため、放射線感受性が異なる。問題はがん組織を根治させることであるが、がん組織には、酸素分圧の違いに一致させた領域に線量増量が必要になることは明白である。繰り返すが、従来の総線量の照射法では、がんの根治は難しい。もし、この照射法のままであれば、放射線治療でがんの根治は期待できず、姑息的照射を担う照射法になることは間違いないだろう。したがって、将来的には、微視的ながん細胞を画像化する方法、がん組織の酸素圧分布を視覚化できる方法、総線量を 60 Gy ではなく最低でも 2 倍程度の 120 Gy の処方線量を投与する方法が必要になると考えられる。

ー問題点ー

・線量増量

・線量の集中性

・がん組織の酸素濃度の不均一性

・計画標的体積の設定の曖昧さ

図 2.17　線量増量ができない問題点

8.　まとめ

　放射線治療においてさらなるがんの根治を可能にするためには、画像化されないがん細胞を可視化し、ミクロのがんの存在を同定して的確にコンツーリングできる方法、がん病巣中の酸素分圧を明確に評価してがん病巣に存在する低酸素性細胞の放射線感受性を向上させる方法を開発し、また概ね 120 Gy 以上の処方線量をがん病巣に集中させ、がん病巣周囲にある直列臓器に耐容線量 60 Gy 以下の照射法を見出す必要がある。すなわち、放射線治療の根治的照射法で現在以上にがんを根治させるためには、線量増量の方法を考える必要がある。線量増量法の問題解決として、微視的ながん細胞の画像化、がん組

織の酸素圧分布の視覚化を可能にし、計画標的体積の正確な設定、がん病巣に集中できる方法を見出すことが不可欠である。がん病巣に線量増量法ができなければ、放射線治療はいずれ根治的照射法ではなく、姑息的照射法の適応に限定されるのは間違いないであろう。

第 3 章

高エネルギー X 線測定法

　半世紀前の放射線測定では、吸収線量の単位グレイ（Gy）は存在していなかった。また、高エネルギー放射線の測定プロトコルも成立していなかった。さらに、電離箱線量計を保有している施設もきわめてまれであった。当時の線量測定法を振り返ってみれば、電位計のアナログメータの触れ（よみ値）を吸収線量として評価していたのである。これより以前には、定量的な測定法はなく、患者の皮膚紅斑量を目安にして照射線量が定性的に評価されていた。

　放射線治療の線量測定法は現在の形に改善され、「吸収線量の標準計測法」としてまとめられた。ここで、測定法の歴史を簡単に振り返ってみる。最初の測定プロトコルは X 線に関する方法であった。それは 1972 年 3 月 25 日に発行された[1]。この測定法が個々の治療施設に広まるまでにかなりの時間がかかっている。1974 年 4 月 25 日に電子線に関する測定法が出版された[2]。この両方を合わせた測定プロトコルが、現在の放射線治療における線量測定の原点である。その後、1986 年 2 月 28 日に測定プロトコルに改定が加えられた（測定プロトコル 86）[3]。2002 年 9 月 10 日と 2012 年にさらなる改定が加えられ（測定プロトコル 01、および 12）、現在の臨床現場に用いられているような形になった[4]。

　出版された測定プロトコは初期のプロトコルの方がわかりやすい。放射線治療における線量測定法を理解しようと思うならば、最初に出版された測定プロトコルを読んでみるのがよい。現在の「外部放射線治療における水吸収線量の標準計測法（標準計測法 12）」は決してわかりやすいものとはいえないからである[5]。測定法の解説は十分ではなく、データの欠落、その矛盾も見られる。臨床現場で用いる水吸収線量の標準測定法は非常に使いやすいものではなくてはならない。測定プロトコルは精度を重要視するあまり、臨床現場で使いにくくなってはいけないのである。結論は、放射線治療の線量測定プロトコルは病院で使いやすい方法にすべきである。特に標準計測法 12 では、電子線の線質変換係数が各エネルギーと深さに対して示されていないことは問題であろう。

1. 人体に投与される吸収線量の不確定度

　臨床での線量測定の最終目的は患者体内の明記した点に医師の処方収線量を正確に投与することである。がん原発巣を根治しようとすれば、腫瘍線量は ± 5.0％の精度が要求されている。この根拠はスチュアートとジャクソンが 1975 年に発表した喉頭がんの治療成績に見られる[6]。当時、喉頭がんの治療が 4 MVX 線を用いて 3 週間にわたり、総線量を 52.5 Gy、55.0 Gy、57.5 Gy で行われた。その結果は図 3.1 に示すように、喉頭がんのステージ 1（声帯に腫瘍が限局する場合）では、重要な臨床的な変化は見られなかった。ステージ 2（声門上側または下側に腫瘍が浸潤する場合）では、著しい変化はないが、少しの変化が見られた。しかしながら、ステージ 3（声帯が固定し、喉頭内に腫瘍が限局する場合）での再発率は腫瘍線量が ± 5.0％変われば、大きく変化することがわかった。このことによって放

射線治療においてがん病巣を治癒させ、かつ再発や障害をきたさないためには、吸収線量は±5.0％の精度で投与しなければならないことが示唆されたのである。実際、日常治療でこの腫瘍線量を±5.0％以内の精度で維持することは難しい。

　一方、投与線量の不確定度は最適化の状態で±2.5％、最大で±5.0％が見積もられている[9]。不確定度は「不確かさ」とも訳される。したがって、臨床現場において投与線量の不確定度±2.5％を達成するためには、高精度、かつ実用性の高い線量測定プロトコルが必要であり、それが果たす役割は大きいといえる。

　放射線治療における吸収線量測定プロトコルの作成は施設間や測定者自身による線量計算の違いを防ぎ、かつ投与線量の統一が可能となる。また、処方線量の計算ミスで起こる過剰照射などの医療事故防止につながる。特に、線量測定の評価を行う場合に、それに関する物理定数や補正値を正確に評価し、統一された値を測定プロトコルに準拠して用いれば、見かけ上の系統誤差は減少する。施設間の誤差の原因は主にランダム誤差や再現性による誤差と考えることができる。また、診療放射線技師が線量測定法に関して技術的に未熟であり、理解が不十分であっても一定の精度で測定結果を導き出すことができる。したがって、臨床現場では、線量測定の精度を維持し、運用しやすい線量測定プロトコルの必要性が強調される。

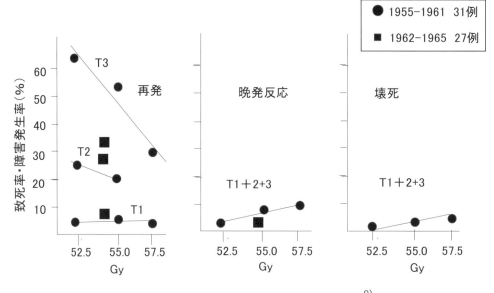

図 3.1　喉頭がん治療における線量─効果関係[9]

2.　放射線測定の目的

　放射線は人間の五感に感じることはない。放射線を測定するためには、放射線の性質と量を知る必要がある。そのためには、放射線のエネルギーを電荷量や蛍光量に変換するなどして放射線を人の眼に見えるように数量化して示さなければならない。線量測定は電気回路を組み込んだ放射線計測器を使用して放射線を計測する。したがって、放射線治療用線量計は人体への吸収線量を評価するためのものである。

　主な放射線測定器の原理は放射線が物質を電離・励起した結果、生じた電荷・蛍光を測定するもの、化学変化を利用するものなどがあり、放射線治療には、電離箱線量計、カロリメータ、フィルム、半導体など様々な線量計が用いられる。一般的な放射線測定システムは検出器、高電圧電源、増幅回路、記録装置などで構成されている。様々な放射線測定器の特徴を表 3.1 に示す。

表 3.1　放射線治療で使用する線量計

線量計	絶対線量評価	線量分布評価	精度	特徴
電離箱	◎	△	高	測定は簡便
フリッケ線量計	◎	×	高	試薬管理
カロリメータ	◎	×	高	水標準線量の校正
フィルム	×	◎	中	現像機が必要
TLD・ガラス	△	○	中	線量校正が必要
Gafclomic	△	◎	中	高価、方向依存性悪い
半導体	△	△	中	*in vivo* 測定
MOSFET	○	△	高	微小検出器
Bang gel	×	○	低	MRI が必要

3.　ブラッグ・グレイの空洞理論

　気体の電離による吸収線量の測定はブラッグ・グレイの空洞理論によって行われる[7)~10)]。図 3.2 に放射線場によって一様に照射されている電子線場の線量測定モデルを示す[11), 12)]。媒質中のある点に微小空洞を考える。この空洞の大きさは物質中に空洞を挿入したことによってその位置で二次電子数や分布状態が変化を受けないように微小であると仮定する。そうすれば、空洞を通過するすべての二次電子は周囲の物質により生成されたものである。空洞気体中の 1 イオン対を作るのに要する平均エネルギーを $\overline{W}_g$ とする。空洞気体中で生じたイオン対の数を J_g とすると、気体中で単位質量あたりに吸収されるエネルギー D_g（吸収線量）は式（3.1）で示される。

$$D_g = J_g \overline{W}_g \tag{3.1}$$

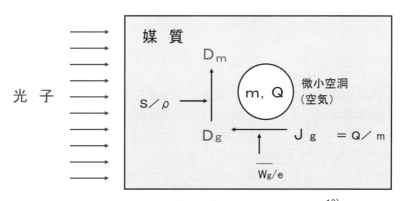

図 3.2　ブラッグ・グレイの空洞理論[12)]

　空洞がない場合、その中心点における物質中の吸収エネルギーを D_m とすると、気体中の吸収エネルギー D_g と D_m の比は、式（3.2）で示すように、気体と物質の質量阻止能比に比例する。

$$\frac{D_m}{D_g} = \frac{S_m}{S_g} \tag{3.2}$$

　ここで、$S_m/S_g = S_{m,g}$ を気体に対する物質の質量阻止能比とすると、物質の単位質量あたりの吸収エネルギー D_m は式（3.3）で示される。

$$D_m = J_g \overline{W_g} S_{m,g} \tag{3.3}$$

　空洞気体の質量を m、気体中に生じたイオン対の一方符号の電荷量の合計を Q、電気素量を e とすると式（3.4）で示される。

$$D_m = \frac{Q}{m}\frac{\overline{W_g}}{e} S_{m,g} \tag{3.4}$$

　W と $S_{m,g}$ は測定条件が決まれば定数であるので、空洞気体中の電離の測定 Q/m から物質中の吸収エネルギーが決定できる。電子線の場合、深さによって電子のスペクトルが変わるので質量阻止能比が深さによって変化する。

　また、空洞による電子線場の擾乱補正は空洞の大きさだけでなく、電子線エネルギー、すなわち深さによって異なり、電子フルエンスの擾乱による空洞補正係数（擾乱補正係数）を P_E とすると物質中の吸収線量 D_m は式（3.5）で示される。

$$D_m = \frac{Q}{m}\frac{\overline{W_g}}{e} S_{m,g} P_E \tag{3.5}$$

　このブラッグ・グレイの空洞理論はあらゆる放射線に対して適用できる。スペンサー・アティクスは物質中で生じる二次電子線のδ線の役割に着目し、衝突質量阻止能の計算には、エネルギー損失においてあるカットオフエネルギーΔ値よりも小さい衝突を用いるべきだと指摘し、バーリンがこれらの予測性を実験的に検証した[7), 9), 13)]。実際的には、図 3.3 のようにファントム中に挿入される電離箱線量計の電離箱壁（w）とファントム物質（m）は異なる。ファントム中の任意の点（p）における吸収線量の決定には空洞気体の吸収線量を最初に求め、最終的にファントムの吸収線量から水の吸収線量に換算する方法をとる。まず、上述のように図 3.3（a）の電離箱内の空洞気体中の任意の点 p における空気（g）の吸収線量 D_g は式（3.6）で示される。

$$D_g = J_g \frac{\overline{W_g}}{e} \tag{3.6}$$

　次に、電離箱壁の物質（w）における吸収線量 D_w は空気（g）に対する電離箱物質の衝突質量阻止能比を $S_{w,g}$ とすれば式（3.7）で示される。

$$D_w = D_g S_{w,g} = J_g \frac{\overline{W_g}}{e} S_{w,g} \tag{3.7}$$

　さらに、ファントム中の任意の点 P における吸収線量 D_m は電離箱壁物質（w）に対するファントム物質（m）の衝突質量阻止能比を $S_{m,w}$ とすれば、式（3.8）で示される。

$$D_m = D_w S_{m,w} = J_g \frac{\overline{W_g}}{e} S_{w,g} S_{m,w} = J_g \frac{\overline{W_g}}{e} S_{m,g} \tag{3.8}$$

　そして、最終的に固体ファントム物質中 m の吸収線量 D_m は水中の吸収線量 D_{water} に換算しなければならない。したがって、水等価な固体ファントムによる測定の場合は、深さスケーリング補正を施した

深さの吸収線量を $D_{m,cpl}$ とすれば、水中（water）の吸収線量 D_w は式（3.9）で示される。

$$D_{water} = D_{m,c_{pl}} S_{water,m} h_{pl} \tag{3.9}$$

ここで、$S_{water,m}$ はファントム物質（m）に対する水の衝突質量阻止能比、h_{pl} はファントム物質のフルエンススケーリング係数である。

　1950 年代に、ブラッグ・グレイの空洞理論は高原子番号の壁をもつ空気空洞の中の電離は正確に予測できないことがわかった。アテックスらとリッツ（1958）は予備実験によって δ 線の生成を考慮すべきであると提案した。いわゆる、ブラッグ・グレイ理論による阻止能比は連続減速近似を行った衝突阻止能比で評価するようにしなければならないのである。実際に、δ 線は電子と原子が衝突して発生し、これらの δ 線は空洞を通過する際に電子束を作る。この電子束は衝突電子がすぐにそれをたたき出す電子へと分かれるから電子線エネルギーは低下する。この理由は δ 線を発生する断面積が δ 線エネルギーの逆二乗に比例するからである。ブラッグ・グレイの空洞理論を修正したスペンサーとアテックスの空洞理論の最終目的は少なくともブラッグ・グレイ理論の成立条件を満たす小さい空洞について δ 線の影響を補正するだけでなく、空洞の大きさによる電離密度の変化を補正することである。この目的を達成するためには、簡単なモデルを用いて説明することはできない。また、対照的に、同じ時にバーチ（1955）がきわめて精巧な理論を発展させたが、実用的に運用していくにはあまりにも複雑すぎた。スペンサーとアテックスの空洞理論はブラッグ・グレイの空洞理論、すなわち電子平衡の存在と制動 X 線が発生しないという二つの仮定を発展させることから始まった。媒質 g（空気）からなる空洞は電子の平均エネルギーを幾分考慮したパラメータ Δ によって特徴づけることができる。電子の飛程は空洞を通過するために十分に大きいものとすれば、そのパラメータ Δ は空洞内で生じた δ 線に必要なカットオフエネルギー（平均エネルギー）である。

　スペンサーとアテックスの空洞理論は次のように仮定される [7]。①早い電子群は電子線エネルギーがカットオフエネルギー Δ 以上であれば、エネルギーが付与される。特に、電子は空洞を通過するのに必要な十分なエネルギーをもっている。②遅い電子群は電子線エネルギーがカットオフエネルギー Δ 以下であれば、その電子は運動エネルギーがカットオフエネルギー Δ 以下になる点でその電子エネルギーが損失するために飛程をもたない。したがって、電子は空洞内に入射できないだけでなくエネルギーも付与されることはない。二次電子平衡のもとで媒質中の任意の点の吸収線量は式（3.10）で示される。

$$D_m = J_g \overline{W}_g \overline{L}_{m,g} \tag{3.10}$$

　ここで、$\overline{L}_{m,g}$ は媒質 m における空気 g の制限衝突阻止能比である。その制限阻止能比はカットオフエネルギー Δ 以下の δ 線が損失するエネルギーが含まれる。それよりも低いエネルギーの δ 線は線量に寄与しない。また、非常に低い電子は飛程がないものと考える。スペンサーとアテックスの空洞理論では、δ 線の生成を考慮することによって小さな空洞において明らかにブラッグ・グレイの空洞理論よりも実験値に一致する。バーリン（1966、1968）はブラッグ・グレイとスペンサーとアテックスの空洞理論において壁の影響を無視できる場合には小さな空洞と大きな空洞においてどのような違いが生じるかを検討した [10]。

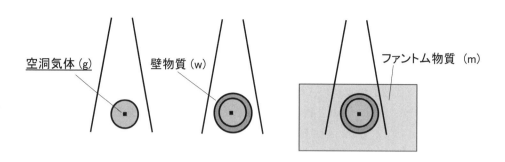

<u>空洞気体（g）</u>　　壁物質（w）　　　　　　　　ファントム物質（m）

図 3.3　物質の違いによる吸収線量測定モデル [10]

4. 二次電子平衡

　光子によって一様に照射されている大きな体積 V1 を考える（**図 3.4**）。V2 は小さな体積とする。V2 の小さな体積中で多数の電子が発生し、これらの電子がイオンを生成しながら V2 や V1 を通過する。V1 は十分に大きく、V2 で発生した電子は完全に V1 の中で停止する。光子は V1 と V2 で同じ相互作用を行い、放出される電子数、エネルギー、および方向は同じである。これらの電子は飛跡に沿ってイオンを生じる。したがって、V2 に入射する電子と射出される電子では、数、エネルギー、方向は同じとなり、二次電子平衡の状態になる。実際では、光子はどのような物質を通過する場合でも、ある程度減衰していく。その結果、完全な二次電子平衡は成立していないことになる。いわゆる、光子の場合、二次電子平衡とは一次放射線が物質内のある点で発生した二次電子の初期運動エネルギーとその点に付与された二次電子の初期運動エネルギーとが等しい場合をいう。二次電子平衡には、前方二次電子平衡と側方二次電子平衡の両方を考える必要がある [14]。

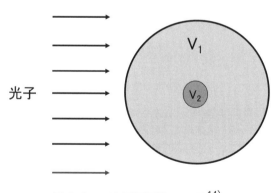

光子

図 3.4　二次電子平衡の原理 [14]

　①前方二次電子平衡
　《光子線が減弱しない場合》
　一次線の減弱がない場合の前方二次電子平衡を**図 3.5** に示す [14]。電子の飛跡はすべて飛程 R の距離に等しいと仮定する。飛程 R 中での光子の減弱はなく、同数の 100 個の電子飛跡が A から I のそれぞ

れの正方形の中で動くものとする。そうすると、正方形 D には A、B、C、D のそれぞれから飛び出た 100 個の電子飛跡が成り立つ。すなわち、正方形 D は 400 個の電子飛跡が通過している。ここで、正方形 D の電離は A が起点となる飛跡によって生じる A から D までに生じた全電離になる。したがって、吸収線量はそれぞれの正方形で発生する電離に比例することになる。また、この電離は深さ R で最大値に達する。表面から深さ R までの距離がビルドアップ領域である。それ以降の深さでは同数の二次電子が静止する二次電子平衡状態を保つ。カーマは一定であり、図 3.5 中の点線で示している。制動 X 線による損失がないと仮定すれば、ビルドアップ領域以降での吸収線量はカーマに等しくなる。

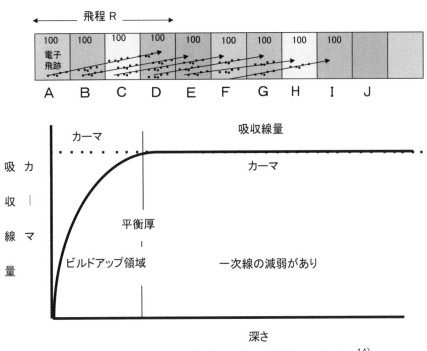

図 3.5　前方二次電子平衡（一次線の減弱がない場合）[14]

《光子線が減弱する場合》

一次線が減弱する場合の前方二次電子平衡を図 3.6 に示す[14]。この図は二次電子平衡の状態にはない。ここで、光子線が A-B、B-C などの間の等しい距離で 5% の割合で減弱すると仮定する。そうすると、正方形 D、E、F、G、H、I で生じる二次電子数はそれぞれ 100 個、95 個、90 個、86 個、82 個、78 個と減少する。正方形 D の電離は A で発生した 100 個の二次電子、B では 95 個、C では 90 個、D では 86 個、E では 82 個、F では 78 個となる。このように D での電離は一次線が減弱するため A で生じる全電離よりも少なくなる。カーマは連続的に減少するが、吸収線量はビルドアップ領域で増加し、二次電子平衡になってから減少していく。ビルドアップ領域を過ぎれば、吸収線量とカーマの両方は指数関数的に減少する。しかしながら、制動 X 線による損失を無視すれば、吸収線量はカーマよりも常に上側にある。吸収線量曲線では二次電子平衡によって最大線量を生じるが、物質のどの場所においても二次電子数が減少するので、真の二次電子平衡は成立しない。

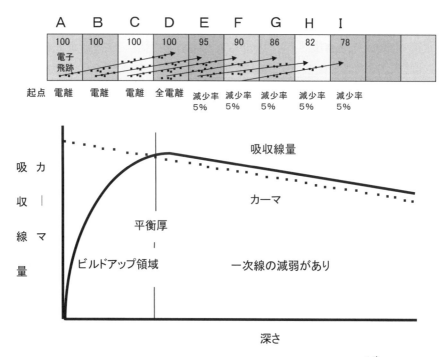

図 3.6　前方二次電子平衡（一次線の減弱がある場合）[14]

②側方二次電子平衡

　側方二次電子平衡を**図 3.7** に示す[14]。光子を物質に照射した場合、光子は物質と相互作用を行い、その結果、二次電子を発生させる。光子の場合、点 A は十分にビーム内にあり、あらゆる方向からくる同数の電子飛跡を受ける。点 B もまだビーム内にあるが、左側からは点 A と同じ電子飛跡に晒されるが、右側からは数個の飛跡を受ける。点 C は完全に光子ビーム外にあるがそれでもいくつかの電子飛跡を受ける。これは、半影を増加させる原因になる。点 A は照射野に十分に含まれ二次電子平衡に達しているが、点 B および点 C は照射野の辺縁に位置しており、十分な二次電子平衡の状態にない。したがって、線量測定では、電離箱線量計は十分な照射野の中に包含される必要がある。したがって、定位放射線治療などの小照射野を用いる場合には、極小電離箱線量計、ダイアモンド検出器などのように検出部が小さい測定器によって測定しなければ照射線量を正確に評価できない。

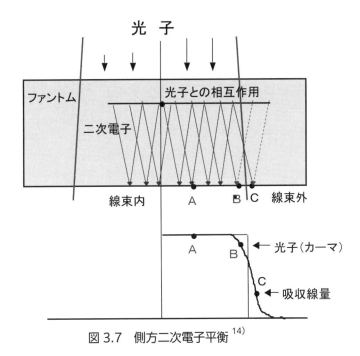

図 3.7　側方二次電子平衡[14]

5. 線量計測量の概念

（1）照射線量

　照射線量はX線やγ線の光子線に対して適用される。この量を考える場合、「空気」を作用対象としているが、「空気でなく」てもよい。例えば、水中の任意の点において放射線場を乱すことのない微小空洞から発生した二次電子のすべてが空気中でイオンを生成するものであるとしてもよい。照射線量の定義でいえば、標準状態 1 cm^3 空気と相互作用を行った結果、空気 1 cm^3 中に存在するイオン数を集めるのではなく、二次電子の発生源である 1 cm^3 空気中で作られたイオン対を集めるのである。しかしながら、この定義には二次電子線で発生する制動X線からの三次電子線の寄与は含まれていない。過去、照射線量の特別単位は、レントゲン（R）で、1 R = 2.58×10^{-4} C/kg である。

　放射線と物質との相互作用の結果、発生する二次電子はそのエネルギーのすべてを衝突過程で失う訳ではない。エネルギーのいくらかは制動X線の発生によって失われる。この制動X線がもたらす電離イオンは照射線量の定義の電離イオンに含めない。すなわち、照射線量の測定には、制動X線による電離イオンを含んではならない。その定義は、「照射線量は ΔQ の Δm による商であり、光子により質量 m の空気の微小定積中において発生したすべての電子（陰電子および陽電子）が、空気中で完全に停止するまでに空気中で作られる一方の極性の全イオンの電荷の総和である。照射線量は式（3.11）で表される。

$$X = \frac{\Delta Q}{\Delta m} \tag{3.11}$$

　ここで、ΔQ は電荷量、Δm は質量である。

　また、照射線量は次のように表される。空気に吸収される荷電粒子のエネルギーは、エネルギーフルエンスを ψ とすれば、$\psi \, (\mu_{en}/\rho)_{air}$ で求められる。ただし、$\psi \, (\mu_{en}/\rho)_{air}$ は空気の質量エネルギー吸

収係数である。次に、空気中でイオン対を生成するのに必要な平均エネルギーを$\overline{W}_{air}$、電子の電荷をeとすれば、単位質量当たりのイオン対の数は$\psi(\mu_{en}/\rho)_{air}/\overline{W}_{air}$となる。単位質量あたりに生成される電荷$Q$は、$\psi(\mu_{en}/\rho)_{air} \times \dfrac{e}{\overline{W}_{air}}$となる。したがって、照射線量は式（3.12）で求められる。

$$X = \psi(\mu_{en}/\rho)_{air}\frac{e}{\overline{W}_{air}} \tag{3.12}$$

（2）カーマ

　放射線のエネルギー付与は放射線と物質の相互作用によって二次電子を放出させ、その二次電子が物質中で励起や電離を起させることで行われる。この過程を図3.8に示す[14), 15)]。光子は点aで相互作用を行い、一部のエネルギーを電子に付与する。この電子は飛跡bに沿った非弾性衝突でエネルギーのほとんが消失される。点aでのエネルギー付与がカーマであり、飛跡bに沿ったエネルギー付与が吸収線量となる。カーマは光子線や中性子線に対して導入される。カーマ（Kerma）は「Kinetic Energy Released per unit Mass」の頭文字であり、長ったらしい。定義は「質量dmの物質中で非荷電粒子により放出されたすべての荷電粒子の初期運動エネルギーの和をdE_{tr}のdmによる商」である。すなわち、カーマは式（3.13）で表され、単位はJ/kgである。

$$K = dE_{tr}/dm \tag{3.13}$$

また、カーマKは式（3.14）でも表される。

$$K = \psi\frac{\mu_{tr}}{\rho} \tag{3.14}$$

ここで、μ_{tr}/ρは質量エネルギー転移係数、ψはエネルギーフルエンスである。また、空気カーマKは式（3.15）で求められる。

$$K = X\frac{\overline{W}_{air}}{e}\left(\frac{\mu_{tr}/\rho}{\mu_{en}/\rho}\right)_{air} = X\frac{\overline{W}_{air}}{e}\frac{1}{1-g} \tag{3.15}$$

ここで、μ_{tr}/ρは質量エネルギー転移係数、μ_{en}/ρは質量エネルギー吸収係数、gは制動X線を発生するために失った電子エネルギーの割合（ただし^{60}Coγ線では、0.3％程度）である。

❏カーマ　　　：点aでのエネルギー付与
❏吸収線量　：bに沿ったエネルギー付与

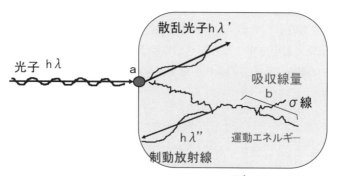

図3.8　カーマと吸収線量[14)]

（3）吸収線量

　放射線量で国家標準があるのは照射線量と空気カーマだけである。通常、吸収線量は照射線量から換算しなければならない。照射線量の単位は C/kg（クーロン毎キログラム）であり、吸収線量の単位は J/kg（ジュール毎キログラム）である。このように測定値の単位と求める値の単位が違うということは、様々な補正係数を用いて正しい値に変換することを意味する。

　空気の吸収線量は二次電子平衡のもとで式（3.16）により表される[14), 15)]。

$$D_{air} = X \frac{\overline{W_{air}}}{e} \tag{3.16}$$

空気中の電子による $\overline{W}_{air}/e$ の値は 33.97 J/C と一定である。

　照射線量の測定値から空気以外の物質の吸収線量は簡単に求めることができる。様々な物質が同じエネルギーフルエンスのもとに存在する場合、単位質量あたりに吸収されるエネルギーはそれらの物質の質量エネルギー吸収係数 μ_{en}/ρ に比例する。したがって、ある物質の吸収線量 D_m は式（3.17）で求められる。

$$D_m = X \frac{\overline{W}_{air}}{e} \frac{(\mu_{en}/\rho)_m}{(\mu_{en}/\rho)_{air}} \tag{3.17}$$

　原子番号が空気等価物質の場合、$\dfrac{(\mu_{en}/\rho)_m}{(\mu_{en}/\rho)_{air}}$ は光子エネルギーに対して変化が緩やかである。

その変化は 100 keV と 10 MeV の間で約 2% である。吸収線量を Gy、照射線量を C/kg とすれば、吸収線量 D_m は式（3.18）で表される。

$$D_m = 33.97 \frac{(\mu_{en}/\rho)_m}{(\mu_{en}/\rho)_{air}} X \tag{3.18}$$

また、照射線量の代わりに空気カーマを用いれば、式（3.19）が求められる。

$$D_m = K \frac{(\mu_{en}/\rho)_m}{(\mu_{tr}/\rho)_{air}} \tag{3.19}$$

6. 電離箱線量計

（1）放射線治療用の電離箱線量計

　放射線治療における高エネルギー放射線の線量測定には、主として空洞原理を利用した電離箱線量計が用いられる。電離箱線量計はエネルギー依存性がなく、取扱いが簡単であり、しかも手軽で測定精度が高いのが特徴である。電離箱線量計には、表面領域を主に測定する平行平板形電離箱線量計とファーマ形と呼ばれる円筒形電離箱線量計がある。通常使用する電離箱線量計線量計は電離容積 0.6 cm³ のファーマ形電離箱線量計である。電離箱線量計は放射線と物質の相互作用によって集積した照射線量や線量率を定量的に評価するための測定器である。線量計は放射線検出部とその信号を電気信号に変換するための読み取り部から構成されている。しかしながら、電離箱線量計は X 線および電子線の照射精度を維持するために国家標準のカロリメータと線量校正を第一義的に行うことが必要である。電離箱線量計の構造は精細であり、しかも微少な電離電流を測定する。線量測定を正確に行うためには、様々な測定補正を行う必要がある。換言すれば、線量測定はそれぞれの線種に対する電離箱線量計の特性を明らかにして正確な測定技術を用いて行うことが重要である。したがって、様々なエネルギーと特性を持

つ放射線を1種類の検出器で測定することはできないのである。

（2）放射線測定の絶対測定と相対測定

　絶対線量測定には、直接的に絶対線量を測定する直接的測定と相対測定、および装置の校正の組み合わせで測定、および準器との比較校正の組み合わせで測定する間接的測定がある。絶対線量は吸収線量や照射線量などの測定である。相対線量測定はTMRやPDDなどの測定であり、線量に対してレスポンスが比例する測定器を利用すればよい。放射線治療で絶対測定と相対測定の大きな違いは、測定時の電離箱線量計中心の配置にある。わが国の標準測定法では、絶対線量測定の場合は幾何学的中心、相対測定の場合は実効中心を採用している（図3.9）。絶対測定用の検出器には、電離箱線量計、フリッケ線量計（硫酸第一鉄線量計）、カロリメータがある。電離箱線量計はイオンを増幅しており、電離容積の大きさの違いによって診断用、放射線治療用、環境放射線測定用などに用いられる。フリッケ線量計は低感度で大線量の測定に適しているため、放射線治療では、郵送による出力線量の評価に用いられる。カロリメータは水吸収線量率の一次標準に用いられる。一方、相対線量測定には、半導体検出器、フィルム、ガフクロミックフィルム、ガラス線量計などが用いられる。半導体検出器は小型の固体電離検出器であり、エネルギー分解能が良く、好感度であり、そのため相対線量測定のほかに体内のインビボ測定にも用いられる。フィルム、ガフクロミックフィルムは吸収線量を求めるためには濃度―線量変換が必要であるが、二次元線量分布の作成に最適である。しかし、ガフクロミックフィルムは明室で使用できる反面、方向依存性が悪いなどの様々な問題があるので使用に際して注意が必要である。ゲル線量計は感度、再現性、毒性の有無、材質の悪臭、核磁気共鳴装置の必要性など様々な問題があり、放射線治療の線量測定には不向きである。

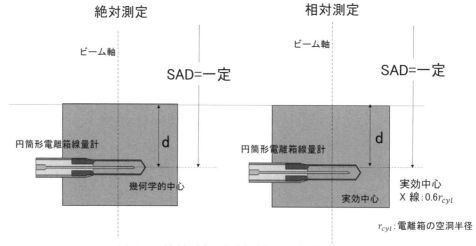

図3.9　絶対測定と相対測定の測定法の違い

（3）放射線治療用電離箱線量計の小型化

　グレイは空洞内の気体が周囲の媒質と同じ組成ならば、空洞の存在によって電子フルエンス、または電子のエネルギーや方向は影響をしないと仮定した。自由空気電離箱線量計は絶対測定が可能である。自由空気電離箱線量計は有効体積で放出された電子が電極や電離箱の壁に到達する前に全てのエネルギーを失うように設計されている。しかしながら、X線エネルギーが300 kV以上になると、平板型電

離箱線量計は全体の長さが 60 cm 以上になり、照射線量を測定することが困難になる。この問題を解決するため、ファノは外壁を約 1000 倍の密度に圧縮した高密度の空気等価物質にすると、空洞を通過する二次電子数、エネルギー、方向は変化せず、電子平衡が成立することを示した。そうすると、空洞電離箱線量計を作製でき、300 kV 以上の X 線の照射線量も測定できることになる（図 3.10）。しかしながら、ファノの定理によれば、二次電子平衡が成立していない二つの媒質の異なる境界付近では正しくないという問題が残されている。

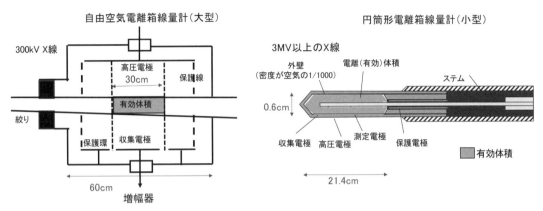

図 3.10　放射線治療用電離箱線量計の小型化

（4）空洞電離箱線量計

　空洞電離箱線量計には、円筒形電離箱線量計、平行平板形電離箱線量計、透過型モニタ線量計などがあり、放射線治療領域の線量測定に最も利用されている。この方法は固体壁で囲まれた空洞内に気体（空気）を充満させ、測定電極とともに密閉し、固体壁で生じた二次電子でその気体を電離させて測定するブラッグ・グレイの空洞理論に基づいている [9), 10), 15), 16)]。空洞空気壁電離箱の必要条件は壁物質などの質量エネルギー吸収係数および阻止能がそのエネルギーについてわかっていること、電離箱壁の厚さが二次電子平衡厚以上であること、電離箱壁による 1 次線および γ 線の補正ができること、空洞内の電離電流が正確に測定できること、空洞内の空気の気圧と温度が正確に測定できることである。

　空洞電離箱には次のような特徴がある。

・放射線治療領域のエネルギー領域（3 ～ 30 MeV）の放射線測定に対して非常に小さく作ることができる。

・様々な方向から入射する放射線場の測定ができる。

・空気電離箱壁の材質の違いは吸収線量の決定に影響する。

・電子線、光子、および中性子の線量測定のために種々の設計で製作できる。

・気体空洞は、ファントム表面や様々な深さの深部線量の変化を測定するために電離容積を非常に小さく、薄くして円筒形電離箱線量計や平行平板形電離箱線量計を作製できる。

・収集した電荷は電離箱線量計を電位計に接続することによってリアルタイムで測定できる。また、コンデンサ形電離箱であればケーブルを接続しないで使用できる。

（5）円筒形電離箱線量計

　円筒形電離箱線量計、図3.11のように0.01〜1.0 cm^{3}の電離容積をもつ球形または指頭形が空洞電離箱の一般的な形状である。球形電離箱線量計はステム軸による放射線の減弱があるが、線量依存性は等方向性である。一方、円筒形電離箱線量計は便利であるが、照射方向はステム軸をビーム軸に対して垂直（横方向）にしなければならない。ステム効果が問題になる電離箱線量計では、照射されるステムとケーブルの長さは最小にし、電荷の誘導による放射線の影響を減少させる必要がある。通常、±200 V〜±500 Vの高電圧が電離箱壁（高圧電極）に印加される。電離箱の集電極（収集電極）は電位計に接続され、接地電位に保たれる。電離箱壁と集電極は絶縁体で保護されている。高圧電極の絶縁体を通ってリークする電離電流は、ステムの絶縁体を通り接地された保護電極によって遮断される。このような電離電流は集電極に流れず、測定電荷に影響しない。

　電離箱の厚さは荷電粒子平衡が成立する条件において、①壁以外で発生する二次電子を空洞に入り込まないようにして、②壁物質と相互作用で生じた二次電子のフルエンスやスペクトルが空洞で平衡となるように十分な厚さにしなければならない。X線では、必要な電離箱壁の厚さはその壁で発生する二次電子の最大飛程に等しくしなければならず、電子線では入射粒子の飛程に関係して薄くする必要がある。電離箱の物質は空気等価物質がよく用いられる。空気等価壁は、壁の平均質量エネルギー吸収係数が空気のそれと一致するばかりでなく、二次電子の平均衝突質量阻止能も同じにする必要があるが、この両方を満足させることはできない。通常、X線に対して空気等価壁は空気と等しい原子番号（Z = 7.78）で作られており、壁材にはグラファイト、ポリスチレン、ルサイト（アクリル）などのプラスチックが用いられる。電離箱壁は通常、負電極の役目をするから壁内壁の表面は少なくとも導電性でなければならない。これらのプラスチックは一般的に絶縁物質であるので、誘電層として炭素のコロイド粒子を電離箱内面に塗布して用いる。コロイド粒子はアカダックと呼ばれる。

　円頭形電離箱線量計の集電極は正電極の役目をし、壁材と同一物質で作られるのがよい。実際には、集電極は放射線の減弱を無視できるアルミニウムやカーボンなどが用いられる。また、絶縁物質はポリスチレン、ポリエチレン、ルサイト、ナイロン、ポリエステルフィルムなどが用いられる。絶縁物質の汚れや水分の付着はリークの原因となるので清潔に保たなければならない。

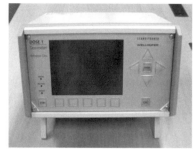　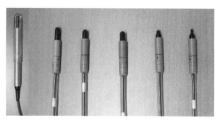

電位計　　　　　　　　　　　　円筒形電離箱線量計

図 3.11　円筒形電離箱線量計

（6）平行平板形電離箱

　平行平板形電離箱[7]は図3.12のように入射窓を薄膜で作製し、入射電子線やX線の窓による吸収と

散乱を最小にすることができる。また、空気層は 0.5 mm ぐらいに薄く作ることができるので、特にビルドアップ領域などの線量勾配の急激な位置の線量測定に有用である。しかしながら、平行平板形電離箱の製作は円筒形電離箱よりも複雑で難しい。電離箱は 0.01 ～ 0.03 mm のポリエステルフィルム、ポリスチレン、雲母などの薄い箔の入射窓で作られ、電離容積の後壁は保護電極と集電極からなる誘電膜である。正負の印加電圧によって電位計に流れる電流は異なるから、真のイオン電流は正負の電極で測定したイオン電流の平均として求める。この効果を極性効果と呼ぶ。電離箱の壁厚が増加すれば入射電子について電子平衡が成り立つので、極性の違いによる電離電流の不均一性はなくなってくる。平行平板形電離箱では、非常に薄い空気電離層または保護リングを設けて放射線場の乱れ（擾乱効果）を小さくしている。集電極は 0.1 mm 以下と非常に薄く、極性効果を少なくするために薄い絶縁層の上に密着させ、前壁と後壁はグラファイトのような単一物質からなる。

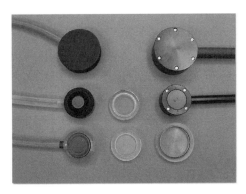

図 3.12　平行平板形電離箱線量計

（7）透過型モニタ線量計

　リニアックは図 3.13 のように 2 系統の独立した透過型電離箱線量計を設けている。この透過型線量計をモニタ線量計と呼び、線量率のような相対的な指示値をメータ表示する[7]。ビームの平坦度や対称性などの他のパラメータもモニタすることができる。モニタ線量計には、円筒形電離箱または平行平板形電離箱が用いられ、これを使用することによって加速器の出力が変動しても一定の積算線量が得られる。2 系統のあるうちの一方のモニタ線量計が故障した場合には他方の線量計でバックアップできる。また、最大利用ビームの断面での線量分布を監視するために互いに隔たった 2 点以上の線量を検出でき、その指示値が極端に変化した場合には、自動的に照射を停止できる機構となっている。モニタ線量計には、開放形と密閉型があり、前者では温度と気圧の補正が必要になる。また、パルスあたりの放射線量が高いときには、イオン再結合の損失が問題になる。

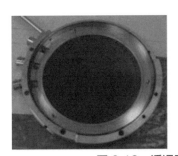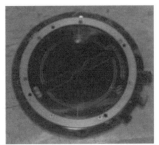

図 3.13　透過型モニタ線量計

（8）電離箱線量計の測定原理

　円筒形電離箱線量計と平行平板形電離箱線量計の構造を**図3.14**に示す[17]。電離箱線量計は互いによく絶縁された2個の電極と内部の空気からできている。電極の片方は電離箱内に導電性塗料（アカダック：炭素コロイド粒子）を塗布した高圧電極であり、通常 ± 200 ～ ± 500 V が印加される。他方の電極はアースと等しい電位の集電極である。また、高圧電極からの漏れ電流が集電極に流れ込むのを防ぐための保護電極が作られている。電子線が電離箱に入射すると入射電子は空気を電離して正イオンと負イオンを生じる。電場がないとすぐ再結合してイオン電流は流れない。電場があれば正イオンは高圧電極へ移動し、負イオンは集電極へ移動しても電離電流として捕らえられる。この電離電流は 10^{-8} ～ 10^{-15} A 程度の微弱であるので高抵抗をもつ電位計、また優れたオペアンプで出力電圧を測定できる。

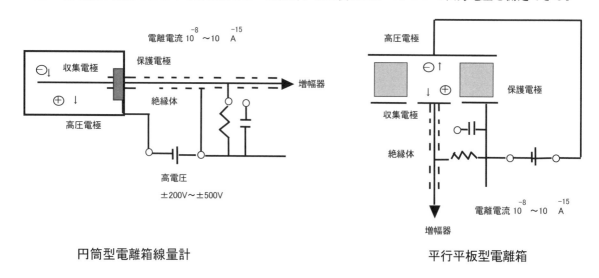

円筒型電離箱線量計　　　　　　　　　　　　　　平行平板型電離箱

図 3.14　電離箱線量計の測定原理[17]

（9）電離箱線量計の使用上の注意点

　電離箱線量計による X 線や電子線の高精度な測定は正確な吸収線量を決定するために物理定数の補正や使用上の注意が必要になる。これらの電離箱は国家的標準線量計カロリメータとの水吸収線量校正定数の決定、漏れ電流の確認、温度気圧補正、イオン再結合損失補正、実効中心の補正、擾乱係数の補正、電離量から吸収線量への変換などが不可欠である（**表3.2**）[13]。電子線では、円筒形電離箱は電子線場の擾乱補正が必要であり、平行平板形電離箱は印加電圧の極性の違いによって測定値に差が生じるために極性効果の補正が必要になる。また、電離箱線量計にはバッテリを使用しているものもあり、使用時には適正な印加電圧かどうかを確認する必要があり、最大許容電圧以上の電圧を印加すれば、電離箱は絶縁破壊を起こすので注意しなければならない。電離箱線量計の取扱に際して、リーク電流を防止するために高湿度の環境やほこりを防ぐためにデシケータに保管する必要がある。

　放射線治療用線量計は電離箱線量計が一般的に用いられていることは前述したが、それは、取扱いが簡単であり、測定の再現性の精度も高く、いろいろな測定条件に広い適応能力を有しているからである。また、その使用目的によって電離箱の大きさや形状が異なる。したがって、電離箱線量計の適用限界や取扱上の注意事項を明確にすることは重要である。

　電子線の深部線量百分率は深部電離量百分率から変換して絶対値を求めなければならない。なぜなら、円筒形電離箱線量計で測定すれば電子線の平均エネルギーが深さとともに変わるからである。また、平行平板形電離箱では、極性効果があるため印加電圧の極性を切り換えて測定する必要がある。それに加えて印加電圧の極性を切り換えた後の指示値の安定性も問題になり、測定時間は非常にかかる。三次元水ファントム装置は平坦度、線量分布、深部電離量百分率などのビームデータの測定に便利であるが、非常に高価である。また、測定のために小さい電離容積の電離箱を使用するが、その物理的特性が完全に評価されていないものがあるので注意しなければならない。モニタ線量計は線量率依存性がなく、イオン再結合補正が不必要なことが要求される。また、電離箱線量計は電離空洞に入射する電子線の微少な電離電流を測定するものであり、厳しい測定精度が要求される。そのためには、適切な測定技術と適切な取扱いが必要になる。電離箱線量計には、十分な品質管理が必要であり、臨床測定の精度を高めることは人体への照射精度を高めることに等しい。線量測定では、ビームの物理特性を明確に把握し、電離箱線量計は正確に運用しなければならない。また、電位計の指示値は種々の補正を施して正確な吸収線量を測定する必要がある。その結果として、臨床測定における電離箱線量計の高度な測定技術の習得が、患者の照射精度の向上に寄与することになる。

表 3.2　電離箱線量計に必要な補正 [13]

検討項目	円筒形電離箱	平行平板形電離箱	補正
^{60}Co γ 線による補正	○	○	国家標準線量計との校正
漏れ電流	○	○	測定前後に測定量を確認
ステム効果	×	×	ステム部の照射の有無による比較
極性効果	×	○	印加電圧を正負切り替えて平均値を採用
温度気圧補正	○	○	温度補正係数を乗じる
イオン再結合損失	○	○	イオン収集効率で割る
後方散乱	×	×	電離箱下側のファントム厚を 10 cm 以上にする
電子線擾乱補正	○	×	擾乱補正係数を乗じる
実効中心補正	○	○	変位法を採用する
吸収線量への変換	○	○	線質変換係数、水吸収線量校正定数を乗じる

○必要、×不必要

7. ファントム

(1) ファントムの種類

　エネルギーフルエンスや吸収線量などの質と量がわかっている電離放射線を人体に照射した場合に、放射線は吸収と散乱され、その結果、エネルギーと線量は変化する。人体内でのこれらの変化を直接測定することは困難であり、人体の代用としてファントムが用いられる [14], [18], [19], [20]。ファントムとは、組織等価物質で作られた人体模型をいい、組織等価物質とは電離放射線の吸収と散乱の相互作用が人体組織に類似した物質のことである。ファントムは幾何学的に簡単に作製でき、標準的な照射条件下での比較測定に用いられる（図 3.15）。標準ファントムは少なくとも 1 辺が 30 cm の立方体の水ファントムである。水ファントムは十分な組織等価物質である。

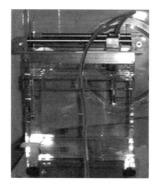 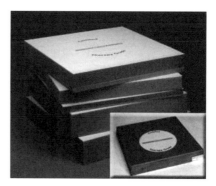

水ファントム　　　　　　　　ソリッドウォータファントム

図 3.15　ファントム

（2）三次元水ファントム装置

　リニアックの受入れ試験や品質管理では、組織最大線量比（Tissue Maximum Ratio：TMR）、深部線量百分率（Percentage Depth Dose：PDD）等の深部線量および平坦度などのビームデータの測定が不可欠である。基本的に、これらのビームデータの取得は電離箱線量計と固体ファントムを用いてエネルギー、照射野、深さ、あるいはウェッジフィルタ等の有無について実施する。これらの測定はデータ量が膨大になり、データ整理に非常に時間がかかる。そこで、電離箱線量計を水ファントム中で三次元的に移動させて、これらのビームデータを容易に取得するように工夫された装置が三次元水ファントム装置である。実際の水ファントム装置を**図 3.16**に示す。水ファントム装置用電離箱線量計は防水を施した円筒形であり、通常、壁厚が 0.4 mm、電離容積が 0.15 cm^3 ぐらいである。駆動部にはステッピングモータが用いられ、コンピュータ制御によって自動的にスキャンされる。線量計は水ファントム中を駆動する線量計とは別にモニタ線量計を有し、線量率が変動しても正確な測定値が取得できるようになっている。電離箱の駆動に際しては測定データに影響しないように水面を波打たせずにスキャンすることが大切である。この装置は必要な測定データを短時間で取得することができるが、非常に高価であることが難点である。

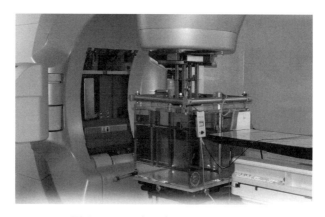

図 3.16　三次元水ファントム装置

8．吸収線量決定の基本式

水中の電離箱線量計が線質 Q の放射線で照射される場合、水吸収線量 $D_{w,Q}$ は式（3.20）で表される。

$$D_{w,Q} = M_Q N_{D,w} k_Q \qquad (3.20)$$

ここで、$D_{w,Q}$ は水吸収線量、M_Q は測定値、$N_{D,w}$ は水吸収線量校正定数、k_Q はユーザビームの線質変換数である。高エネルギー X 線の場合の吸収線量の求め方は次のとおりである（図 3.17）。

・フィールド電離箱線量計は国家標準のカロリメータと線量の相互比較を行い、基本線質の水吸収線量校正定数 $N_{D,w}$ を決定しておかなければならない。

・使用する個々の電離箱はエネルギー指標に対して吸収線量変換係数 k_Q を計算しておかなければならない。

・使用する X 線のエネルギー指標はあらかじめ決定しておかなければならない。

・吸収線量の決定は電離箱の測定値水吸収線量校正定数 $N_{D,w}$ および線質変換係数 k_Q を掛ける。

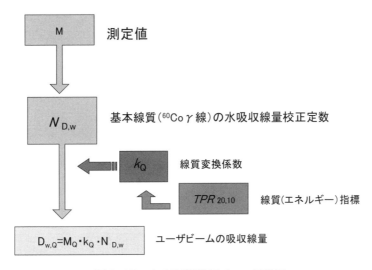

図 3.17　水の吸収線量 $D_{w,Q}$ の評価

9．線質変換係数の基本式

（1）線質変換係数の基本式

線質変換係数 k_Q は基準線質（^{60}Co γ 線）Q_0 と使用する線質 Q の違いで生じる電離箱線量計の感度を補正するための係数である。線質変換係数は式（3.21）で表される。

$$k_Q = \frac{\left[(\bar{L}/\rho)_{w,air} \dfrac{\overline{W}_{air}}{e} P_{wall} P_{cav} P_{dis} P_{cel} \right]_Q}{\left[(\bar{L}/\rho)_{w,air} \dfrac{\overline{W}_{air}}{e} P_{wall} P_{cav} P_{dis} P_{cel} \right]_{Q_0}} \qquad (3.21)$$

ここで、$(\bar{L}/\rho)_{w,air}$ は水と空気の平均制限質量衝突阻止能比、e は電荷素量、$\overline{W}_{air}$ はイオン対を消費するのに必要な平均エネルギー（空気の場合：33.97 eV）、P_{wall} は壁補正係数、P_{cav} は空洞補正係数、

P_{dis} は変位補正係数、P_{cel} は中心電極補正係数である。また、k_Q は式（3.22）で表される。

$$k_Q = \frac{[(\bar{L}/\rho)_{w,air}P_{wall}P_{cav}P_{dis}P_{cel}]_Q}{[(\bar{L}/\rho)_{w,air}P_{wall}P_{cav}P_{dis}P_{cel}]_{Q_0}} \tag{3.22}$$

　線質変換係数は、厳密には、基準照射野 10 cm×10 cm の校正深（d_c = 10 g/cm^2）での幾何学的条件で使用されなければならないとされている。しかし、実際には、他の照射条件においても適用される。また、線質変換係数は電離箱線量計の型式ごとに計算されるが、同種の電離箱ごとの個体差は考慮されない。防水鞘を使用した場合の線質変換係数は防水鞘がない場合に比較して 0.1％以内であるといわれる。

（2）線質変換係数

　X 線の吸収線量を決定するためには、線質変換係数が必要になる。表 3.3、表 3.4 に X 線に用いる円筒形電離箱線量計（応用技研 C110）および平行平板形電離箱線量計（NACP-01）の線質変換係数を示す。

表 3.3　円筒形電離箱線量計（応用技研 C110）の線質変換係数

円筒形電離箱	TPR$_{20,10}$	$(L/\rho)_{w,air}$	P_{wall}	$P_{wall+s0.5}$	$P_{wall+s1}$	P_{dis}	P_{cel}	P_{cav}	W(eV)
	^{60}Co	1.133	1.001	1.001	1.002	0.996	0.993	1.000	33.97
	0.56	1.132	1.001	1.002	1.003	0.996	0.993	1.000	33.97
	0.59	1.130	1.001	1.002	1.003	0.996	0.993	1.000	33.97
	0.62	1.128	1.001	1.001	1.002	0.996	0.994	1.000	33.97
	0.65	1.124	1.001	1.001	1.002	0.996	0.994	1.000	33.97
【応用技研】	0.68	1.119	1.001	1.001	1.002	0.997	0.994	1.000	33.97
C110 (JARP)	0.70	1.114	1.001	1.001	1.002	0.997	0.995	1.000	33.97
	0.72	1.109	1.001	1.001	1.002	0.997	0.995	1.000	33.97
	0.74	1.103	1.001	1.002	1.003	0.997	0.995	1.000	33.97
	0.76	1.096	1.001	1.002	1.003	0.997	0.995	1.000	33.97
	0.78	1.088	1.002	1.003	1.004	0.997	0.996	1.000	33.97
	0.80	1.079	1.002	1.004	1.005	0.997	0.996	1.000	33.97

円筒形電離箱	Q_0	$Q_{0.5}$	$Q_{1.0}$	K_Q	$K_{Q+0.5}$	$K_{Q+1.0}$
	38.104	38.104	38.142	1.000	1.000	1.000
	38.070	38.108	38.146	0.999	1.000	1.000
	38.003	38.041	38.079	0.997	0.998	0.998
	37.974	37.974	38.012	0.997	0.997	0.997
	37.839	37.839	37.877	0.993	0.993	0.993
【応用技研】	37.709	37.709	37.746	0.990	0.990	0.990
C110 (JARP)	37.578	37.578	37.615	0.986	0.986	0.986
	37.409	37.409	37.447	0.982	0.982	0.982
	37.207	37.244	37.281	0.976	0.977	0.977
	36.971	37.008	37.045	0.970	0.971	0.971
	36.774	36.811	36.848	0.965	0.966	0.966
	36.470	36.543	36.579	0.957	0.959	0.959

表 3.4　平行平板形電離箱線量計（NACP-01）の線質変換係数

平行平板形電離箱	$TPR_{20,10}$	$(L/\rho)_{w,air}$	P_{wall}	P_{dis}	P_{cel}	P_{cav}	$W(eV)$	Q_0	K_Q
	^{60}Co	1.133	1.0207	1.000	1.000	1.000	33.97	39.285	1.000
	0.56	1.132	1.0207	1.000	1.000	1.000	33.97	39.250	0.999
	0.59	1.130	1.0207	1.000	1.000	1.000	33.97	39.181	0.997
	0.62	1.128	1.0207	1.000	1.000	1.000	33.97	39.111	0.996
	0.65	1.124	1.0207	1.000	1.000	1.000	33.97	38.973	0.992
	0.68	1.119	1.0207	1.000	1.000	1.000	33.97	38.799	0.988
NACP-01	0.70	1.114	1.0207	1.000	1.000	1.000	33.97	38.626	0.983
	0.72	1.109	1.0207	1.000	1.000	1.000	33.97	38.453	0.979
	0.74	1.103	1.0207	1.000	1.000	1.000	33.97	38.245	0.974
	0.76	1.096	1.0207	1.000	1.000	1.000	33.97	38.002	0.967
	0.78	1.088	1.0207	1.000	1.000	1.000	33.97	37.724	0.960
	0.80	1.079	1.0207	1.000	1.000	1.000	33.97	37.412	0.952

（3）X 線の線質変換係数の計算パラメータ

　それぞれの電離箱の線質変換係数 K_Q は ^{60}Co γ 線および X 線エネルギーの $(\bar{L}/\rho)_{w,air}$、$\overline{W}_{air}$、P_{wall}、P_{cav}、P_{dis}、P_{cel} を用いて計算しなければならない。また、壁補正係数 P_{wall} を計算する場合に平均質量エネルギー吸収係数 $(\bar{\mu}_{en}/\rho)_{w,med}$ が必要になる。ここで計算法の詳細は省略する。

10.　ビームデータ

　エネルギー指標、PDD、TMR、TPR、くさび係数、トレイ係数、出力係数、基準深吸収線量測定、校正深吸収線量、任意の深さの吸収線量、モニタ線量計の校正の測定方法を示す。

（1）線質（X 線エネルギー）指標および X 線エネルギーの決定

　線質指標 $TPR_{20,10}$ は照射野 10 cm×10 cm の水ファントム中の深さ 10 cm に対する深さ 20 cm の吸収線量の比であり、式（3.23）で求められる。SAD＝一定で測定する。注意しなければならないことは、TPR の測定は実効中心で行うが、この線質指標 $TPR_{20,10}$ の測定では、円筒形電離箱では幾何学中心が用いられ、変位補正は行わない。この理由は $TPR_{20,10}$ は $D_{20}(A)$ と $D_{10}(A)$ の比として考えており、変位補正係数 P_{dis} による補正法を採用するからである（図 3.18）。

$$TPR_{20,10} = \frac{TPR_{20}(A=10\times10)}{TPR_{10}(A=10\times10)} \tag{3.23}$$

$$= \frac{D_{20}(A=10\times10)}{D_{10}(A=10\times10)} \tag{3.24}$$

$$= \frac{X_{20}(A=10\times10)\,N_{D,w}\,k_Q}{X_{10}(A=10\times10)\,N_{D,w}\,k_Q} \tag{3.25}$$

$$= \frac{M_{raw,20}(A=10\times10)\,k_{TP}\,k_{pol}\,k_s\,k_{elec}\,N_{D,w}\,k_Q}{M_{raw,10}(A=10\times10)\,k_{TP}\,k_{pol}\,k_s\,k_{elec}\,N_{D,w}\,k_Q} \tag{3.26}$$

　また、k_{TP} 等の補正係数が測定中に変化しなければ、線質指標 $TPR_{20,10}$ は式（3.27）で求められる。

$$TPR_{20,10} = \frac{M_{raw,20}(A=10\times10)}{M_{raw,10}(A=10\times10)} \tag{3.27}$$

ここで、TPR_{20}（$A = 10\times10$）は照射野 10 cm×10 cm の深さ 20 cm における TPR、TPR_{10}（$A = 10\times10$）は照射野 10 cm×10 cm の深さ 10 cm における TPR、D_{20}（$A = 10\times10$）は照射野 10 cm×10 cm の深さ 20 cm における吸収線量、D_{10}（$A = 10\times10$）は照射野 10 cm×10 cm の深さ 20 cm における吸収線量である。

また、X 線エネルギーの算出は、リニアックによる加速エネルギー λ（MV）は、次式の近似式で示される。X 線エネルギー（MV）と $TPR_{20,10}$ の関係を図 3.19、式 3.28 に示す。

$$\lambda\,(\mathrm{MV}) = -1818.9 + 8183x - 12284x^2 + 6172x^3 \qquad (4\mathrm{MV} \leq \lambda \leq 18\mathrm{MV}) \tag{3.28}$$
$$\text{ただし、} x = TPR_{20,10}$$

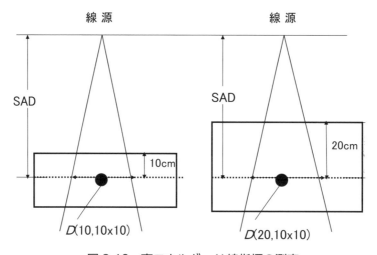

図 3.18　高エネルギー X 線指標の測定

線質	$TPR_{20,10}$
4MV	0.62
6MV	0.67
10MV	0.73
15MV	0.76
24MV	0.80

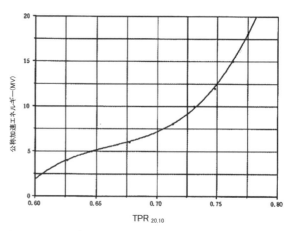

図 3.19　線質（X 線エネルギー）指標および X 線エネルギーの決定

(2) TMR 測定

　TMR は同一照射野において水ファントム中の基準深吸収線量に対する任意の深さにおける吸収線量の比である（図 3.20）。ビーム軸上の照射野 A、任意の深さ d おけるは式（3.29）で求められる。SAD ＝一定で測定する。電離箱の測定中心は実効中心であり、半径変位法を用いる。

$$TMR_d(A) = \frac{D_d(A)}{D_{max}(A)} \tag{3.29}$$

$$= \frac{X_d(A)\, N_{D,w}\, k_Q}{X_{max}(A)\, N_{D,w}\, k_Q} \tag{3.30}$$

$$= \frac{M_{raw,d}(A)\, k_{TP}\, k_{pol}\, k_s\, k_{elec}\, N_{D,w}\, k_Q}{M_{raw,max}(A)\, k_{TP}\, k_{pol}\, k_s\, k_{elec}\, N_{D,w}\, k_Q} \tag{3.31}$$

　また、k_{TP} 等の補正係数が測定中に変化しなければ、TMR は式（3.32）で求められる。

$$TMR_d(A) = \frac{M_{raw,d}(A)}{M_{raw,max}(A)} \tag{3.32}$$

　ここで、$D_{max}(A)$ は照射野 A の最大深における吸収線量、$D_d(A)$ は照射野 A の任意の深さにおける吸収線量、$X_{max}(A)$ は照射野 A の最大深における照射線量、$X_d(A)$ は照射野 A の任意の深さにおける照射線量、$M_{raw,max}(A)$ は最大深における電離箱の読み値、$M_{raw,d}$ は深さ d における電離箱の読み値、k_{TP} は温度気圧補正係数、k_{pol} は極性効果補正係数、k_s はイオン再結合補正係数、k_{elec} は電離箱の電位計校正定数、$N_{D,w}$ は水吸収線量校正定数、k_Q は使用する X 線の線質変換係数である。

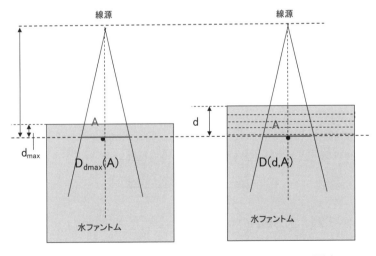
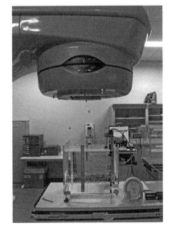

図 3.20　TMR 測定

（3）出力係数の測定

出力係数 $OPF_{max}(A)$ は照射野 10 cm×10 cm に対する任意の照射野の基準深吸収線量の比であり、式（3.33）で求められる（図3.21）。SAD＝一定で測定する。測定位置は円筒形電離箱の幾何学中心とし、変位補正は行わない。また、面倒な操作になるが、電離箱は校正深（水中 10 cm の位置）に置き、測定値は TMR を用いて基準深の線量に換算する。

$$OPF_{max}(A) = \frac{D_{max}(A)}{D_{max}(A=10\times10)} \tag{3.33}$$

$$= \frac{D_c(A)/TMR_c(A)}{D_c(A=10\times10)/TMR_c(A=10\times10)} \tag{3.34}$$

$$= \frac{X_c(A)\,N_{D,w}\,k_Q/TMR_c(A)}{X_c(A=10\times10)\,N_{D,w}\,k_Q/TMR_c(A=10\times10)} \tag{3.35}$$

$$= \frac{M_{raw,c}\,k_{TP}\,k_{pol}\,k_s\,k_{elec}\,N_{D,w}\,k_Q/TMR_c(A)}{M_{raw,c}(A=10\times10)\,k_{TP}\,k_{pol}\,k_s\,k_{elec}\,N_{D,w}\,k_Q/TMR_c(A=10\times10)} \tag{3.36}$$

また、等の補正係数が測定中に変化しなければ、$OPF_{max}(A)$ は式（3.37）で求められる。

$$OPF_{max}(A) = \frac{M_{raw,c}(A)/TMR_c(A)}{M_{raw,c}(A=10\times10)/TMR_c(A=10\times10)} \tag{3.37}$$

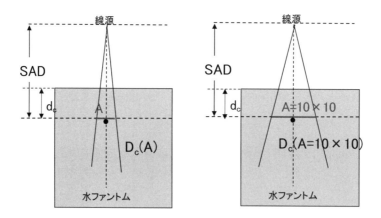

図 3.21　出力係数の測定

（4）くさび係数の測定

くさび係数 WF はオープン照射野（ウェッジフィルターがない場合）とウェッジフィルタがある場合の吸収線量の比であり、式（3.38）で求められる（図3.22）。電離箱の測定位置は校正深である。く

くさび係数は物理くさびフィルタおよびダイナミックウェッジを用いる場合の両方で求める必要がある。通常、照射野は 10 cm×10 cm の測定値が基準にされる。照射野サイズによって若干の違いがあるが、その場合には平均値を採用する。また、測定位置は電離箱幾何学中心で行う。くさび係数はくさびがある場合とない場合の吸収線量の比であり、変位補正は行わない。

$$WF = \frac{D_{max,wedge}(A)}{D_{max,open}(A)} \tag{3.38}$$

$$= \frac{D_{c,wedge}(A)/TMR_{c,wedge}(A)}{D_{c,open}(A)/TMR_{c,open}(A)} \tag{3.39}$$

$$= \frac{X_{c,wedge}(A)\, N_{D,w}\, k_Q / TMR_{c,wedge}(A)}{X_{c,open}(A)\, N_{D,w}\, k_Q / TMR_{c,open}(A)} \tag{3.40}$$

$$= \frac{M_{raw,c,wedge}(A)\, k_{TP}\, k_{pol}\, k_s\, k_{elec}\, N_{D,w}\, k_Q / TMR_{c,wedge}(A)}{M_{raw,c,open}(A)\, k_{TP}\, k_{pol}\, k_s\, k_{elec}\, N_{D,w}\, k_Q / TMR_{c,open}(A)} \tag{3.41}$$

また、k_{TP} 等の補正係数が測定中に変化しなければ、くさび係数 WF は式 (3.42) で求められる。

$$WF = \frac{M_{raw,c,wedge}(A)/TMR_{c,wedge}(A)}{M_{raw,c,open}(A)/TMR_{c,open}(A)} \tag{3.42}$$

ただし、$TMR_{c,open}$ はオープン照射野の場合の校正深 d_c における TMR、$TMR_{c,wedge}$ はくさびフィルタがある場合の校正深 d_c における TPR である。

物理くさびフィルタを装着した場合にはビームハードニングがあるため、TMR を測定しなければならない。

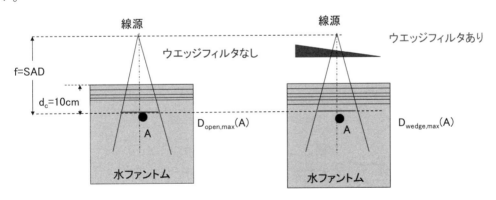

図 3.22　くさび係数の測定

(5) トレイ（シャドウトレイ）係数の測定

　トレイ係数 TF はオープン照射野（シャドウトレイがない場合）とシャドウトレイがある場合の吸収線量の比であり、式 (3.43) で求められる（**図 3.23**）。電離箱の測定位置は校正深である。通常、照射野は 10 cm×10 cm で比較する。照射野サイズによって若干の差があるが、その場合には平均値を採用する。測定位置は電離箱の幾何学中心で行い、変位補正は行わない。

$$TF = \frac{D_{max,tray}(A)}{D_{max,open(A)}} \tag{3.43}$$

$$= \frac{D_{c,tray}(A)/TMR_{c,tray}(A)}{D_{c,open}(A)/TMR_{c,open}(A)} \tag{3.44}$$

$$= \frac{X_{c,tray}(A)\,N_{D,w}\,k_Q/TMR_{c,tray}(A)}{X_{c,open}(A)\,N_{D,w}\,k_Q/TMR_{c,open}(A)} \tag{3.45}$$

$$= \frac{M_{raw,c,tray}(A)\,k_{TP}\,k_{pol}\,k_s\,k_{elec}\,N_{D,w}\,k_Q/TMR_{c,tray}(A)}{X_{raw,c,open}(A)\,k_{TP}\,k_{pol}\cdot k_s\,k_{elec}\,N_{D,w}\,k_Q/TMR_{c,open}(A)} \tag{3.46}$$

また、k_{TP} 等の補正係数が測定中に変化しなければ、くさび係数 WF は式（3.47）で求められる。

$$TF = \frac{X_{raw,c,tray}(A)/TMR_{c,tray}(A)}{X_{raw,c,open}(A)/TMR_{c,open}(A)} \tag{3.47}$$

ここで、$TMR_{c,open}$ はオープン照射野の場合の校正深の TMR、$TMR_{c,tray}$ はシャドウトレイがある場合の校正深 TMR である。

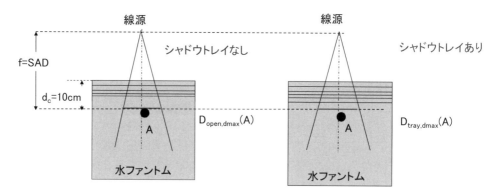

図 3.23　トレイ係数の測定

（6）最大深吸収線量の測定

　最大深の吸収線量 D_{max}（A）は式（3.48）で求められる（**図 3.24**）。電離箱線量計の位置は校正深に置く。円筒形電離箱の測定位置は電離箱幾何学的中心で行う。

a. 最大深の電離量から直接求める方法

$$D_{max}(A) = X_{max}(A)\, N_{D,w}\, k_Q \tag{3.48}$$

$$= M_{raw,max}(A)\, k_{TP}\, k_{pol}\, k_s\, k_{elec}\, N_{D,w}\, k_Q \tag{3.49}$$

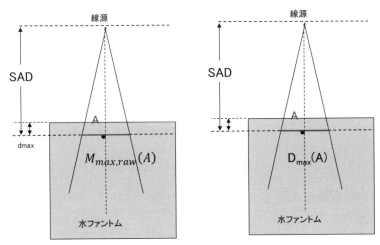

図 3.24　最大深吸収線量の測定

b. 校正深の電離量から直接求める方法

$$D_{max}(A) = D_c(A)/TMR_c(A) \tag{3.50}$$

$$= X_c(A)\, N_{D,w}\, k_Q/TMR_c(A) \tag{3.51}$$

$$= M_{raw,c}(A)\, k_{TP}\, k_{pol}\, k_s\, k_{elec}\, N_{D,w}\, k_Q/TMR_c(A) \tag{3.52}$$

（7）校正深吸収線量の測定

　校正深 d_c の吸収線量 D_c（A）は式（3.53）で求められる。電離箱線量計は校正深に置く。測定位置は電離箱幾何学中心で行い、校正深吸収線量が変位補正係数 P_{dis} による補正法を採用するので変位補正は行わない（図 3.25）。

$$D_c(A) = X_c(A)\, N_{D,w}\, k_Q \tag{3.53}$$

$$= M_{raw,c}(A)\, k_{TP}\, k_{pol}\, k_s\, k_{elec}\, N_{D,w}\, k_Q \tag{3.54}$$

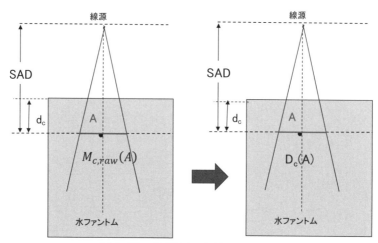

図 3.25　校正深吸収線量の測定

（8）任意の深さの吸収線量の測定

　任意の深さ d の吸収線量は式（3.55）で求められる（**図 3.26**）。電離箱の位置は任意の深さ d に置く。円筒形電離箱の測定位置は幾何学中心で行い、変位補正は行わない。

a. 任意の深さの電離量から直接求める方法

$$D_d(A) = X_d(A)\ N_{D,w}\ k_Q \tag{3.55}$$

$$= M_{raw,d}(A)\ k_{TP}\ k_{pol}\ k_s\ k_{elec}\ N_{D,w}\ k_Q \tag{3.56}$$

b. 校正深の電離量から直接求める方法

$$D_{max}(A) = D_c(A)/TMR_c(A) \tag{3.57}$$

$$= X_c(A)\ N_{D,w}\ k_Q/TMR_c(A) \tag{3.58}$$

$$D_{d'}(A) \quad = X_c(A)\ N_{D,w}\ k_Q\ \frac{TMR_d(A)}{TMR_c(A)} \tag{3.59}$$

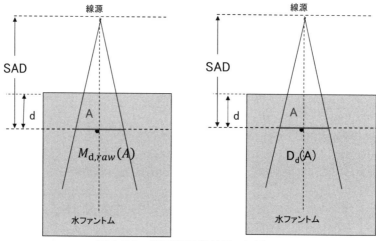

図 3.26　校正深吸収線量の測定

(9) モニタ線量計の校正定数の測定

モニタ線量計の校正定数 K は式（3.60）で求められる（**図3.27**）。K は DMU（Dose Monitor Unit）ともいわれる。モニタ線量計の校正では、電離箱の位置は校正深に置く。円筒形電離箱の測定位置は幾何学中心で行い、変位補正は行わない。

$$K = \frac{D_{max}(A=10\times10)}{MU} \tag{3.60}$$

$$= \frac{D_c(A=10\times10)/TMR_c(A=10\times10)}{MU} \tag{3.61}$$

$$= \frac{X_c(A=10\times10)\,N_{D,w}\,k_Q/TMR_c(A=10\times10)}{MU} \tag{3.62}$$

$$= \frac{M_{raw,c}(A=10\times10)\,k_{TP}\,k_{pol}\,k_s\,k_{elec}\,N_{D,w}\,k_Q/TMR_c(A=10\times10)}{MU} \tag{3.63}$$

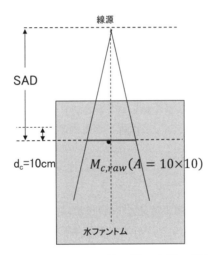

図 3.27　モニタ線量校正定数の測定

11. 測定値の補正係数

(1) 測定用語

放射線治療の線量測定では、測定用語を理解する必要がある。例えば、線源とは何か、絞りとは何か、ビーム軸とは何を指しているのか、照射野は 50 % 照射野のことなどをいうのか、様々な意味、定義を知らなければ、線量測定はできない。測定用語例を**図3.28**に示す。

- 線源　　　　　　　　source
- 絞り　　　　　　　　diaphragm
- ビーム（基準）軸　　beam axis
- 照射野　　　　　　　field size 、A
- 幾何学的50m%照射野　geometric field size
- 幾何学的半影　　　　geometric penumbra
- 回転中心　　　　　　axis of rotation
- 線源回転中心間距離
　　　source axis distance、SAD
- 線源表面間距離
　　　source surface distance、SSD
- 基準深　　　　　　　reference depth、d_r
- 校正深　　　　　　　calibration depth、d_c
- 深さ　　　　　　　　depth、d

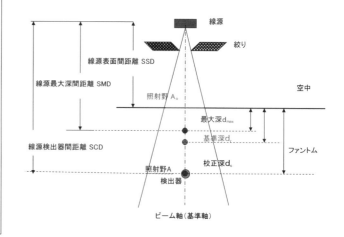

図 3.28　測定用語例

（2）ファントムの大きさ

ファントムの大きさの基本条件を下記に示す。

・通常の線量測定では二次電子平衡が成立する必要がある。

・電離箱の大きさに対して十分に大きな照射野で測定する必要がある。

・照射野以外の幅は 5 cm 以上が必要である。

・電離箱の下側は後方散乱が飽和する厚さが必要である。

・極小照射野（3 cm×3 cm 以下）では、二次電子平衡が成立しないのでファーマ形電離箱は使用できない。

（3）施設に必要な電離箱線量計

　線量測定では、電位計、円筒形電離箱線量計、平行平板形電離箱線量計、二次元水ファントムが必要である。円筒形電離箱線量計は X 線測定、平行平板形電離箱線量計は電子線測定で主に使用する。電位計を購入する場合には、次のものが必要である（図3.29）。

・ファーマ形電離箱線量計

　ア．リファレンス線量計（1 本）

　イ．フィールド線量計（1 本）

　ウ．平行平板形電離箱線量計（P_{cav} = 1.0）（1 本）

　エ．極小電離箱線量計（1 本）

・電位計

　ア．クロスキャリブレイションのため 2 本の電離箱を同時に使用ができるのがよい

　イ．印加電圧が可変できること

　ウ．電圧の極性変化が可能なもの

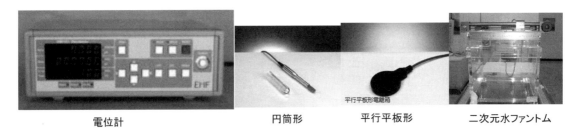

電位計　　　　　　　　　円筒形　　　平行平板形　　二次元水ファントム

図 3.29　必要な電離箱線量計

（4）電離箱線量計の電極中心

　線量測定において電離箱線量計の電極中心の位置はモニタ線量計の校正などの絶対測定と TMR など
の相対測定で異なる。絶対線量測定では実効中心に合わせる必要があり、吸収線量の決定のための線質
係数に P_{dis} の補正が行われている。相対測定では、実効中心の位置に合わせる。平行平板形電離箱線量
計では、実効中心の位置は電離空洞内前壁、円筒形電離箱線量計では 0.6 r_{cyl}（X 線の場合）、0.5 r_{cyl}（電
子線の場合）である[5]。ただし、r_{cyl} は円筒形電離箱線量計の半径である（図 3.30）。

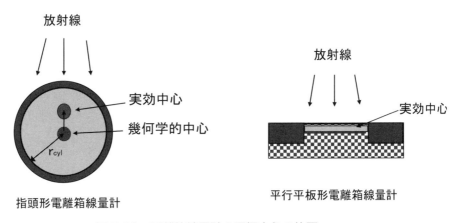

指頭形電離箱線量計　　　　　　　　平行平板形電離箱線量計

図 3.30　電離箱線量計の電極中心の位置

（5）電離箱線量計の読み値の評価

　電離箱線量計の読み値は、nC または C/kg で測定し、読み値から真値を求める場合には、例えば、
電位計には、温度、気圧、1/TMR などの補正係数はセットしないことを勧める。電位計は電位計とし
ても機能のみで使用し、吸収線量の変換は PC ソフトのエクセルを用いるのがよい。過去に、電位計に
補正値を入力したことにより、誤照射事故が発生したことがある。

（6）イオン再結合補正係数

　イオン再結合補正係数はボーグの理論式によるが、現在は 2 点電圧法による実測が多く行われている。
イオン再結合補正に関係する因子には、電離箱の印加電圧、電離箱の電極間隔、電離箱中に発生するパ

ルスあたりの電離密度、線量率、繰り返し周波数（PPS）、放射線の種類（パルス放射線、連続放射線）などが関係する[5]。2点電圧法によるイオン再結合補正係数は式（3.64）で求められる。2点電圧法の計算式の定数を表3.5に示す。

$$k_s = a_0 + a_1 \left[\frac{M_1}{M_2}\right] + a_2 \left[\frac{M_1}{M_2}\right]^2 \tag{3.64}$$

ただし、　M_1＝印加電圧 V_1 の電離箱の読み値
　　　　　M_2＝印加電圧 V_2 の電離箱の読み値

表3.5　点電圧法の計算式の定数

V1/V2	パルス放射線			パルススキャン放射線		
	a_0	a_1	a_2	a_0	a_1	a_2
2.0	2.337	− 3.636	2.299	4.711	− 8.242	4.533
2.5	1.474	− 1.587	1.114	2.719	− 3.977	2.261
3.0	1.198	− 0.875	0.677	2.001	− 2.402	1.404
3.5	1.080	− 0.542	0.463	1.665	− 1.647	-0.984
4.0	1.022	− 0.363	0.341	1.468	− 1.200	0.734
5.0	0.975	− 0.188	0.214	1.279	− 0.750	0.474

（7）温度気圧補正係数

　温度気圧補正係数は通気性のある電離箱について、電離箱内空気の温度および気圧による質量変化を補正するための係数である。通常の市販の電離箱線量計は通気性であり、測定時には温度気圧の補正係数が必要である。一方、リニアックの照射ヘッド内の装備されているモニタ線量計は密閉式であり、この係数の補正は必要ない。補正は式（3.65）で求められる[5]。

$$k_{TP} = \frac{273.2+T}{273.2+T_0} \cdot \frac{P_0}{P} \tag{3.65}$$

ここで、T：測定時の温度
　P：測定時の気圧
　T_0：基準条件の温度 22.0℃
　P_0：基準条件の気圧 101.3 kPa

（8）極性効果補正係数

　極性効果補正係数は電離箱線量計に対する印加電圧の極性【＋、−】を変えることによって生じる電離箱線量計の応答の違いを補正する係数である。光子の場合、コンプトン効果による電子の放出が原因である。集電極や絶縁体の体積に関係する。電子線の場合、入射電子が集電極または 絶縁中で止められ、集電極またはその電気的結線系に運ばれるのが主な原因である。円筒形電離箱線量計では 1.00 であり、平行平板形電離箱線量計は変化する。補正式を式（3.66）に示すが、実際の測定では、測定値の平均値を採用する。

$$k_{pol} = \frac{|\bar{M}^+_{raw}| + |\bar{M}^-_{raw}|}{2\bar{M}_{raw}} \qquad (3.66)$$

ここで、$\bar{M}^+_{raw}$：+ 電荷の平均指示値、$\bar{M}^-_{raw}$：− 電荷の平均指示値、$\bar{M}_{raw}$：日常使用の電荷の指示値である。

(9) 電位計校正定数

電位計校正定数は電離箱線量計の電離箱と電位計を個別に校正した場合に、電位計の指示値をクーロン [C] の真値に補正する定数である[5]。最近、日本でも電位計の分離校正が行えるようになった。

(10) 相互校正による水吸収線量校正定数の決定

水吸収線量校正定数は二次標準機関の放射線総合医学研究所に依頼して、国家標準と比較校正を行い決定する[5]。しかしながら、第一次標準の産業総合研究所では自施設による相互線量校正（クロスキャリブレーション）を推奨している。相互線量校正は自施設で簡単に行えること、水中および空中で線量校正ができること、ビームの平坦度および対称性の違いによる線量のバラツキを補正できること、第三者による電離箱線量計の取り扱い破損がない環境で行う必要がある。図 3.31 に市販の相互校正ファントム（グローバル・フォー社製）を示す。

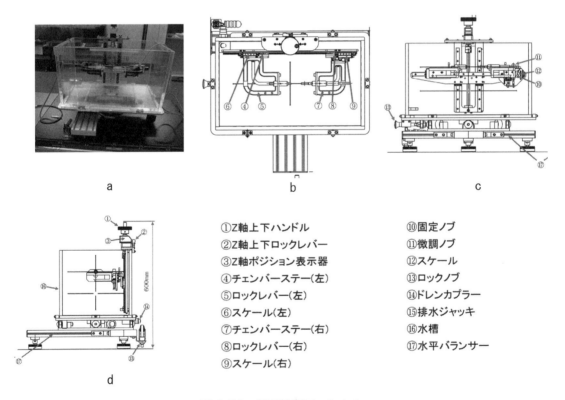

①Z軸上下ハンドル
②Z軸上下ロックレバー
③Z軸ポジション表示器
④チェンバーステー(左)
⑤ロックレバー(左)
⑥スケール(左)
⑦チェンバーステー(右)
⑧ロックレバー(右)
⑨スケール(右)
⑩固定ノブ
⑪微調ノブ
⑫スケール
⑬ロックノブ
⑭ドレンカプラー
⑮排水ジャッキ
⑯水槽
⑰水平バランサー

図 3.31　相互校正ファントム

1) 相互校正ファントムの特徴

相互校正ファントムは次のことを考慮して作成されている。簡単に電離箱線量計の相互校正できること、コンパクトで寝台の天板上に簡単に設置しやすいこと、水中および空中で相互校正ができること、

平坦度および対称性の線量バラツキを補正できること、電離箱線量計の設定位置の精度が高いこと、市販の円筒形電離箱線量計・平行平板形電離箱線量計に対応できること、高エネルギーX線および電子線においてモニタ線量計の校正が行えること、X線および電子線のエネルギー指標（$TPR_{20,10}$）の決定が行えること、円筒形電離箱の高エネルギー電子線における円筒形電離箱の線質変換係数（k_Q）を実測できること、誰でも同じ測定結果が得られることである。**表 3.6** に相互校正用ファントムの特徴を示す。

表 3.6　相互校正用ファントムの特徴

①自施設で簡単に電離箱線量計の水吸収線量校正定数を決定できる。
②水中および空中で相互線量校正ができる。
③X線および電子線のエネルギー指標が測定できる。
④X線および電子線のモニタ線量計の校正が行える。
⑤ビームの平坦度および対称性の違いによる線量誤差の補正ができる。
⑥測定位置精度が高い。
⑦電子線における電離箱線量計の線質変換係数を測定できる。
⑧第三者による電離箱線量計の取扱上の破損や故障を防ぐことができる。
⑨線量計の校正費用が不要になる。

2）トレーサビリティと相互線量校正の方法

　電離箱線量計のトレーサビリティとは、測定精度の信頼性を満たすため国家線量標準まで測定結果を追跡できることを意味する。言い換えると、国家標準線量計と校正を受けた電離箱線量計の信頼性は保証される。日本のトレーサビリティの方法を**図 3.32** に示す。自施設が保有する電離箱線量計 1 本は第二次線量標準と校正を行わなければならない。第一次標準線量施設はカロメータを保有している産業総合研究所である。通常、第二次標準施設は産業総合研究所で校正を受けた電離箱線量計を持つ医療原子力技術振興財団であるが、実際的には、放射線医学研究所で校正線量測定が実施される。放射線治療施設が保有する様々な電離箱線量計は放射線医学研究所で線量校正が行われる。この線量校正を受けた電離箱線量計が日常治療に用いられている。線量相互校正は自施設のリニアックと第二次標準施設で校正を受けた円筒形電離箱線量計を用いて線量校正を行う方法である。

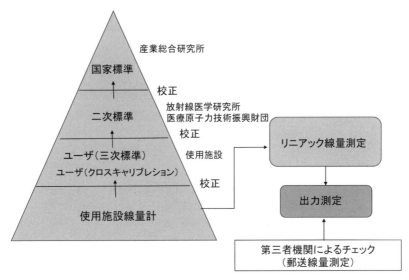

図 3.32　トレーサビリティと相互線量校正の方法

3) 相互校正の不確定度と問題

リニアックによる電離箱線量計の相互校正では、不確定度が発生し、測定値に対する補正を行わなければならない。**表 3.5** に相互校正の不確定度と問題点を示す。全不確定度は 0.824 ％であり、この精度は ICRU の全不確定度± 5.0 ％に比べて非常に小さい。また、測定時には、電離箱線量計の種類に応じてイオン再結合損失補正、極性効果補正の問題の解決も必要である。現在の相互校正の実際では、照射野均一性、ビームの幾何学的誤差、両方の電離箱線量計の位置決めの精度などが生じており、誤差の問題が提起されている。

表 3.5　相互校正の不確定度

		不確かさ（％）	円筒形電離箱	平行平板形電離箱
測定器	温度補正	0.03	−	−
	気圧補正	0.03	−	−
	湿度補整	0.03	−	−
	イオン再結合	0.00	○	○
	極性効果	0.00	−	○
	計測器の変動	0.22	−	−
	線量の再現性	0.03	−	−
	散乱線・BG の寄与	0.00	−	−
	レンジの直線性	0.0.	−	−
リニアック	照射野均一性	0.03	●	●
	エネルギー分布の違い	0.00	−	−
	方向特性	0.03	−	−
	照射時間の精度	0.01	−	−
その他	電離箱の位置精度	−	●	●
	故障のリスク	−	●	●

4）相互校正ファントムを用いた水吸収線量校正定数の決定法

通常、放射線治療現場に用いられているリファレンス電離箱線量計は円筒形電離箱線量計である。自施設による相互校正ファントムを用いた吸収線量校正定数の決定には、第一次または第二次標準で求めた電離箱線量計の水吸収線量校正定数を用いる。

高エネルギー光子線の校正深 d_c（＝水中 10 cm 深）における水の吸収線量 $D_{w,Q}$ は基準線質 Q_0 による水吸収線量校正定数 N_{D,w,Q_0} と線質変換係数 k_{Q,Q_0} 用いて式（3.67）で表される。

$$D_{w,Q} = M_Q \ N_{D,w,Q_0} \ k_{Q,Q_0} \tag{3.67}$$

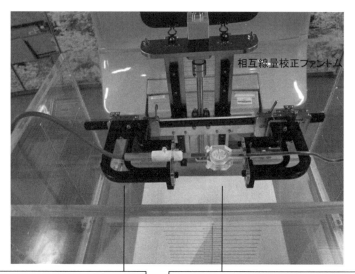

国家標準線量計で校正した 円筒形電離箱		相互線量校正ファントムで校正する 円筒形電離箱	
読み値	$M_{raw,ch_{ref}}$	読み値	$\bar{M}_{raw,ch_{cross}}$
水吸収線量校正定数	$N_{D,w,ch_{ref}}$	水吸収線量校正定数	$N_{D,w,ch_{cross}}$
線質変換係数	$k_{Q,ch_{ref}}$	線質変換係数	$k_{Q,ch_{cross}}$
イオン再結合損失補正係数	$k_{s,ch_{ref}}$	イオン再結合損失補正係数	$k_{s,ch_{cross}}$

図 3.33　相互校正ファントムを用いた吸収線量校正定数の決定

相互校正ファントムを用いた他の電離箱線量計の水吸収線量校正定数の決定法を下記に示す（**図 3.33**）。

相互校正では式（3.68）が成り立つ。

$$D_{ch_{ref}} = D_{ch_{cross}} \tag{3.68}$$

ここで、$D_{ch_{ref}}$ は国家線量標準で校正した電離箱線量計の吸収線量、$D_{ch_{cross}}$ は相互校正に用いた電離箱線量計の吸収線量である。

それぞれの電離箱線量計の吸収線量は式（3.69）、式（3.70）で求められる[2]。

$$D_{ch_{ref}} = \bar{M}_{raw,ch_{ref}} \; k_{TP} \; k_{elec} \; k_{pol} \; k_{s,ch_{ref}} \; N_{D,w,ch_{ref}} \; k_{Q,ch_{ref}} \tag{3.69}$$

$$D_{ch_{cross}} = \bar{M}_{raw,ch_{cross}} \; k_{TP} \; k_{elec} \; k_{pol} \; k_{s,ch_{cross}} \; N_{D,w,ch_{cross}} \; k_{Q,ch_{cross}} \tag{3.70}$$

ここで、$\bar{M}_{raw}$ は電離箱線量計の 4 方向（0°、90°、180°、360）の読み値の平均値、$\bar{M}_{raw} = \bar{M}_{raw,1} + \bar{M}_{raw,2} + \bar{M}_{raw,3} + \bar{M}_{raw,4}$ である。

したがって、相互校正ファントムを用いた電離箱線量計の水吸収線量校正定数 $N_{D,w,Qcross}$ は式（3.70）で求められる。

$$N_{D,w,ch_{cross}} = \frac{M_{raw,ch_{ref}} k_{TP} k_s k_{pol} k_{elec} N_{D,w,ch_{ref}} k_{Q,ch_{ref}}}{M_{raw,ch_{cross}} k_{TP} k_s k_{pol} k_{elec} k_{Q,ch_{cross}}} \tag{3.70}$$

ここで、$N_{D,w,Qcross}$ は相互校正で決定した水吸収線量校正定数、$k_{Q,chref}$ はリファレンス電離箱線量計の線質変換係数、$k_{Q,chcross}$ は相互校正を行う電離箱線量計の線質変換係数、k_{TP} は温度気圧補正係数、k_{elec} は電位計補正係数、k_{pol} 極性補正係数、k_s はイオン再結合損失補正係数である。

また、k_{TP} 等の補正係数が測定中に変化しなければ、$N_{D,w,Qcross}$ は式（3.71）で求められる。

$$N_{D,w,ch_{cross}} = \frac{M_{raw,ch_{ref}} N_{D,w,ch_{ref}} k_{Q,ch_{ref}}}{M_{raw,ch_{cross}} k_{Q,ch_{cross}}} \tag{3.71}$$

12.　まとめ

放射線治療における X 線の線量測定は患者の体内の吸収線量を正確に評価することである。線量測定プロトコルの精度は向上している。X 線を用いた放射線治療を行うためには、高エネルギー X 線の吸収線量を理解しなければならない。合わせて患者への投与線量の誤照射を防止しなければならない。今後、相互線量校正ファントムを用いた水吸収線量校正定数の校正が普及することは間違いない。さらに、放射線治療現場で重要なことはわかりやすい X 線測定プロトコルを作成する必要がある。

第 4 章

高エネルギー電子線測定法

　電子線は直接電離放射線であるため、物質との相互作用が X 線と異なる。電子線と物質の相互作用は非弾性衝突が主であり、連続減速過程でエネルギーを損失するため水中深ごとの吸収線量を求めることは難しい。人体内の吸収線量を決定するために電子線エネルギーと線質変換係数が必要である。そのため、第一に平均入射エネルギーを求めなければならない。次に、線質変換係数を求めることになるが、標準計測法にはエネルギーと深さに対するそれが計算されていない。

　JARP の測定プロトコルは標準測定法 86[1] から標準測定法 01[1]、標準計測法 12[2] まで段階的に発展した。標準測定法 01 によると、電子線の平均入射エネルギーは逐次近似法にしたがって求めなければならず、方法は非常に煩雑である。治療現場では、平均入射エネルギーを簡単に決定できる方法が必要である。

　また、リニアックから放出される電子線のエネルギーは目的別に明記するよう勧告[3] されており、電子線エネルギーといった場合には、それが何を意味しているかがわからなければならない。実際には、電子線の完全なエネルギースペクトルを放射線治療の現場で測定することは不可能であり、種々のエネルギーパラメータは深部線量百分率で決定される。

1. 電子線と物質の相互作用

　放射線治療では、数 MeV 以上のエネルギーのリニアックが用いられる。リニアックから放射されるビームの線量を決定するためには、放射線の特性と物質の相互作用を知る必要がある。電子線と物質の相互作用を図 4.1 に示す[4]～[6]。

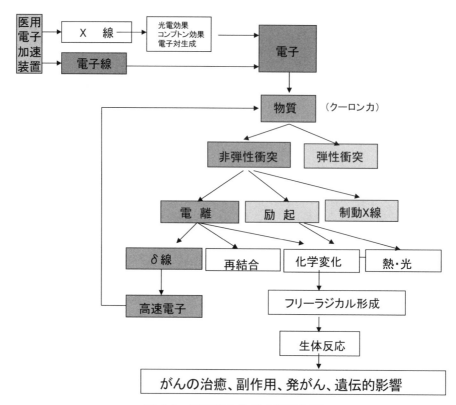

図 4.1 電子線と物質の相互作用

　リニアックから飛び出た電子は物質中を通過するとき、クーロン力の影響を受けて原子と作用する。この相互作用では、電子は原子内の原子核や電子と弾性衝突や非弾性衝突を起こす。弾性衝突では、電子はその質量が陽子の 1/1800 であるためエネルギーは損失せず方向だけ変化させる。非弾性衝突では、電子は物質中で原子内の電子と衝突を多数回繰り返す連続減速飛程によってエネルギーを失う。この過程によるエネルギー損失が衝突損失である。その結果、電子が通過した物質中に電離や励起を起こす。励起は原子内の電子のすぐそばを電子が通過するときに原子内の電子がその原子核からさらに遠い軌道に移る現象であり、電子が励起状態にある時間はきわめて短く光や特性 X 線を放出し、また、元の内側軌道に戻る。電離は原子内の電子が原子の外に飛び出す現象である。電離によって電子を失った原子は正常の場合よりも電子が 1 個少なくなっているので、その原子は 1 個の正電荷をもつ正イオンになる。原子が電離すると正イオンは飛び出た二次電子とともに 1 個のイオン対を形成する。電子が物質中において単位長さあたりに失うエネルギー量 $-(dE/dx)_{col}$ が阻止能であり、式（4.1）のベーテの理論式で示される[5), 6)]。

$$\frac{1}{\rho}\left(-\frac{dE}{dx}\right)_{col}=\frac{2\pi e^4}{m_0 v^2}N_A\frac{Z}{A_w}\left[\log\frac{m_0 v^2 E}{2I^2(1-\beta^2)}-\left(2\sqrt{1-\beta^2}-1+\beta^2\right)\log 2+1-\beta^2+\frac{1}{8}\left(1-\sqrt{1-\beta^2}\right)^2-\delta\right]$$

$$(erg\ cm^2\ \ g^{-1}) \qquad (4.1)$$

　ただし、m_0 は電子の静止質量（g）、e は電子の電荷（esu）、v は電子の速度（cm/s）、A_w は物質の原子量（質量数）、N_A はアボガドロ数、Z は原子核電荷、E は電子の相対論を考慮した運動エネルギー、

I は原子の平均励起エネルギー、ρ は物質の密度（g/cm^3）、δ は密度効果に対する補正項、$\beta = v/c$ である。また、制動X線を発生する放射損失によってもエネルギーを失う。衝突損失は原子番号に比例し、放射損失は原子番号の二乗に比例し、電子のエネルギーとともに増大する。電離した電子がさらに物質を電離させるのに十分なエネルギーをもつ二次電子は δ 線と呼ばれ、物質中で同様な物理現象を起こす。電離能力のなくなった二次電子は、熱エネルギーに変化する。

2. 電子線エネルギー

（1）固有加速線束のエネルギー分布とスペクトル

　リニアックから放出される電子線エネルギーのスペクトル分布を図4.2に示す[7), 8)]。加速管内での固有線束のエネルギー分布の半値幅は、定在波形リニアックで最頻エネルギーの約10%、進行波形リニアックで約5%といわれている[6), 11)]。また、電子線はファントムに到達するまでにスキャッタリングホイル、モニタ線量計、および空気層を通過する。加速管内では電子線エネルギーは均一な線スペクトルとみなされる。一方、ファントム表面に入射する電子線は吸収体によるエネルギー損失を受けるため、エネルギースペクトルは低エネルギー領域に拡散し、幅広い分布になる。ファントム中では、さらにエネルギースペクトルの分布は広がる。このように、電子線エネルギーは幅広いエネルギー分布になるためエネルギーの代表値として最高エネルギー $\bar{E}_{p,a}$、最頻エネルギー $\bar{E}_{p,0}$、平均入射エネルギー $\bar{E}_0$、平均エネルギー $\bar{E}_z$ が定義されている。放射線治療では、エネルギー分布の違いは深部線量百分率の形状に影響する。

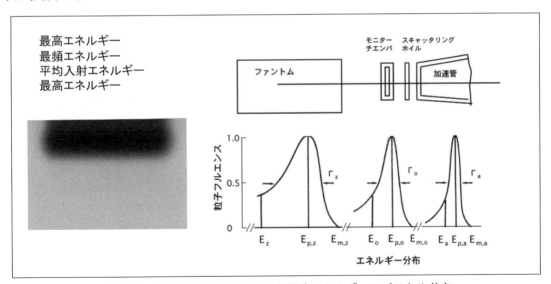

図 4.2　加速器から放出される電子線エネルギースペクトル分布

　リニアックを設置する場合には、電子線エネルギーの規定はメーカによって異なる。製造メーカの違いが電子線エネルギー表示の違いに結びつく。したがって、設置時におけるメーカ間の統一したエネルギーの規定方法が必要である。電子線エネルギーは磁気スペクトロメータ、全吸収シンチレーションスペクトロメータ、核反応、チェレンコフ放射のしきい値などで測定できるが、どの方法も放射線治療の現場において実施できる実用的な方法ではない。実際的には、電子線エネルギーの指標は深部線量百分率を利用した方法で決定される。この深部線量百分率曲線の形状は固有加速線束のエネルギー分布や

加速器構造に基づいたエネルギーの損失、分散、そして制動 X 線の混入の程度によって変化する。また、電子線エネルギーは加速エネルギー $\bar{E}_{p,a}$、最頻エネルギー $\bar{E}_{p,0}$、平均入射エネルギー $\bar{E}_0$、平均エネルギー $\bar{E}_z$ の各エネルギーパラメータの一部または全部が状況に応じて使用されるが、このことが電子線エネルギーの問題を複雑にしている。放射線治療において必要な電子線エネルギーは、特に人体に投与する吸収線量の決定と加速器の品質管理のためである。したがって、電子線エネルギーといった場合にその意味を明確に理解し、目的に応じて正確にエネルギーを運用することが必要である。

　電子線エネルギーの評価法は深部線量百分率（PDD）を利用する。PDD は同一機種によっても異なるのでエネルギーを数値的に評価しなければならない。図 4.3 に代表的な電子線の PDD 曲線の形状を示す[3]。PDD 曲線は深さが表面からピーク深までの領域（A 領域）、ピーク領域から深部線量百分率が急峻に落下する領域（B 領域）、裾部の制動放射 X 線の領域（C 領域）の 3 領域で表示される。A 領域では、線束に含まれる低エネルギー散乱電子の影響を受ける。また、加速される線束の電子線エネルギーが高くなれば散乱電子の散乱角が減少するので相対表面線量は増加する。B 領域では、電子線の散乱角度分布とエネルギースペクトルによって線量分布の形状が変化する。C 領域は制動 X 線の領域であり、スキャッタリングホイルから発生するものがほとんどである。したがって、エネルギーを決定するための指標としてどの領域を用いればよいかが問題となる。

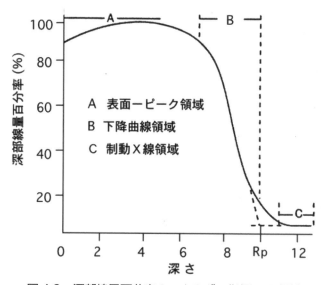

図 4.3　深部線量百分率のエネルギー指標の 3 領域

（3）電子線エネルギーの評価のための指標

　電子線エネルギー指標は加速器を設置する場合と吸収線量を決定する場合では区別しなければならない。PDD 曲線における電子線エネルギーの指標を図 4.4 に示す[9], [10]。前者では、ピーク深 (d_p)、深部 8 割深 (R_{80})、実用飛程 (R_p)、制動 X 線領域を総合的に判断してエネルギーを決定すべきである。ピーク深はエネルギーやアプリケータの材質、長さ、大きさ、形状などによって位置が変動する。R_{80} は必ずしも最適な方法ではないが、80％の線量分布領域は標的体積を包含する深さという意味から有用である。実用飛程は深さに対する PDD 曲線の急峻に下降する屈曲点の接線と外挿した制動放射 X 線との交点であり、この実用飛程と最頻エネルギーとは一定の関係にある。後者の吸収線量の決定には、平

均入射エネルギーが必要となるので深部電離量半価深（I_{50}）、または深部線量半価深（R_{50}）が指標として必要になる。

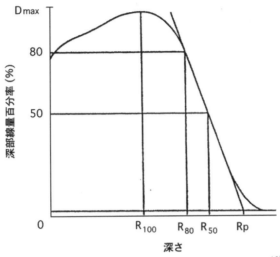

図 4.4　電子線エネルギーの決定のための指標[10]

　吸収線量を決定するためには、平均制限質量衝突阻止能比と電子フルエンスの擾乱係数を求めなければならない。これらの相互作用係数を求めるためには、平均入射エネルギーを決定しなければならない。しかしながら、この平均入射エネルギーの決定は一義的に決定することができず、逐次近似法を利用して求めなければならない[1], [11], [12]。この逐次近似法は速く収斂するが、少なくとも 3 回計算を繰り返す必要があり、計算には時間がかかる。この方法は実用的ではない。したがって、JARP プロトコル86、01、12 の平均入射エネルギーの決定方法は精度的には問題はないが、運用上、非常に煩雑になる。

　図 4.5 に大照射野で測定された平均入射エネルギーと半価深の関係を示す[1]。

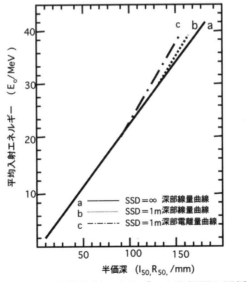

図 4.5　平均入射エネルギーと半価深の関係[1]

aのデータは、SSD＝∞で測定したPDD曲線から$\bar{E}_0$とR$_{50}$の関係を示しており、JARP測定プロトコル86、01、12で表されている式（4.2）の原データである。

$$\bar{E}_0 = 2.33 R_{50} \tag{4.2}$$

したがって、$\bar{E}_0$を決定する場合には、SSD＝∞でPDDを測定するように勧告されているが、実際的には、この方法による測定はできない。データbはSSD＝1 mのPDDから求めた$\bar{E}_0$とR$_{50}$の関係である。したがって、このデータを用いて深部線量半価深から$\bar{E}_0$を決定する場合には、SSD＝1 mでPDDを測定する必要があり、PDDの作成には逐次近似計算が必要となり、煩雑な方法となる。cのデータはSSD＝1 mで測定した深部電離量百分率（PID）から求めた$\bar{E}_0$と深部電離量半価深（I$_{50}$）の関係であり、式（4.3）の原データである[10]。I$_{50}$の単位はmmである。

$$\bar{E}_0 = 0.36274 + 0.22000 I_{50} + 1.6540 \times 10^{-4} I_{50}{}^2 \tag{4.3}$$

したがって、SSD＝1 mでPIDを測定すれば、上式によって$\bar{E}_0$は簡単に決定できる。平均入射エネルギー$\bar{E}_0$を$\bar{E}_0$＝2.33 R$_{50}$から決定しようとすれば、個々の電子線エネルギーと深さ方向の線質変換係数が必要になる。換言すれば、PDDの決定には、必ず個々の電子線エネルギーと深さ方向の線質変換係数が必要になるのである。このためには、電子線による擾乱係数P_{cav}＝1.000の平行平板形電離箱で線量測定を行い、質量制限阻止能比を用いてPDDを決定しなければならない。電子線測定で使用できる電離箱線量計は制限されている。したがって、電子線の線量測定では、擾乱が生じない平行平板電離箱（P_{cav}＝1.000）を使用する必要がある。個々の電子線エネルギーと深さ方向の線質変換係数は、PIDからPDDへの変換だけでなく、モニタ校正定数の決定、基準深や任意の深さの吸収線量の決定などすべての吸収線量測定に関係する。電子線測定で問題視されているのは、校正深だけの線質変換係数が求められていても、電子線の線量測定では有効な方法とはいえないことである。

（4）アプリケータの大きさの違いによる平均入射エネルギーと半価深の関係

JARPの測定プロトコル86では、半価深を測定する場合には水ファントムを用いて照射野は半価深の2倍以上の大きさの条件で測定するよう要求している[1]　測定プロトコル12も同様である。図4.6に照射野の違いによる深部電離量百分率（PID）曲線を示す[10]。アプリケータの大きさが違うとPIDが変化するので半価深が変化する。この半価深の変化、すなわちPIDが変化する原因はアプリケータなどからの散乱電子が表面領域に影響するためである。このことは、電子線の入射エネルギーの変化よりも出力線量の変化の方がPIDの形状に多く影響すると考えられる。また、一般的な条件下では、大照射野で測定した半価深は平均入射エネルギーとほぼ一定の関係になることが見い出されている。したがって、平均入射エネルギーの決定には、出力線量が飽和する程度に大きなアプリケータを使用することが必要条件である。しかしながら、アプリケータの大きさ、材質、形状、長さなどの違いによって平均入射エネルギーが変化し、エネルギースペクトルが変化することが考えられる。このことを厳密に検討するためには、電子線の入射エネルギースペクトルを測定して決定する必要があるが、実際は困難である。したがって、現段階では、平均入射エネルギーの決定は大照射野のアプリケータを使用して行わなければならない。

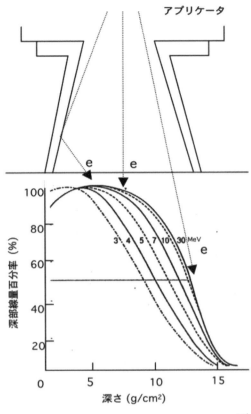

図 4.6　平均入射エネルギーと半価深の関係 [10]

3．水吸収線量校正定数を用いた電子線の線量評価

（1）電子線の線量測定の原則

　わが国では、一次標準の場でカーボンカロリメータを用いて電離箱線量計の水吸収線量校正定数を求める方法が確立し、一次標準または二次標準で水吸収線量校正定数を決定することができるようになった。標準測定法 01 では、線質変換係数だけでなく校正係数比（吸収線量変換係数）が用いられていたが、水吸収線量校正定数が求められることになり、この比は廃止された。標準計測法 12 では、X 線の吸収線量の決定に線質変換係数が必要であるが、測定深に対する具体的な値は表示されていない。電子線の線量測定では、この線質変換係数が非常に問題になる。

　また、円筒形電離箱線量計では擾乱補正係数の不確定度が大きいといわれ、相互校正が推奨されている。相互校正法は先端付校正と置換校正の違い、エネルギーの変動、線量率の変動、平坦度・対称性、電離箱の測定位置、極性効果補正、イオン再結合損失補正、温度・気圧補正など様々な因子が関係している。測定プロトコル 12 では、電子線の吸収線量に変換するための計算において高い精度が要求されている。電子線で擾乱係数が問題視されている円筒形電離箱線量計の線質変換係数は相互校正法で測定できるが、実際に測定した値はない。したがって、電子線の線量測定では、擾乱係数が 1.00 の平行平板形電離箱線量計を用いて行うように推奨されている。擾乱係数が 1.00 の平行平板形電離箱線量計の線質変換係数は計算で求めることができる。しかし、標準計測法 12 では計算されていない。

標準計測法 12 では、電子線の線量測定には次の原則がある[14]。

・エネルギー指標の測定時の照射野は 10 cm×10 cm である。

・水ファントムを使用する。

・擾乱補正のない平行平板形電離箱を使用する。

・半径変位法（前壁変位法）を採用する。

・電圧極性を切換えて測定する（平行平板形）。

・校正深の線質変換係数を使用する。

（2）電子線測定法の流れ

　X 線測定法では、各深さに対する線質変換係数が一定であるため、水ファントム中の任意の深さの吸収線量を直接かつ簡単に求めることができるが、電子線測定法ではそれができない。測定プロトコル 12 によれば、具体的な任意の深さの吸収線量は以下の方法で行う（**図 4.7**）[14]。

①各深さの電離量を測定する。

②深部電離量百分率 PDI を求める。

③深部電離量百分率 PDI から深部電離量半価深 I_{50} を求める。

④深部電離量半価深 I_{50} から線量半価深を求める。

⑤深部線量半価深から校正深 R_{50} を求める。

⑥校正深の吸収線量 D_c を求める。

⑦校正深 d_c と任意の深さ d_d の水／空気の平均制限質量阻止能比を用いて任意の深さ d の吸収線量 D_d を求める。

　この手順からわかるように電子線測定は複雑であり、実際的な方法ではない。したがって、この問題を解決することが適切な電子線測定プロトコルの運用に繋がる。

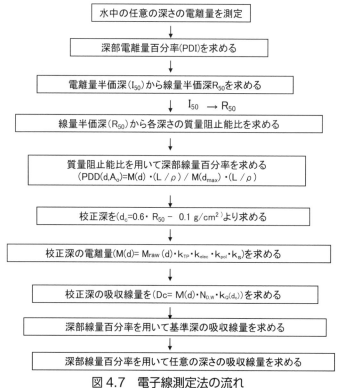

図 4.7　電子線測定法の流れ

（3）水ファントムによる電子線エネルギー指標の評価

　電子線のエネルギー指標には、深部電離量半価深 I_{50}、深部線量半価深 R_{50}、平均入射エネルギー $\bar{E}_0$ がある [1), 11)]。吸収線量の決定に必要な線質変換係数には、どのエネルギー指標を使用しても問題はない。通常は、電子線測定において吸収線量を決定するためには、第1義的に電子線の深部線量半価深 R_{50} を決定する。それは平均制限衝突質量阻止能比などの吸収線量計算パラメータがエネルギーの関数になるからである。深部線量半価深 R_{50} の測定には、水ファントムを用い、SSD = 100 cm、照射野 A_0 = 10 ×10 cm^2 以上のビームで測定した深部電離量百分率 PDI、または深部線量百分率 PDD を用いる。

1）深部電離量半価深 I_{50} の評価

　水中の深部電離量百分率を測定して最大深電離量の50%の値になる深さを求める。それを深部電離量半価深 I_{50} とする（**図4.8**）。

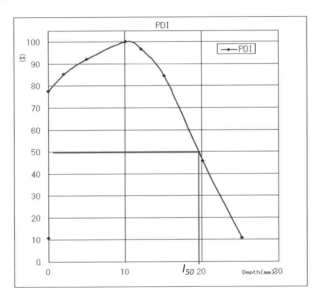

図4.8　深部電離量百分率曲線による電離量半深の決定

　測定には、水ファントムを用い、SSD = 100 cm、照射野 A_0 = 10×10 cm^2 以上のビームで行う。深部電離量半価深 I_{50} は電離量の測定値から簡単に求めることができる。

2）深部線量半価深の評価

　深部線量半価深は水中の深部電離量半価深 I_{50}（g/cm^2）から式（4.4）、式（4.5）によって決定する。この計算式の原データは NACP プロトコル [13)] に基づいている。

$$R_{50}=1.029I_{50}-0.06 \quad (I_{50} \le 10\,g/cm^2) \tag{4.4}$$

$$R_{50}=1.059I_{50}-0.37 \quad (I_{50} \ge 10\,g/cm^2) \tag{4.5}$$

3）平均入射エネルギーの評価

　平均入射エネルギーは通常、水中の深部線量半価深 R_{50} を（g/cm^2）用いて式（4.6）で求め

る [1), 11), 14)]。R$_{50}$ の単位は g/cm^2 である。

$$\bar{E}_0 = 2.33 R_{50}$$

(4.6)

4）電子線測定に使用する電離箱線量計

電子線測定に用いる電離箱線量計は平行平板形電離箱線量計が推奨されている。R$_{50}$ が 4.0 g/cm^2（$\bar{E}_0$ = 10 MeV）未満で用いるのがよいとされているが、それ以上の電子線エネルギーの測定に使用しても問題はない。ただし、平行平板形電離箱線量計は印加電圧を切り換えて測定し、平均値を採用するので測定時間がかかる。円筒形電離箱線量計は R$_{50}$ が 4.0 g/cm^2（$\bar{E}_0$ = 10 MeV）以上で用いるべきとされている。この理由はエネルギーの低い電子線の深部電離量百分率は急峻な形状を呈し、円筒形電離箱では正確な測定深が確保できないからである。低いエネルギーの電子線測定において円筒形電離箱線量計を用いた場合は、最大深の位置精度が悪く、少しでも電離箱線量計の測定位置がずれた場合には、正確な電離量が測定できないことになるからである。

5）校正深 d$_c$ の決定

高エネルギー電子線測定では、水中の任意の深さの吸収線量を直接求めることができない。このことが電子線測定法を難しくしている。電子線測定では、校正深の吸収線量を決定しなければ、他の水中の深さの吸収線量および深部線量百分率は求めることはできない。いわゆる、深部量半価深 R$_{50}$ を決定できなければ、校正深 d_c が求められない。そのため、線質指標から新たな校正深 d_c を求める式（4.7）を提案している [1), 2), 14), 15)]。

$$d_c = 0.6 R_{50} - 0.1$$

(4.7)

上式は様々なリニアックを用いた線量半価深と最大深さの関係（図 4.9）から直線回帰したものである [11) 〜 14)]。厳密に言えば、この図から式（4.7）は R$_{50}$ が 4 cm、すなわち平均入射エネルギーが 10 MeV 以下にしか適用できないと考えた方がよい。

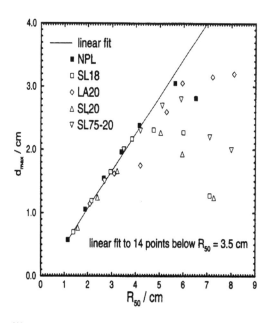

図 4.9　様々なリニアックを用いた線量半価深と最大深さの関係 [11)]

6）電子線の深部線量百分率の決定法

電子線の深部線量百分率は水中の深さにおける線質変換係数がわかれば簡単に決定できる。しかし、測定プロトコル 12 では、電子線エネルギーと個々の深さに対する線質変換係数は求められていない[14]。

深部電離量百分率曲線と深部線量百分率は異なる（**図 4.10**）。この場合、測定に使用する電離箱線量計は電子線による擾乱がない（$P_{cav} = 1.00$）平行平板形線量計を用いることが第一の条件である。深部線量百分率は式（4.8）で求められる。

$$PDD_d(A) = 100 \; \frac{M_d \left[(\bar{L}/\rho)_{w,air} \, P_{cav} \right]_d}{M_{max} \left[(\bar{L}/\rho)_{w,air} \, P_{cav} \right]_{max}} \tag{4.8}$$

しかしながら、電離箱線量計の擾乱係数が問題となる、電子線による擾乱がない（$P_{cav} = 1.00$）平行平板形線量計を用いれば、深部線量百分率は式（4.9）で表される。

$$PDD_d(A) = 100 \; \frac{M_d \left[(\bar{L}/\rho)_{w,air} \right]_d}{M_{max} \left[(\bar{L}/\rho)_{w,air} \right]_{max}} \tag{4.9}$$

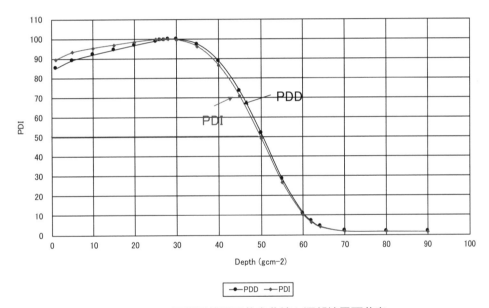

図 4.10　深部電離量百分率曲線と深部線量百分率

4．水吸収線量計算の一般式

（1）水吸収線量計算

電子線における水ファントム中で測定された電離量（線量計の測定値）から水の吸収線量を求める一般式は式（4.10）のとおりである[14]。標準条件下において線質 Q_0（^{60}Co γ 線）のビーム中に配置された電離箱の水に対する吸収線量校正定数 $N_{D,w}$ が与えられると、電離箱のある測定点における水に対する吸収線量 $D_{w,Q}$ は求められる。

$$D_{w,Q} = X N_{D,w} k_Q = M_{raw} k_{TP} k_{pol} k_s k_{elec} N_{D,w} k_Q \tag{4.10}$$

ここで、　$D_{w,Q}$　：線質 Q における吸収線量［Gy］

　　　　　X　：電離箱線量計の電離量［C/kg］

　　　　　$N_{D,w}$　：基準線質（^{60}Co γ 線）の水吸収線量校正定数［Gy/C/kg］

　　　　　k_Q　：線質変換係数

　　　　　M_{raw}　：電離箱線量計の指示値

　　　　　k_{TP}　：温度気圧補正係数

　　　　　k_{pol}　：極性効果補正係数

　　　　　k_s　：イオン再結合損失補正係数

　　　　　k_{elec}　：電位計校正定数

（2）電子線に対する平行平板形電離箱の線質変換係数

電子線に対する線質変換係数 k_Q は X 線の場合と同様に式（4.11）で表される[14]。

$$k_Q = \frac{\left[\left(\frac{\bar{L}}{\rho} \right)_{w,air} \frac{\overline{W}_{air}}{e} P_{wall} P_{cav} P_{dis} P_{cel} \right]_Q}{\left[\left(\frac{\bar{L}}{\rho} \right)_{w,air} \frac{\overline{W}_{air}}{e} P_{wall} P_{cav} P_{dis} P_{cel} \right]_{Q_0}} \tag{4.11}$$

標準計測法 12 の電子線測定の問題点は平均入射エネルギーと各深さにおいて線質変換係数（k_Q）が求められていないことである。擾乱係数が 1.000 の平行平板形電離箱（NACP、Roos、Advanced Markus）の線質変換係数は標準計測法 12 に記載されていない。電子線測定で重要なことは円筒形電離箱の校正深の線質変換係数を用いる場合には、あらかじめ擾乱係数のない平行平板形電離箱によって深部線量百分率を測定しておかなければ、校正深以外の吸収線量を簡単に求めることはできない。そこで、一例として平行平板形電離箱 NACP の線質変換係数 k_Q を計算した。電子線の各深さに対する平行平板形電離箱 NACP の線質変換係数 k_Q を（**表 4.1**）に示す。

表 4.1　平行平板形電離箱線量計 NACP における電子線の線質変換係数

Ē₀ (MeV)	2.33	3.26	4.66	5.83	6.99	8.16	9.32	10.49	11.65	12.85	13.98	16.31	18.64	23.30	30.29	37.28	44.27
R₅₀	1.0	1.4	2.0	2.5	3.0	3.5	4.0	4.5	5.0	5.5	6.0	7.0	8.0	10.0	13.0	16.0	19.0
I₅₀	1.0	1.4	2.0	2.5	3.0	3.5	3.9	4.4	4.9	5.4	5.9	6.9	7.8	9.8	12.6	15.5	18.3
0.0	0.942	0.927	0.910	0.898	0.889	0.880	0.873	0.867	0.861	0.855	0.849	0.840	0.833	0.822	0.809	0.799	0.792
0.1	0.946	0.931	0.912	0.901	0.890	0.882	0.875	0.869	0.862	0.856	0.850	0.841	0.834	0.823	0.810	0.800	0.793
0.2	0.951	0.934	0.915	0.903	0.893	0.884	0.876	0.869	0.863	0.857	0.851	0.843	0.835	0.824	0.810	0.800	0.793
0.3	0.956	0.938	0.917	0.905	0.895	0.886	0.877	0.871	0.864	0.858	0.853	0.843	0.836	0.824	0.811	0.801	0.793
0.4	0.961	0.941	0.920	0.908	0.897	0.888	0.879	0.873	0.866	0.860	0.854	0.844	0.837	0.824	0.811	0.801	0.794
0.5	0.966	0.945	0.924	0.910	0.899	0.889	0.881	0.875	0.868	0.861	0.856	0.845	0.838	0.825	0.811	0.802	0.794
0.6	0.971	0.949	0.926	0.913	0.902	0.891	0.882	0.876	0.869	0.862	0.856	0.847	0.839	0.826	0.812	0.802	0.795
0.8	0.981	0.957	0.932	0.917	0.906	0.896	0.887	0.879	0.872	0.865	0.859	0.849	0.841	0.828	0.813	0.803	0.796
1.0	0.992	0.966	0.938	0.924	0.910	0.900	0.890	0.882	0.875	0.868	0.862	0.851	0.843	0.830	0.815	0.804	0.797
1.2		0.974	0.945	0.929	0.915	0.903	0.894	0.886	0.878	0.871	0.864	0.854	0.845	0.831	0.816	0.805	0.797
1.4		0.984	0.952	0.934	0.920	0.908	0.898	0.889	0.882	0.874	0.867	0.856	0.847	0.832	0.817	0.806	0.798
1.6		0.994	0.959	0.940	0.925	0.913	0.902	0.893	0.884	0.877	0.869	0.858	0.849	0.834	0.818	0.807	0.798
1.8			0.966	0.946	0.930	0.917	0.906	0.896	0.888	0.880	0.873	0.861	0.851	0.836	0.819	0.808	0.799
2.0			0.974	0.952	0.936	0.922	0.910	0.901	0.891	0.883	0.876	0.863	0.853	0.837	0.821	0.809	0.800
2.5				0.970	0.950	0.934	0.921	0.910	0.900	0.891	0.883	0.869	0.859	0.842	0.824	0.811	0.802
3.0				0.988	0.965	0.948	0.933	0.921	0.909	0.900	0.891	0.876	0.864	0.846	0.827	0.814	0.804
3.5					0.982	0.962	0.945	0.932	0.920	0.909	0.899	0.883	0.870	0.851	0.830	0.817	0.806
4.0						0.977	0.958	0.943	0.930	0.918	0.908	0.890	0.877	0.856	0.834	0.819	0.808
4.5							0.973	0.956	0.942	0.929	0.917	0.898	0.883	0.861	0.837	0.822	0.811
5.0							0.989	0.970	0.954	0.939	0.927	0.906	0.890	0.866	0.841	0.824	0.812
5.5								0.985	0.967	0.950	0.937	0.915	0.897	0.871	0.845	0.827	0.815
6.0									0.980	0.963	0.948	0.923	0.905	0.877	0.849	0.830	0.817
7.0										0.972	0.943	0.921	0.889	0.856	0.836	0.821	
8.0											0.965	0.939	0.902	0.875	0.842	0.826	
9.0												0.959	0.915	0.884	0.849	0.831	
10.0													0.931	0.906	0.856	0.837	
12.0														0.932	0.870	0.847	
14.0														0.960	0.888	0.859	
16.0															0.906	0.872	
18.0															0.928	0.887	
20.0																0.902	
22.0																0.921	

（3）線質変換係数を求めるための係数

　線質変換係数を求めるために必要な係数には、電子に対する水／空気の平均制限質量阻止能比 $(\bar{L}/\rho)_{w,air}$、電子に対する $\bar{W}_{air}/e$、壁補正係数、P_{wall} 空洞補正係数 P_{cav}、変位補正係数 P_{dis}、電位計補正係数 P_{elect} があるが、ここでは、詳細は省略する。

5.　ビームデータの測定

（1）深部線量百分率

　深部線量百分率 $PDD_d(A_0)$ は式（4.12）により求められる（図4.11）。

$$PDD_d(A_0)=100\ \frac{D_d(A_0)}{D_{max}(A_0)} \tag{4.12}$$

$$=100\ \frac{X_d(A_0)N_{D,w}(k_Q)_d}{X_{max}(A_0)N_{D,w}(k_Q)_{max}} \tag{4.13}$$

$$=100\ \frac{X_{raw,d}(A_0)k_{TP}k_{pol}k_sN_{D,w}(k_Q)_d}{M_{raw,max}(A_0)k_{TP}k_{pol}k_sN_{D,w}(k_Q)_{max}} \tag{4.14}$$

また、k_{TP} 等の補正係数が測定中に変化しなければ、深部線量百分率 $PDD_d\,(A_0)$ は、式（4.15）で求められる。

$$PDD_d(A_0)=100\frac{X_{raw,d}(A_0)(k_Q)_d}{X_{raw,max}(A_0)(k_Q)_{max}} \tag{4.15}$$

ここで、$(k_Q)_d$ は深さ d における電子線の線質変換係数、$(k_Q)_{max}$ は最大深 d_{max} における電子線の線質変換係数である。

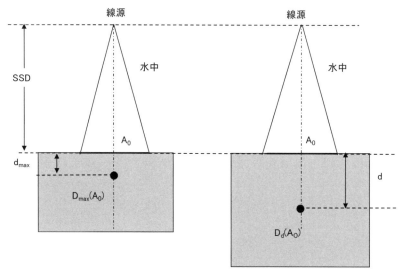

図 4.11　電子線の深部線量百分率測定

（2）出力係数

出力係数は使用するアプリケータによって吸収線量の値が変化する程度を示すパラメータである。電子線エネルギーに対する照射野 A のアプリケタの基準深出力係数 $OPF_{max}(A_0)$ を式（4.16）で求める（図4.12）。

$$OPF_{max}(A_0)=\frac{D_{max}(A_0)}{D_{max}(A_0=10\times10)} \tag{4.16}$$

$$=\frac{X_{max}(A_0)N_{D,w}(k_Q)_{max}}{X_{max}(A_0=10\times10)N_{D,w}(k_Q)_{max}} \tag{4.17}$$

$$=\frac{M_{raw,max}(A_0)k_{TP}k_{pol}k_sk_{elec}N_{D,w}(k_Q)_{max}}{M_{raw.max}(A_0=10\times10)k_{TP}k_{pol}k_sk_{elec}N_{D,w}(k_Q)max} \tag{4.18}$$

ここで、温度気圧が変動しなければ、式（4.19）で表される。

$$\text{OPF}_{\max}(A_0) = \frac{100M_{\text{raw,c}}(A_0)/\text{PDD}_\text{c}(A_0)}{100M_{\text{raw,c}}(A_0=10\times10)/\text{PDD}_\text{c}(A_0=10\times10)} \tag{4.19}$$

$$= \frac{M_{\text{raw,c}}(A_0)/\text{PDD}_\text{c}(A_0)}{M_{\text{raw,c}}(A_0=10\times10)/\text{PDD}_\text{c}(A_0=10\times10)} \tag{4.20}$$

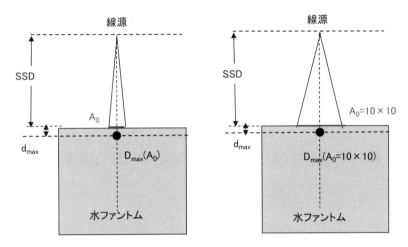

図4.12　電子線の出力係数の測定

（3）最大深吸収線量の測定

1）最大深＝校正深の場合

最大深の電離量 $M_{max}(A_0)(=M_c(A_0))$ が測定されると、表面の照射野 A_0 に対する最大深の吸収線量 $D_{max}(A_0)$ は式（4.21）で求める（**図4.13**）。

$$D_{max}(A_0) = X_{max}(A_0)N_{D,w}\big(k_Q\big)_{max} \tag{4.21}$$

$$= M_{raw,max}(A_0)k_{TP}k_{pol}k_sk_{elec}N_{D,w}\big(k_Q\big)_{max} \tag{4.22}$$

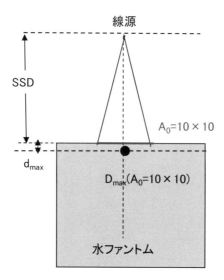

図4.13 電子線の最大深吸収線量の測定（最大深＝校正深の場合）

2）最大深が校正深と異なる場合の最大吸収線量

最大深の吸収線量 $D_{max}(A_0)$ と校正深の吸収線量と $D_c(A_0)$ の間には、式（4.23）の関係がある。

$$D_{max}(A_0) = 100\,\frac{D_c(A_0)}{PDD_c(A_0)} \tag{4.23}$$

ここで、$PDD_c(A_0)$ は表面の照射野が A_0 のときの校正深の深部線量百分率である。

読み値 $M_{raw,\,max}(A_0)$ が測定されると、表面の照射野 A_0 に対する最大深の吸収線量 $D_{max}(A_0)$ は式（4.24）で求める。$PDD_c(A_0)$ は、通常 100% に近い値である。

$$D_{max}(A_0) = X_{max}(A_0)N_{D,w}(k_Q)_{max} \tag{4.24}$$

$$= 100 \cdot \frac{X_c(A_0)N_{D,w}(k_Q)_c}{PDD_c(A_0)} \tag{4.25}$$

$$= 100 \cdot \frac{M_{raw,c}(A_0)k_{TP}k_{pol}k_s\;N_{D,w}(k_Q)_c}{PDD_c(A_0)} \tag{4.26}$$

（4）校正深吸収線量の測定

水ファントム中の校正深 d_c の計算は、式（4.27）、式（4.28）のいずれかを用いる。

$$d_c = 0.1674I_{50} - 0.136 \quad (I_{50} \le 10\,g/cm^2) \tag{4.27}$$

$$d_c = 0.6R_{50} - 0.13 \quad\quad (R_{50}:\,g/cm^2) \tag{4.28}$$

ここで、I_{50} は深部電離量半価深、R_{50} は深部線量半価深である。

校正深の吸収線量 $D_c(A_0)$ は、式（4.29）で求められる（**図4.14**）。

$$D_c(A_0) = X_c(A_0)N_{D,w}(k_Q)_c \tag{4.29}$$
$$= M_{raw,c}(A_0)k_{TP}k_{pol}k_sk_{elec}N_{D,w}(k_Q)_c \tag{4.30}$$

ここで、$X_c(A_0)$ は校正深の電離量であり、$(k_Q)_c$ は電子線の線質変換係数である。

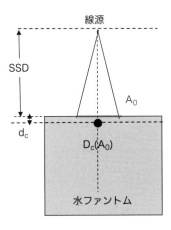

図 4.14　電子線の校正深の吸収線量の測定の測定

（5）任意の深さにおける吸収線量の測定

1）任意の深さの電離量 $M_d(A_0)$ から直接的に吸収線量 $D_d(A_0)$ を求める場合

　任意の深さの電離量 $X_d(A_0)$ が測定されると、表面の照射野 A_0 に対する任意の深さの吸収線量 $D_d(A_0)$ は式（4.31）で求められる（**図 4.15**）。

$$D_d(A_0) = X_d(A_0)N_{D,w}(k_Q)_d \tag{4.31}$$
$$= M_{raw,d}(A_0)k_{TP}k_{pol}k_sk_{elec}N_{D,w}(k_Q)_d \tag{4.32}$$

ここで、$(k_Q)_d$ は任意の深さにおける電子線の線質変換係数である。

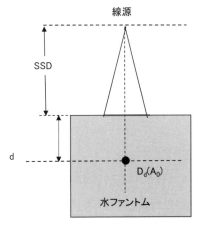

図 4.15　任意の深さにおける吸収線量の測定
（任意の深さの電離量から直接吸収線量を求める場合）

2）校正深の電離量 $X_c(A_0)$ から任意の深さの吸収線量 $D_d(A_0)$ を求める場合

校正深の電離量が測定されると、表面の照射野 A_0 に対する任意の深さの吸収線量 $D_d(A_0)$ は式（4.33）で求められる（図4.16）。$(k_Q)_c$ は電子線の校正深における線質変換係数である。

$$D_d(A_0) = D_{max}(A_0) \ \frac{PDD(A_0)_d}{100} \tag{4.33}$$

$$= \frac{100 D_c(A_0)}{PDD_c(A_0)} \ \frac{PDD(A_0)_d}{100} \tag{4.34}$$

$$= \frac{X_c(A_0) N_{D,w}(k_Q)_c}{PDD_c(A_0)} \ PDD(A_0)_d \tag{4.35}$$

$$= \frac{M_{raw,c}(A_0) k_{TP} k_{pol} k_s k_{elec} N_{D,w}(k_Q)_c}{PDD_c(A_0)} \ PDD(A_0)_d \tag{4.36}$$

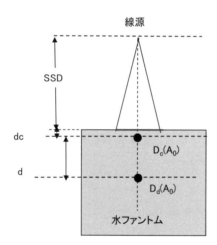

図4.16　任意の深さの吸収線量測定（校正深の電離量から任意の深さの吸収線量を求める場合）

（6）モニタ線量計校正定数

1）最大深の測定

モニタ校正係数 $K (cGy/MU)$ は式（4.37）によって求める（図4.17）。

$$K = D_{max}(A_0 = 10 \times 10)/MU \tag{4.37}$$

$$= \frac{100 \, X_{max}(A_0 = 10 \times 10) N_{D,w}(k_Q)_{max}}{MU} \tag{4.38}$$

$$= \frac{100 \, M_{raw,max}(A_0 = 10 \times 10) k_{TP} k_{pol} k_s k_{elec} N_{D,w}(k_Q)_{max}}{MU} \tag{4.39}$$

校正深が最大深と一致する場合には、式（4.40）で与えられる。

$$K = D_c(A_0 = 10 \times 10)/MU \tag{4.40}$$

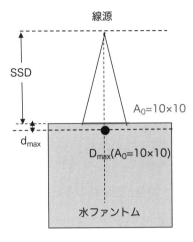

図 4.17　モニタ線量校正定数の測定（最大深で測定）

2）校正深の測定

モニタ校正係数 $K(cGy/MU)$ は次式（4.41）によって求める（**図 4.18**）。

$$K = D_{max}(A_0 = 10 \times 10)/MU \tag{4.41}$$

$$= \frac{100\, X_c(A_0=10\times10) N_{D,w}(k_Q)_c /PDD_c(A_0=10\times10)}{MU} \tag{4.42}$$

$$= \frac{100\, M_{raw,c}(A_0=10\times10) k_{TP} k_{pol} k_s k_{elec} N_{D,w}(k_Q)_c /PDD_c(A_0=10\times10)}{MU} \tag{4.43}$$

校正深がピーク深と一致する場合には、次式で与えられる。

$$K = D_c(A_0 = 10 \times 10)/MU \tag{4.44}$$

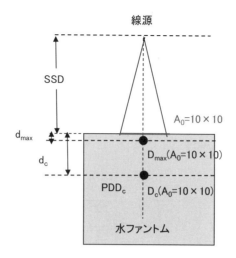

図 4.18　モニタ線量校正定数の測定（校正深で測定）

6. まとめ

　放射線治療における電子線測定は、X 線同様に、患者の体内の吸収線量を正確に評価することである。線量測定プロトコルの精度は向上しているが、電子線測定は非常に複雑である。しかし、電子線エネルギーと深さにおける線質変換係数を求めれば、吸収線量の決定は非常に簡単に行える。したがって、電子線エネルギー指標と水中での個々の深さにおける線質変換係数を市販の電離箱線量計ごとに求める必要がある。実際に、電子線の線質変換係数を標準計測法 12 に準拠して計算してみるとよい。簡単に線質変換係数は計算できないことがわかるであろう。電子線に用いる円筒形電離箱線量計の電子線の線質変換係数は、相互線量校正ファントムを用いて実測できるので、個々の施設が整備することを進める。ここでは、平行平板形電離箱線量計 NACP における電子線の線質変換係数を示した。平行平板形電離箱線量計 NACP を保有する施設の吸収線量の計算は容易に行えるであろう。

第 5 章

モニタ単位数の計算法

　外部放射線治療では、放射線はがん病巣だけでなく、正常組織にも必ず照射される。放射線治療を行う場合には、正常組織の耐容線量とがん病巣の致死線量の比である治療可能比が重要である。がんの治癒は正常組織への照射を防護し、いかにしてがん病巣に正確に処方線量を集中して投与できるかどうかにかかっている。処方線量の投与量は薬剤の処方量と同じであり、少なくても多くても期待通りの治療効果が得られない。放射線治療はこの原則に従わなければ、がんの治癒に結びつくどころか、正常組織に有害事象が発生させる。したがって、放射線治療では、処方線量を病巣に確実に投与する必要ある。処方線量の投与量はモニタ単位数の計算で行われる。モニタ単位数は様々な照射法に対応して計算しなければならないが、基本式はカーンによって導き出された[1]。

　モニタ単位数（Monitor Unit：MU）の計算は高エネルギー X 線治療や電子線治療で行われ、組織最大線量比（組織ファントム線量比）、深部線量百分率、出力係数、ウェッジ係数、トレイ係数、その他の減弱率、組織密度、線源病巣間距離など様々な因子が関係する。そのために、まず、モニタ単位数計算式に用いられる用語や線量測定で表される英字シンボルの意味を理解しなければならない。

　現在では、コンピュータ技術に基づいたマルチリーフコリメータの発展とともに、複雑な照射法がもたらされた。これらの照射法のモニタ単位数は手計算ではなく、治療計画装置を用いて計算されるようになった。特に、強度変調放射線治療では、線量分布やモニタ単位数の計算は従来のフォーワードプランという経験に基づく方法ではなく、インバースプランといわれる逆演算法で行われるようになった。最近では、モニタ単位数の計算はコンピュータで行われるので、手計算による方法は必要ないと思われている。治療計画の線量計算アルゴリズムは複雑になっており、誤照射事故を防ぐためにも計算結果は手計算で検証しなければならない。重要なことは医師や診療放射線技師が治療計画装置を信頼しすぎていけないということである。臨床現場でモニタ単位数を間違えて照射するようなことにでもなれば、患者に過小線量や過剰線量がもたらされる。その結果、がんが制御できるどころか、正常組織やリスク臓器に放射線障害が発生する。特に、電子線治療の場合、治療計画装置を用いた不均質組織の線量分布の信頼性は低く、それを鵜呑みにすると必ず過剰照射につながる。

　また、治療計画装置で算出したモニタ単位数を再度、商用パソコンで計算させる方法は適切な方法とは言い難い。なぜなら、治療計画装置に登録したものと同じビームデータを内挿すれば、同じ結果が得られることは明白であるからである。これでは真のモニタ単位数の検証とはいえないのではなかろうか。やはり、モニタ単位数計算の手計算が照射法の理論に裏付けされた唯一の独立検証となり得るのである。パソコンに頼りすぎるという傾向を改めなければ、そのうちに誤照射事故が起きるであろうということは容易に推察される。

1. MU 値とは

　モニタ単位数（Monitor Unit：MU）とは、処方線量をがん病巣に投与するために必要なリニアック操作盤の設定値のことである。従来、この数値はプリセットカウントと呼ばれていた。MU 値は照射法、深さ方向のビームデータ、照射野に関するビームデータ、ウェッジフィルタなどの修飾係数などに関係している。これらのビームデータを取得し、正確な検証を行わなければ MU 値に間違いが生じる。現在、MU 値は治療計画装置で線量分布の描出と同時に計算される。したがって、治療計画装置で算出した値を鵜呑みにせずに、独立した MU 検証システムを構築してこそ放射線治療安全が確保される。

2. X 線の MU 計算法

　MU 計算は照射法が変わっても MU 計算の基本式は同じである。MU 計算は様々な外部照射法に対応しており、次の照射法の場合にどういう方法で行えばよいか理解する必要がある[2]。

・オープン照射野による MU 計算
・不整形照射野による MU 計算
・MLC を用いた MU 計算
・ダイナミックウェッジを用いた MU 計算
・非対称性照射野の MU 計算
・不均質補正による照射法の MU 計算
・全身照射法の MU 計算
・IMRT の MU 計算

3. MU 算に必要なビームデータ

　X 線治療の MU 計算に必要なビームデータは深部線量（TMR、TPR、PDD）、軸外線量比（OAR）、出力係数（OPF、S_{cp}）、ウェッジ係数（WF）、トレイ係数（TF）、その他の補正係数である（図 5.1）。これらの測定法は理解しておかなければならない。

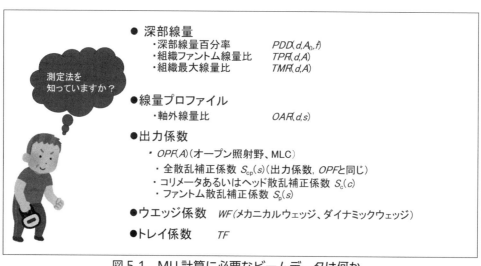

図 5.1　MU 計算に必要なビームデータは何か

　臨床現場で行うビームデータの取得と整理は三次元水ファントム装置を用いても膨大な作業時間がかかるため、最近、測定時間を短縮できる方法が考えられた。装置の導入の際に、メーカがあるリニアックで取得したビームデータをゴールデンビームデータと称し、このゴールデンビームデータにユーザ施設のビームを調整して合わせ込む方法が行われる。この方法で取得したビームデータは設置リニアックで取得したデータの全部の照射野と深さで必ずしも一致するとは限らない。しかしながら、実測データとゴールデンビームデータの誤差は許容範囲内に収められる。この方法の問題点は、導入装置のビームデータとゴールデンビームデータの値は完全に一致しないが、ビームデータの測定時間が非常に短くなる利点がある。臨床現場では、この差は小さいため問題にしない。

　また、TMR や TPR は三次元水ファントムで PDD 測定を利用して距離逆二乗法と散乱係数を用いて算出している。そして、治療計画装置にこれらのビームデータを登録し、MU 計算に用いている。しかしながら、コミッショニングによる線量実測の結果、処方線量に対して実測値が異なれば、MU 値はモデリング（MU 値の合わせ込み作業）が行われ、線量計算の結果が補正される。したがって、治療計画装置の MU 計算はこのような方法によってビームデータを修正している。

　リニアックのビームデータを取得する場合には、深部線量、軸外線量比 、出力係数、ウェッジ係数、トレイ係数などのビームデータの測定条件は図 5.2 のようにして行われる。

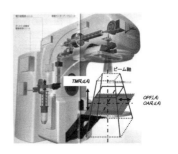

- ●深部線量, PDD(d,A$_0$,f) → TPR(d,A), TMR(d,A)
   A（照射野の一辺）= 2, 3, 4, 5, 6, 8, 10, 12, 15, 20, 25, 30, 35, 40 cm

- ●軸外線量比, OAR
   d（深さ）　= d$_{max}$, 5, 10, 15, 20, 25, 30, 35, (40) cm

- ●出力係数, OPF(A)
   A（照射野）= 2, 3, 4, 5, 6, 8, 10, 12, 15, 20, 25, 30, 35, 40 cm

- ●ウェッジ係数, WF
   A（照射野）= 5, 10, 15, Max（cm）
   d（深さ）　= d$_{max}$, 5, 10 cm

- ●トレイ係数, TF
   A（照射野）= 5, 10, 20 cm,
   d（深さ）= d$_{max}$, 5, 10 cm

図 5.2 ビームデータの取得条件

4. MU 計算のためのビームデータの処理

　MU 計算には、様々なビームデータを用いなければならないことは前述したとおりである。MU 計算に用いるビームデータは正方形照射野で測定したデータである。したがって、長方形照射野、不整形照射野、円形照射野では、正方形照射野の一辺に変換したビームデータを使用しなければ、MU 計算を行うことはできない（図 5.3）。この考え方は照射野の面積が同じであれば、深部線量は等価になるという理論に基づいている。電離箱線量計で測定する放射線ビームは一次線、散乱線、二次電子線に分割することができる。照射野の形状が変われば、散乱線、二次電子線の分布や量は変化するが、無視できると考えるのである。

以下に、ルート A 法[3)]、4A/P 法[4)]、Day（デイ）法[5)]、Clarkson（クラークソン）法[6)]を述べる。

正方形照射野　　→　そのまま、測定データのTMR、OPFをMU計算に用いる。

長方形照射野
不整形照射野 } → 正方形照射野に換算し、一辺の長さを求める。
次に、正方形照射野のTMR、OPFを用いて
MU計算を行う。

図 5.3　MU 計算のためのビームデータの処理

（1）ルート A 法

　不整形照射野とビームデータが等価になる等価正方形照射野を考える（**図 5.4**）。不整形照射野の照射面積から等価正方形照射野の面積を求め、正方形照射野の一辺の長さを換算する。コリメータで作成された面積 A_{coll} からブロック遮蔽の面積 A_{block} を除き、不整形照射野の面積（$A_{coll} - \Sigma A_{block}$）を平方根して、式（5.1）より等価正方形照射野の一辺の長さ c を求める[3)]。

$$\sqrt{A} = \sqrt{A_{coll} - \sum A_{block}} \tag{5.1}$$
$$\sqrt{A} = c \text{ より}$$

$$c = \sqrt{A_{coll} - \sum A_{block}} \tag{5.2}$$

ここで、c は等価正方形照射野の一辺、A_{coll} はコリメータの照射野、A_{block} は遮蔽ブロックの面積である。

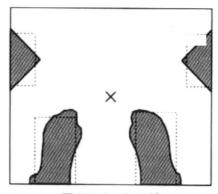

図 5.4 ルート A 法

（2）4A/P 法（面積／周囲長法）

　放射線治療には、様々な照射野が用いられる。しかしながら、放射線治療のために測定するビームデータは正方形照射野に限られている。どうしてすべての照射野でビームデータを測定しないかといえば、すべての放射線エネルギーと照射野について測定すれば、測定時間とデータの整理に膨大な時間がかかるからである。また、治療計画装置は線量分布の作成やモニタ単位数の計算を行うためにすべての照射野のビームデータを取得することは困難である。放射線治療の線量計算の基本的な考え方は測定し

た正方形照射野のビームデータから必要な照射野形状のビームデータを求め、それを治療に応用することにある。この考え方に等価正方形照射野の概念が用いられる。

　等価正方形照射野とは、任意の形状の照射野と同じビームデータを得るための基準とする照射野である。ビームデータとは、組織最大線量比（TMR）、組織ファントム線量比（TPR）、深部線量百分率（PDD）、出力係数（OPF）、全散乱（出力）係数（S_{cp}）、コリメータ（ヘッド）散乱係数（S_c）、ファントム散乱係数（S_p）などである。任意の形状の照射野を等価正方形照射野に変換する場合には、正方形照射野の一辺の長さ、あるいは円形照射野の直径（あるいは半径）を用いる。

　4A/P 法は同じ面積（A_{rea}）／周囲長（P）をもつ長方形照射野と正方形照射野の深部線量は等価になると考えたスターリング（Sterling）らが提唱した方法である[4]。正方形照射野の面積と周囲長の比が常に1辺の1/4になることから、長方形照射野における等価正方形が面積と周囲長の関係が近似できる（図 5.5）。したがって、等価正方形照射野を用いて照射野中心の TMR、TPR、PDD、OPT の各係数を求めることができる。ここで、長方形の短辺を a、長辺を b とすれば、等価正方形照射野の1辺の長さを c とすれば、c は式（5.4）で求められる。

$$A/P = \frac{a \times b}{2(a+b)} = \frac{c \times c}{2(c+c)} \tag{5.3}$$

$$c = 4 \times \frac{a \times b}{2(a+b)} = 4\frac{A}{P} \tag{5.4}$$

　ファントムに入射する全 X 線量は一次線と散乱線量の和であると考える。一次線とは照射野がゼロの場合（散乱線を含まない状態）をいう。照射野がゼロの場合の一次線の線量は実測ができない。そのため、一次線量はそれぞれの照射野で測定したデータを外挿して求める。一次線は照射野サイズに関係なく一定である。したがって、リニアックからファントムに入射する全 X 線の線量は散乱線が変われば変化する。散乱線は照射野サイズで変化する。また、4A/P 法は次の特徴がある。

・A/P の関係は不整形照射野にも適用できる。
・TAR、TMR、出力係数にも適用できる。
・各辺の比率の大きい長方形照射野の場合には誤差が生じる。
・長方形照射野は、等面積の円形または等価正方形照射野より付加される散乱線が少ないので PDD は小さくなる。

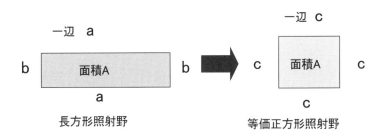

図 5.5　4A/P 法（面積／周囲長法）

（3）正方形照射野と円形照射野の等価性

ビヤーンガード（Bjarngard）とシドン（Siddon）[7]は正方形照射野と円形照射野の等価性を明らかにした。図5.6から、円の平均半径を $\bar{r}$、正方形の一辺の長さを c とすると、正方形照射野と円形照射野の等価性の関係は、式（5.10）で求められる。

$r = c/2\cos\theta$ であるから、

$$\bar{r} = \frac{4}{\pi}\int_0^{\pi/4} r\,d\theta \tag{5.5}$$

$$= \frac{4}{\pi}\int_0^{\pi/4}\frac{c}{2\cos\theta}\,d\theta \tag{5.6}$$

$$= \frac{2c}{\pi}\left[\frac{1}{2}\log\left(\frac{1+\sin\theta}{1-\sin\theta}\right)\right]^{\pi/4} \tag{5.7}$$

$$= \frac{c}{\pi}\log\left(\sqrt{2}+1\right)^2 \tag{5.8}$$

$$= \frac{2c}{\pi}\log\left(\sqrt{2}+1\right) \tag{5.9}$$

$$= 0.5611c \tag{5.10}$$

ゆえに、$\bar{r} = 0.5611c$ である。

また、上記の方法と異なり、正方形照射野を円の半径に単純に変換するには、それぞれの等価面積から簡単に計算できる。

円の面積を S、半径を r とする。

$$S = \pi r^2 \tag{5.11}$$

正方形面積を S、一辺の長さを c とする。

$$S = c^2 \tag{5.12}$$

上式から、円の半径 r は式5.14が求められる。

$$r = \sqrt{\frac{c^2}{\pi}} \tag{5.13}$$

$$= 0.5643c \tag{5.14}$$

ゆえに、$r = 0.5643c$ である。

したがって、両式で求められた半径 r の誤差は0.5％であり、実用上、問題はない。

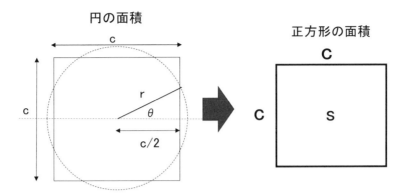

図 5.6　正方形照射野と円形照射野の等価性

（4）デイ（Day）法

　リニアックから発生する X 線はビーム軸上でモニタ単位数の計算を行う。しかしながら、評価点が照射野の中心にない場合、4A/P 法やルート A 法は適用できない。そこで、デイ法が用いられる。デイ法はビーム軸上のビームデータを用いて矩形照射野の中心からずれた任意の点の線量を計算する方法である。デイ法は評価点を中心として照射野を上下、左右に分割し、それぞれの照射野の各辺を 2 倍して矩形照射野を作る。そして、それぞれの矩形照射野から等価正方形照射野を求める（**図5.7**）[4]。すなわち、デイ法は計算点を中心にして照射野を分割し、それぞれの照射野で計算した線量を合計して求める。具体的には、計算点を中心にして照射野を A、B、C、D に 4 分割をする。そうすると、分割された等価正方形照射野を A/P 法で求めることができる。例えば、照射野 4A の線量の 1/4 は元の照射野 A の計算点の線量である。同じようにして、他の照射野 A、B、C、D の計算点の線量を合計すれば、元の照射野での計算点 P の線量 $D(d, A)$ を式（5.15）で求めることができる。d は任意の深さである。ただし、$D(d, 2a_1+2a_3)$ は照射野 A の線量、$D(d, 2a_2+2a_3)$ は照射野 B の線量、$D(d, 2a_4+2a_1)$ は照射野 C の線量、$D(d, 2a_2+2a_4)$ は照射野 D の線量である。

$$D(d, A) = \frac{D(d, 2a_1 + 2a_3) + D(d, 2a_2 + 2a_3) + D(d, 2a_4 + 2a_1) + D(d, 2a_2 + 2a_e)}{4} \quad (5.15)$$

$$= \frac{D(d, a_1 + a_3) + D(d, a_2 + a_3) + D(d, a_4 + a_1) + D(d, a_2 + a_e)}{4} \quad (5.16)$$

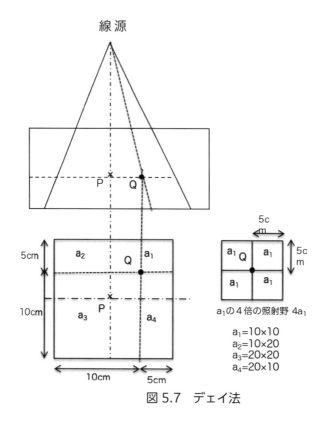

図5.7 デェイ法

（5）クラークソンの扇形積分

　クラークソンの扇形積分法は不整形照射野の線量計算に用いられている。線量計算の方法は全体の線量を一次線と散乱線の二つの成分に分け、不整形照射野を扇形（セクタ）に区分して散乱線量を求める（図5.8）[1), 2), 6), 8)]。クラークソンの扇形積分法は一次成分（照射野がゼロの TMR とファントム散乱係数（S_p）と散乱最大線量比（SMR）を用いる。

　扇形積分法では、全$\overline{TMR}(d, r_a)$は照射野 0 のときの一次線の $TMR(d, 0)$ と散乱最大線量比（SMR）を求めて式（5.17）から求められる。

$$\overline{TMR}(d, r_d) = \left[TMR(d, 0) + \overline{SMR}(d, r_d) \ \frac{S_p(0)}{\bar{S}_p(r)} \right] \tag{5.17}$$

また、

$$\overline{SMR}(d, r_d) = TMR(d, r_d) \ \frac{S_p(r_d)}{\bar{S}_{p(0)}} - TMR(d, 0) \tag{5.18}$$

ただし
$\overline{TMR}\ (d, r_a)$：深さ d、半径 r_d の平均した不整形照射野の TMR
$\overline{SMR}\ (d, r_a)$：深さ d、半径 r_d の平均散乱最大線量比
$TMR\ (d, 0)$　　：一次線の TMR
$S_p(0)$　　　　　：一次線のファントム散乱係数
$S_p(r_d)$　　　　：深さ d、半径 r のファントム散乱係数
$\bar{S}_p(r)$　　　　　：半径 r の平均したファントム散乱係数

　実際的に、ゼロ照射野の TMR と S_p は直接測定して求めることはできない。したがって、それぞれの照射野の測定結果を外挿して求める。しかしながら、クラークソンの扇積分で一次成分（ゼロ成分の TMR）とファントム散乱係数（S_p）と散乱最大線量比（SMR）を実測することは困難である。

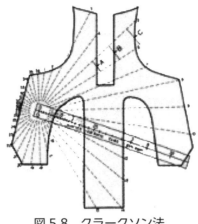

図 5.8　クラークソン法

5.　X 線ビームデータの相違

　MU 計算は TMR、OPF、WF などが関係する。これらの深部線量データはモノブロックコリメータとマルチリーフコリメータの使用の違い、物理ウェッジとダイナミックウェッジの使用の違いによって変化する。この違いを理解する必要がある。

（1）モノブロックコリメータとマルチリーフコリメータの組織最大線量比（TMR）の差

　リニアックには、モノブロックコリメータとマルチリーフコリメータが装備されており、それぞれが照射法で使用される。例えば、リニアック iX 6 MVX 線のモノブロックコリメータとマルチリーフコリメータの TMR を**表 5.1** に示す。両方の測定結果では、ビルドアップ以降の深さの 5 cm ～ 10 cm で違いはみられない。

表 5.1 TMR の相違

モノブロックコリメータの場合

広島国際大学　Varian Clinac iX, TMR$_{20,10}$= 0.666

半径 r (cm)	2.24	2.81	5.61	8.42	11.2	14.0	16.8	19.6	22.4
等価照射野の一辺 (cm)	4	5	10	15	20	25	30	35	40
深さ0.5 cm	0.789	0.795	0.818	0.843	0.864	0.885	0.898	0.907	0.918
1.0	0.956	0.959	0.966	0.972	0.978	0.983	0.986	0.987	0.990
1.4	0.989	0.992	0.993	0.995	0.996	0.999	0.997	1.000	0.974
1.5	0.990	0.996	0.999	0.996	0.998	0.998	0.998	0.999	0.999
1.6	1.000	1.000	1.000	1.000	1.000	1.000	1.000	1.000	1.000
1.7	0.999	0.999	0.999	0.999	0.999	0.999	0.999	0.999	0.999
2.0	0.995	0.995	0.995	0.996	0.996	0.996	0.996	0.996	0.996
5.0	0.879	0.895	0.923	0.931	0.935	0.938	0.941	0.943	0.944
10.0	0.716	0.730	0.772	0.796	0.812	0.822	0.829	0.834	0.836
15.0	0.571	0.585	0.634	0.665	0.688	0.705	0.716	0.725	0.727
20.0	0.454	0.466	0.514	0.548	0.573	0.594	0.608	0.618	0.623
24.0	0.380	0.390	0.434	0.467	0.493	0.514	0.529	0.541	0.547

マルチリーフコリメータの場合

広島国際大学　Varian Clinac iX, TMR$_{20,10}$= 0.666

半径 r (cm)	2.24	2.81	5.61	8.42	11.22	14.03	16.83
等価照射野の一辺 (cm)	4	5	10	15	20	25	30
深さ0.5cm	0.802	0.807	0.834	0.862	0.884	0.900	0.910
1.0	0.962	0.963	0.970	0.979	0.985	0.987	0.988
1.4	0.992	0.994	0.995	0.997	0.998	0.999	0.998
1.5	0.996	0.997	0.998	0.999	0.999	0.999	0.999
1.6	1.000	1.000	1.000	1.000	1.000	1.000	1.000
1.7	0.998	0.998	0.998	0.999	0.999	0.999	0.999
2.0	0.996	0.996	0.996	0.996	0.996	0.997	0.997
5.0	0.894	0.902	0.920	0.929	0.934	0.937	0.940
10.0	0.719	0.731	0.773	0.796	0.811	0.821	0.829
15.0	0.572	0.586	0.635	0.667	0.687	0.704	0.714
20.0	0.456	0.468	0.515	0.549	0.574	0.592	0.606
24.0	0.384	0.393	0.434	0.468	0.493	0.513	0.528

（2）モノブロックコリメータとマルチリーフコリメータの出力係数（OPF）の差

　例えば、リニアック iX 6MVX 線のモノブロックコリメータとマルチリーフコリメータ OPF を**表5.2**に示す。両方の測定結果の違いは、照射野 5 cm×5 cm ～ 30 cm×30 cm において ± 2.5%である。以上のことから、MU 計算にはそれぞれの OPF の測定値を用いる必要がある。

表 5.2　OPF の相違

モノブロックコリメータの場合									
X（下段絞り）cm	4	5	10	14	20	24	30	35	40
Y（上段絞り）cm									
4	0.923	0.930	0.945	0.949	0.952	0.954	0.956	0.957	0.958
5	0.935	0.942	0.959	0.963	0.967	0.969	0.972	0.973	0.973
10	0.960	0.971	1.000	1.009	1.014	1.017	1.020	1.022	1.024
14	0.969	0.982	1.015	1.026	1.037	1.040	1.043	1.045	1.047
20	0.977	0.990	1.028	1.041	1.053	1.057	1.063	1.066	1.068
24	0.980	0.994	1.032	1.047	1.060	1.065	1.071	1.075	1.077
30	0.983	0.998	1.040	1.053	1.068	1.073	1.081	1.085	1.087
35	0.986	1.001	1.043	1.060	1.075	1.080	1.089	1.093	1.096
40	0.990	1.005	1.048	1.066	1.082	1.088	1.095	1.100	1.104

マルチリーフコリメータの場合							
絞り	4	5	10	14	20	24	30
4	0.947	0.953	0.965	0.967	0.970	0.972	0.974
5	0.956	0.963	0.976	0.981	0.985	0.986	0.988
10	0.973	0.983	1.000	1.008	1.014	1.017	1.019
14	0.977	0.987	1.010	1.018	1.027	1.030	1.033
20	0.981	0.992	1.018	1.028	1.038	1.042	1.049
24	0.982	0.994	1.020	1.032	1.042	1.047	1.054
30	0.983	0.996	1.023	1.035	1.045	1.051	1.057

（3）物理ウェッジとダイナミックウェッジのウェッジ係数（WF）の差

　例えば、リニアック iX 6MVX 線の物理ウェッジとダイナミックウェッジの WF を比較すると、WF は両方で大きな違いがある（**表5.3**）。物理ウェッジの WF はウェッジ角度が大きくなると減少するが、照射野サイズにはあまり変化しない。一方、ダイナミックウェッジでは、ウェッジ角度と照射野サイズの変化に対応して非常に大きく変化する。また、ウェッジの向きにも変化があるこがわかる。以上のことから、MU 計算にはそれぞれの WF の測定値を用いらなければならない。

表 5.3　WF の相違

6MV X線　物理ウエッジのWF

物理ウエッジ挿入方向 ： IN 方向

正方形照射野の一辺 角度	4	5	6	8	10	12	15	18	20	平均
PW 15°	0.764	0.763	0.763	0.765	0.766	0.767	0.770	0.775	0.777	0.768
PW 30°	0.613	0.612	0.612	0.614	0.616	0.617	0.622	0.629	0.632	0.619
PW 45°	0.481	0.481	0.481	0.483	0.484	0.484	0.488	0.492	0.495	0.485
PW 60°	0.398	0.399	0.398	0.399	0.402	0.403	0.407	-	-	0.401

物理ウエッジ挿入方向 ： OUT 方向

正方形照射野の一辺 角度	4	5	6	8	10	12	15	18	20	平均
PW 15°	0.758	0.757	0.758	0.760	0.760	0.761	0.764	0.769	0.771	0.762
PW 30°	0.602	0.603	0.602	0.605	0.607	0.609	0.613	0.620	0.623	0.609
PW 45°	0.472	0.473	0.473	0.474	0.475	0.476	0.479	0.484	0.487	0.477
PW 60°	0.384	0.385	0.385	0.386	0.388	0.389	0.394	-	-	0.387

誤差 ： %

正方形照射野の一辺 角度	4	5	6	8	10	12	15	18	20	平均
PW 15°	0.785	0.786	0.655	0.654	0.783	0.782	0.779	0.774	0.772	0.781
PW 30°	1.794	1.471	1.634	1.466	1.461	1.297	1.447	1.431	1.424	1.616
PW 45°	1.871	1.663	1.663	1.863	1.860	1.653	1.844	1.626	1.616	1.649
PW 60°	3.518	3.509	3.266	3.258	3.483	3.474	3.194	-	-	3.491

6MV X線　ダイナミックのWF

ダイナミックウエッジ挿入方向 ： IN 方向

正方形照射野の一辺 角度	4	5	6	8	10	12	15	18	20	平均
DW 15°	0.984	0.975	0.964	0.947	0.932	0.910	0.882	0.849	0.827	0.919
DW 30°	0.963	0.945	0.927	0.895	0.861	0.825	0.776	0.724	0.690	0.845
DW 45°	0.934	0.909	0.881	0.832	0.782	0.733	0.667	0.603	0.564	0.767
DW 60°	0.891	0.855	0.813	0.742	0.676	0.617	0.540	0.472	0.431	0.671

ダイナミックウエッジ挿入方向 ： OUT 方向

正方形照射野の一辺 角度	4	5	6	7	10	12	15	18	20	平均
DW 15°	0.977	0.967	0.959	0.942	0.925	0.904	0.874	0.843	0.821	0.912
DW 30°	0.947	0.929	0.911	0.881	0.848	0.813	0.762	0.712	0.677	0.831
DW 45°	0.909	0.883	0.857	0.808	0.761	0.712	0.649	0.587	0.547	0.746
DW 60°	0.851	0.813	0.773	0.706	0.644	0.586	0.513	0.449	0.409	0.638

誤差 ： %

正方形照射野の一辺 角度	4	5	6	7	10	12	15	18	20	平均
DW 15°	0.711	0.821	0.519	0.528	0.751	0.659	0.907	0.707	0.726	0.762
DW 30°	1.661	1.693	1.726	1.564	1.510	1.455	1.804	1.657	1.884	1.657
DW 45°	2.677	2.860	2.724	2.885	2.685	2.865	2.699	2.653	3.014	2.738
DW 60°	4.489	4.912	4.920	4.852	4.734	5.024	5.000	4.873	5.104	4.918

6. 外部照射法における X 線の MU 計算

(1) 投与線量基準点

　MU 計算では、PTV に対する投与線量基準点が必要である。X 線の投与線量基準点には、従来から行われている照射野 4 cm×4 cm 以上の照射法の場合、および最近の射野 4 cm×4 cm 以下の定位照射法の場合がある（図 5.9）。前者の場合には、ICRU レポート 50、62 の方法に準拠し、任意の点で示される [3), 8), 9)]。後者では、照射野サイズの小さい照射法、特に定位照射法に適用される。定位照射法の投与線量基準点では、線量分布が PTV で均一でないために D95 の周辺線量で設定されるのが普通であるが、わが国ではアイソセンターの点で評価することが多い。

照射野4cm×4cm以上の場合（通常照射法）

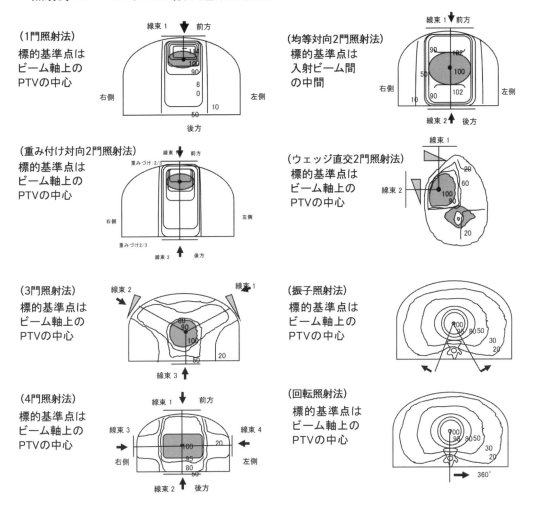

図 5.9.1　X 線の投与線量基準点 [3)]

照射野4cm×4cm以下の場合（定位照射法）

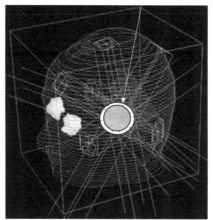

国内では通常はアイソセンターを線量評価点とする
場合が多い。
欧米では(80〜90%)辺縁線量で表示される。

図 5.9.2　X 線の投与線量基準点[3]

（2）MU 計算法

　X 線の MU 計算式は照射法にかかわらず同じである[2]。MU 計算は、通常、フォーワード計算で行われるが、複雑な照射法、特に IMRT はコンピュータ計算に依存するインバースプランで行う。また、MU 計算を行うために深部線量などのビームデータは、実測するか、実測値から理論式に基づいて求める必要がある。様々な MU 計算式を**図 5.10** に示す。ただし、K はモニタ線量校正係数、TMR は組織最大線量比、OPF は出力係数（$S_{cp} = S_c \times S_p$）、S_c はコリメータ散乱係数、S_p はファントム散乱係数、TF はトレイ係数、WF はウェッジ係数、OAR は軸外線量比である。

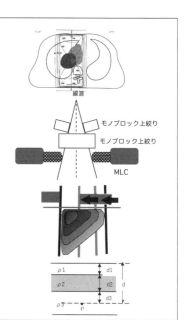

● オープン照射野、不整形照射野の場合

$$MU = \frac{Dose\,[Gy]100[cGy/Gy]\;Weight}{K\;TMR\;OPF(A)\;TF\;WF\;OAR(d,A,X/L)\;(SCD/SPD)^2}$$

ただし、OPF(A)= $S_{c,p}$(A)= S_c(A) S_p(A)、　SPD=線源ファントム間距離

● MLCを用いる場合

$$MU = \frac{Dose\,[Gy]100[cGy/Gy]\;Weight}{K\;TMR\;OPF(A_{mlc})\;TF\;WF\;OAR(d,A_{mlc},X/L)\;(SCD/SPD)^2}$$

● ダイナミックウエッジを用いる場合

$$MU = \frac{Dose\,[Gy]100[cGy/Gy]\;Weight}{K\;TMR\;OPF(A)\;TF\;WF_{Dynamic}\;OAR(d,A,X/L)\;(SCD/SPD)^2}$$

● X線の不均質組織がある場合

$$MU = \frac{Dose\,[Gy]100[cGy/Gy]\;Weight}{K\;TMR\;OPF(A)\;TF\;WF\;OAR(d,A,X/L)\;(SCD/SPD)^2}$$

図 5.10　MU 計算式[2]

計算例

以下に MU 値の計算例を示す[2]。

《例題 1》

高エネルギー X 線 6 MV において照射野 6 cm×6 cm と 8 cm×8 cm の水中 10 cm 深の TMR がそれぞれ 0.520 と 0.540 であった。10 cm 深における照射野 4 cm×20 cm の組織最大線量比（TMR）を求めよ。

照射野	TMR
6 cm × 6 cm	0.520
8 cm × 8 cm	0.540

[解]

4 cm×20 cm の等価正方形照射野は式（5.19）より 6.7 cm×6.7 cm である。

$$c = 4 \frac{4 \times 20}{2 \times (4+20)} = 6.7 \tag{5.19}$$

照射野 6 cm×6 cm の TMR = 0.520 と照射野 8 cm×8 cm の TMR = 0.540 を直線補間（内挿法）すると、6.7 cm×6.7 cm の水中 10 cm 深における TMR は 0.527 となる

《例題 2》水等価厚の換算

体厚を 20 cm とする。P 点までの厚さは 10 cm である。表面から 3 cm は密度 ρ = 1.0 g/cm^3、続いて 14 cm は密度 ρ = 0.3 g/cm^3 の肺組織、後面までの 3 cm は密度 ρ = 1 とした場合の P 点の水等価厚を求めよ。（**図 5.11**）。

[解]

肺の厚さ 7 cm は 7 cm×0.3 = 2.1 cm の水の厚さと等価である。P 点の深さは d = 10 cm であり、水等価の厚さは式（5.20）で表される。

$$d = (3cm \times 1.0\,g/cm^3) + (7cm \times 0.3\,g/cm^3) + (3cm \times 1.0\,g/cm^3)$$
$$= 5.1\,g/cm^2 \tag{5.20}$$

したがって、水等価の厚さは 5.1 cm になる。

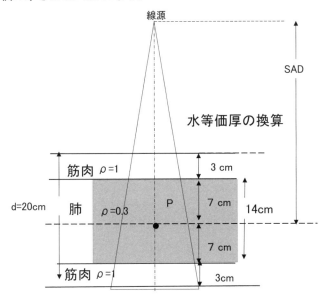

図 5.11　不均質組織の水等価厚の計算

《例題 3》胸部の MU 計算

　肺がんの PTV にエネルギー 6 MVX 線を用いてビーム I とビーム II のオープン照射野で対向 2 門照射を行うとする。2 Gy 照射した場合のモニタ単位数を求めよ。ただし、照射野は 8 cm×8 cm、体厚は 20 cm とし、投与線量基準点（●印）は体厚の中間点の 10 cm の点とする。肺野の厚さは 8 cm、腫瘍の高さを 6 cm、肺の密度を 0.27 g/cm^3 とする。モニタ線量校正係数は 1.00 cGy/MU とする。

表 5.4　6 MVX 線の TMR

照射野	8 cm × 8 cm
出力係数	0.980
深さ（cm）	TMR
1.6	1.000
4.0	0.945
5.0	0.917
7.0	0.854
10.0	0.760
15.0	0.618
20.0	0.497

[解 1]：肺の不均質補正しない場合（図 5.12）

　水組織の投与線量基準点までの深さは 10 cm であるので、TMR（8×8, 10） = 0.760、OPF（8×8） = 0.980 となる。

　したがって、MU は式（5.21）で求められる。

$$MU = \frac{2Gy \times 100cGy/Gy \times 1/2}{1.0cGy/MU \times 0.760 \times 0.980} = 134MU \tag{5.21}$$

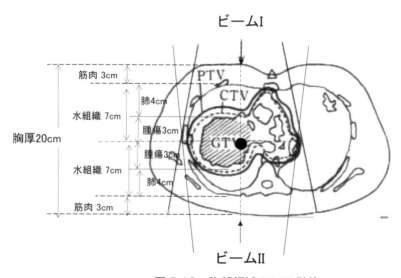

図 5.12　胸部領域の MU 計算

[解 2]：全肺の不均質補正する場合（図 5.13）

腫瘍を含む全肺を水等価組織（密度 0.27 g/cm³）と考える。胸部領域の計算点までの実効厚は式（5.22）で表される。

$$d = 3 \text{ g/cm}^2 + (7 \times 0.27 \text{ g/cm}^3) = 4.9 \text{ cm} \qquad (5.22)$$

水組織の投与線量基準点までの深さは水等価厚 4.9 cm であるので、TMR（8×8,5）= 0.917、OPF（8×8）= 0.980 となる。

したがって、MU は式（5.23）で求められる。

$$MU = \frac{2Gy \times 100cGy/Gy \times 1/2}{1.0cGy/MU \times 0.917 \times 0.980} = 111MU \qquad (5.23)$$

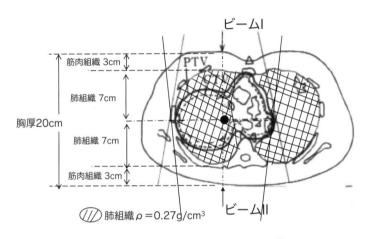

ビームI

筋肉組織 3cm
肺組織 7cm
胸厚20cm
肺組織 7cm
筋肉組織 3cm

PTV

ビームII

肺組織 ρ =0.27g/cm³

図 5.13　胸部領域の MU 計算

[解 3]：胸壁と腫瘍を水と考え、肺を不均質補正する場合（図 5.14）

筋肉と腫瘍を水、肺を密度 0.27 g/cm³ と考える。胸部領域の計算点までの実効厚は式（5.24）の通りになる。

$$d = 3 \text{ g/cm}^2 + (4 \times 0.27 \text{ g/cm}^3) + 3 \text{ g/cm}^2 = 7.1 \text{ cm} \qquad (5.24)$$

水組織の投与線量基準点までの深さは水等価厚 7.1 cm であるので、TMR（8×8,7.2）= 0.854、OPF（8×8）= 0.980 となる。

したがって、MU は式（5.25）で求められる。

$$MU = \frac{2Gy \times 100cGy/Gy \times 1/2}{1.0cGy/MU \times 0.854 \times 0.980} = 119MU \qquad (5.25)$$

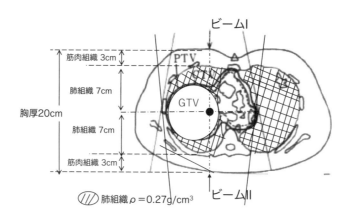

図 5.14　胸部領域の MU 計算

[検討]

　肺がんの放射線治療は投与線量の考え方が難しい。治療計画装置が出現する前には、肺の不均質補正は行われていなかった。不均質補正が治療計画装置で行われるようになっても線量分布曲線の補正だけを行い、投与線量（MU 値）の補正は行っていなかった。注意すべきことは、過去の治療成績は不均質補正をしない場合の臨床データを評価したものである。しかしながら、肺がんの放射線治療では次の問題が生じる。不均質補正をしなければ腫瘍に縮小効果があるが、肺炎や肺線維症の合併症を生じる。一方、不均質補正をすれば、腫瘍の縮小効果は見られず、肺炎も発症しない。現在では、MU 計算に不均質補正が行われている施設が多い。したがって、肺がん放射線治療では、腫瘍にも縮小効果がみられず、肺炎や肺線維症も起こらないのではないだろうか。例えば、肺組織の補正をしない場合には、**表 5.5** のような投与線量に違いがある。肺がんの投与線量は 60 Gy 照射するのが一般的であるが、肺の不均質補正を行った場合には 60 Gy 以下の線量になる。肺がんの放射線治療では、このことを問題視しなければならない。放射線治療医は、肺への照射に対して肺の不均等補正を行ったか行わなかったかを明確に示し、カルテにそれを記載する必要がある。

表 5.5　肺組織の不均質補正の評価

	解答 1 胸壁＋水組織	解答 2 胸壁＋肺組織	解答 3 胸壁（水組織）＋肺組織＋腫瘍（水組織）
照射野	$8 \times 8 \text{ cm}^2$	$8 \times 8 \text{ cm}^2$	$8 \times 8 \text{ cm}^2$
深さ	10 cm	4.9 cm	7 cm
TMR	0.760	0.917	0.854
OPF	0.983	0.983	0.983
MU	134	111	119
誤差	100% (60 Gy)	83% (50 Gy)	89% (53 Gy)

《例題 4》オープン照射野による対向 2 門照射法

　高エネルギー X 線 10 MV を使用し、食道がんの前後対向 2 門照射を行う。SAD は 100 cm である。1 回線量を 2 Gy とした場合のモニタ単位数（MU）を求めよ（**図 5.15**）。ただし、照射野は 18 cm×9 cm（等価照射野：12.0 cm×12.0 cm）、病巣深は前方側から 8 cm、後方側から 8 cm とし、TMR（8,

18×9）等価照射野 12×12）は 0.894、出力係数（18×9）は 1.011、モニタ校正定数は 1 cGy/MU とする。

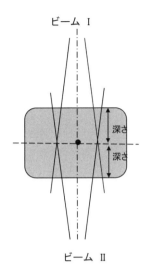

図 5.15　オープン照射野による対向 2 門照射法

［解］

照射野 18 cm×9 cm の等価正方形照射野の一辺の長さ（cm）を求める。

$$c = 4\ \frac{A}{P}=4\ \frac{18cm×9cm}{2\,(18cm+9cm)}=12.0cm \tag{5.26}$$

よって、ビーム I およびビーム II の場合の MU 値は式（5.27）で求められる。

$$MU = \frac{2Gy×100cGy/Gy×1/2}{1cGy/mu×0.894×1.011}=111mu \tag{5.27}$$

《例題 5》オープン照射野の振子（300 度）照射法の MU

高エネルギー X 線 10 MV を使用し、食道がんの振子照射を行う。1 回線量は 2 Gy とした場合のモニタ単位数（MU）を求めよ（**図 5.16**）。SAD は 100 cm とする。ただし、照射野は 16×5 cm^2（等価照射野：7.6 cm×7.6 cm）、病巣深は平均 13 cm、TMR（13, 7.6×7.6）は 0.760、出力係数（16×5）は 0.966、モニタ校正定数（DMU）は 1 cGy/MU とする。

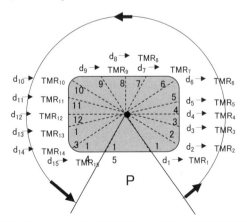

図 5.16　オープン照射野による対向 2 門照射法

［解］

TMR を求めるためにまず体輪郭を 20 度ずつの 15 分割を行う。それぞれの角度方向の体表面から投与線量基準点までの深さを求める。

照射野 16 cm×5 cm の等価正方形照射野野の一辺の長さ（cm）は式 5.28 で求められる。

$$c = 4\ \frac{A}{P} = 4\ \frac{16cm \times 5cm}{2\,(16cm + 5cm)} = 7.6cm \tag{5.28}$$

TMR の平均値を求める。

$$TMR_{ave} = \frac{\sum_{i=1}^{n}(d_n, TMR_n)}{n} = 0.760 \tag{5.29}$$

したがって、MU 値は式（5.30）で求められる。

$$MU = \frac{2Gy \times 100cGy/Gy}{1cGy/mu \times 0.760 \times 0.966} = 272mu \tag{5.30}$$

《例題 6》 MLC を使用した場合のハーフビーム照射野の MU 計算

高エネルギー X 線 6 MV を使用し、鎖骨上窩に対して MLC によるハーフビームの 1 門照射を行う（図 5.17）。1 回の処方線量が 180 cGy とした場合のモニタ単位数を求めよ。コリメータの設定は X1 = 6、X2 = 6（横 12 cm）、Y1 = 0、Y2 = 9（縦 9 cm）とする。照射野は 9 cm×12 cm である。病巣深は 11 cm とする。SAD は 100 cm とする。コリメータの開度 = 9 cm×12 cm の等価正方形照射野は 10.5 cm×10.5 cm、実照射野（遮蔽領域を含まない）の等価正方形照射野は 8.8 cm×8.8 cm とする。照射野の 4 隅は MLC を用いてビームを遮蔽する。ただし、1 回投与線量 = 180 cGy、TMR（11, 8.8×8.8）= 0.748、OPF = 0.998、S_c（10.5×10.5）= 1.0025、S_p（8.8×8.8）= 0.996、OAR（11, 4.5）= 1.013 とする。

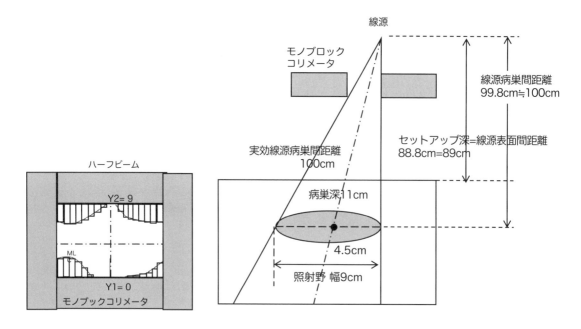

図 5.17　MLC を使用した場合のハーフビームの照射野

［解］

MU 値は式（5.31）で求められる。

$$MU = \frac{180[cGy]}{1.00[cGy/mu] \times 0.748 \times 0.998 \times 1.013} = 238mu \tag{5.31}$$

《例題7》非対称照射野を用いたウェッジ対向2門切線照射法のモニタ単位数（MU）の計算

SAD法により、エネルギーX線6 MVのモノブロックコリメータによるハーフビームを用いてウェッジ対向2門切線照射法を行う（**図5.18**）。均等照射法の場合の1方向からのモニタ単位数（MU）を求めよ。ただし、照射野は9 cm×17 cm、病巣深は体表面から4 cmとする。SADは100 cmである。等価正方形照射野は11.8 cm×11.8 cmとする。1回投与線量は180 cGy、TMR（4, 11.8×11.8）は0.929、S_c（11.8×11.8）は1.005、S_p（11.8×11.8）＝は1.002、OAR（11, 4.5）は0.913、WF（30°）は0.552である。

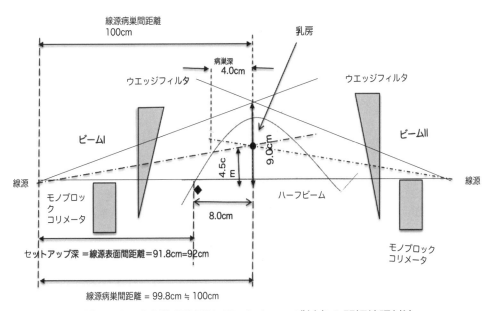

図 5.18　非対称照射野を用いたウェッジ対向2門切線照射法

［解］

式（5.32）より、MU 値が求められる。

$$MU = \frac{180[cGy] \times 1/2}{1.00[cGy/mu] \times 0.929 \times 1.007 \times 0.552 \times 0.913} = 191mu \tag{5.32}$$

《例題8》TBIのモニタ単位数（MU）の計算

全身照射法で側方向からの対向2門照射法を行う（**図5.19**）。投与線量基準点は骨盤中心の位置とし、1回あたりの投与線量は120 cGyとする。線量配分は13.2 Gy/11 Fr/4 dとする。補償体は肺組織を遮蔽する。体厚は16 cmであり、中間点まで8 cm、線源から体厚中間までの距離は334 cmである。ただし、TBIの位置のSTD法によるビームデータの実測を行った結果、1回投与線量は180 cGy、TMR（8, 125×125 = 0.780、OPF（125×125）= 0.0578、OAR = 1.000、モニタ校正定数は1.000である。

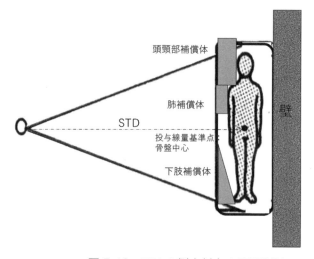

図 5.19　TBI の側方対向 2 門照射法

［解］
式（5.33）より、MU 値が求められる。

$$MU = \frac{180[cGy] \times 1/2}{1.00[cGy/mu] \times 0.780 \times 0.0578 \times 1.000} = 1996 mu \tag{5.33}$$

7. 電子線治療の MU 計算

（1）電子線の投与線量基準点

　電子線治療の投与線量基準点は深部線量百分率が 100％になる最大深である（**図 5.20**）。病巣は、全体を 80％の等線量百分率曲線で囲まれる電子線エネルギーを選択しなければならない[3]。

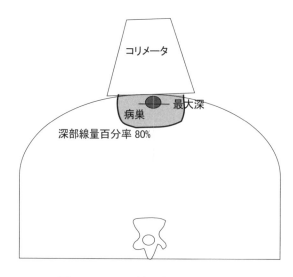

図 5.20　電子線の投与線量基準点

（2）MU 算に必要な電子線のビームデータ

電子線治療でも、X 線治療同様に、不整形照射、SDD 延長、全体表面照射などが行われるが、深部線量などのビームデータ（PDD、OPF など）を理論で求める方法もあるが、実測するのがよい（**図5.21**）。

- ● PDD
- ● OPF

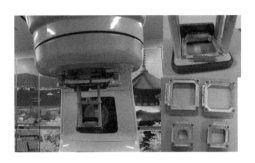

アプリケータ、鉛枠

図 5.21　MU 算に必要な電子線のビームデータ

（3）MU 計算法

1）MU 計算式

電子線治療の MU 計算の基本式は式（5.35）で行われる。

$$MU = \frac{Dose}{K \frac{PDD(d,A)}{100} OPF(A)} \tag{5.34}$$

投与線量基準点は PDD が 100％の位置（最大深）であるから、

$$MU = \frac{Dose}{K\, OPF(A)} \tag{5.35}$$

ただし、　Dose：処方線量（cGy）

　　　　　K　　：モニタ線量校正係数（cGy/mu）

　　　　　OPF（A）：出力係数（$S_{cp} = S_c \times S_p$）

MU 計算の基本式は様々な外部照射法で同じである。次の照射法の場合の MU 計算の方法を考える必要がある[2]。

- ・オープン照射野による MU 計算
- ・不整形照射野による MU 計算
- ・SSD を延長した場合の MU 計算
- ・全体表面照射法の MU 計算

2）矩形照射野の出力係数の計算

電子線アプリケータの出力係数は治療計画のたびに実測することが望ましいが、計算で求める場合には式（5.36）の方法で行う。

矩形照射野コリメータの OPF は 2 本の正方形照射野コリメータの OPF から求める（**図5.22**）。この方法は 4A/P より正確であるといわれている[2]。

$$OPF(A = L \times W) = \sqrt{OPF(\text{L} \times \text{L})\ \ OPF(W \times W)}$$

(5.36)

ただし、L と W は矩形照射野のそれぞれの一辺である。

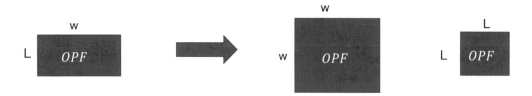

図 5.22　矩形照射野の出力係数の求め方

3) 電子線の不整形照射野の出力係数

電子線の不整形照射野の出力係数は次のようにして求めなければならない（**図 5.23**）[2]。

・電子線治療に用いる不整形照射野の出力係数は測定しなければならない。

・不整形照射野の出力係数の求め方は、実測する方法と計算する方法がある。

・不整形照射野の出力係数の計算は、モンテカルロ法を用いて行われるが、矩形照射野からも近似できる。

・出力線量は小さい照射野で大きく変化する不整形照射野の出力は矩形照射野と不整形照射野の面積が同じになるように矩形照射野を作成する。この場合、不整形照射野からからはみ出す矩形照射野サイズの部分は無視する。

・この方法は非常に複雑な不整形照射野の場合には正確性に問題が生じる可能性がある。

長方形照射野で近似した場合

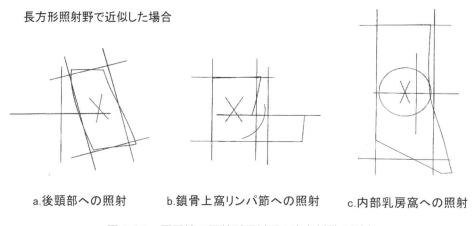

a.後頸部への照射　　　b.鎖骨上窩リンパ節への照射　　　c.内部乳房窩への照射

図 5.23　電子線の不整形照射野の出力係数の測定

4) 電子線可変コリメータの矩形照射野の出力係数

可変コリメータは手動かまたは電動でどちらかの絞りが動くようになっている（**図 5.24**）。可変コリメータの出力は固定アプリケータに比べて出力変化が大きい。可変コリメータの場合 X-Z 面の位置と Y-Z 面の位置が異なれば、線量は同じにならない。すなわち、可変コリメータの場合、長方形照射野はコリメータの方向で出力係数は OPF（$A = 10 \times 4$）≠ OPF（$A = 4 \times 10$）で違う。したがって、可変コリメータの場合、すべてのコリメータ X および Y の組み合わせで出力係数を求める必要がある。

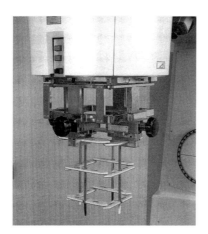

図 5.24　電子線可変コリメータ

5）SSD を延長した場合の出力係数

　SSD を延長した場合の出力係数は次のようにして行うが、あらかじめ空気ギャップ補正係数をアリケータサイズと SSD について測定する必要がある [2]（**図 5.25**）。SSD を延長して使用する場合には、出力係数は実測して確認しなければならない。空気ギャップ補正係数を求めていない場合には患者治療ごとに実測するのが望ましい。

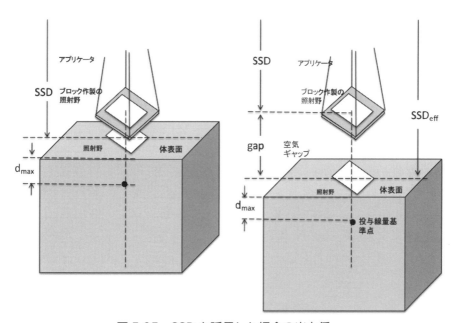

図 5.25　SSD を延長した場合の出力係

　SSD を延長して使用する場場合の出力係数の計算方法は式（5.37）で求められる。

$$OPF(SSD) = OPF(SSD_0)\left[\frac{SSD_0+d_m}{SSD+d_m}\right]^2 f_{air}(SSD) \tag{5.37}$$

ただし、OPF（SSD_0）：100 cm の位置での出力係数

SSD	：延長した場合の距離
SSD_0	：100 cm
d_{max}	：最大深
f_{air}（SSD）	：空気ギャップの補正係数（実測した表を利用する）

　空気ギャップ補正係数は**表 5.6** のようにアプリケータサイズと SSD について実測して求めておく必要がある。

表 5.6　電子線エネルギー 9 MeV の f_{air}（SSD、A）の測定例

照射野	SSD(cm)				
cm × cm	100	105	110	115	120
2 × 2	1.000	0.882	0.743	0.611	0.509
3 × 3	1.000	0.946	0.878	0.792	0.715
4 × 4	1.000	0.942	0.902	0.862	0.815
6 × 6	1.000	0.978	0.954	0.94	0.915
10 × 10	1.000	0.984	0.972	0.961	0.955
15 × 15	1.000	0.988	0.978	0.97	0.963
20 × 20	1.000	0.987	0.975	0.971	0.963
25 × 25	1.000	0.987	0.982	0.974	0.97

　アプリケータサイズが長方形の場合は次式に基づく。

$$f_{air}(SSD, A = X \times Y) = \sqrt{f_{air}(SSD, A = X \times X)\, f_{air}(SSD, A = Y \times Y)} \tag{5.38}$$

8.　計算例 [2]

《例題 1》電子線治療のアプリケータを用いた MU 計算

　電子線治療で公称エネルギー 12 MeV を用い、SSD は 100 cm 一定とし、前方1門で 2 Gy 照射する（図 5.26）。照射野は 6 cm×6 cm とする。モニタ単位数を求めよ。ただし、出力係数は 0.972 とする。モニタ線量計の校正定数は 1.00 cGy/MU とする。

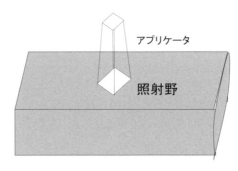

図 5.26　電子線治療のアプリケータを用いた場合の MU

［解］

式（5.39）より、MU 値が求められる。

$$\mathrm{MU} = \frac{200Gy \times 100cGy/Gy}{1cGy/mu \times 0.972} \tag{5.39}$$

$$= 206\mathrm{mu}$$

《例題 2》アプリケータ内に挿入した鉛ブロックによる不整形照射野の MU 計算

電子線治療において、公称エネルギー 9 MeV を用い、不整形照射野の前方 1 門で 2 Gy 照射した場合のモニタ単位数（MU）を求めよ（**図 5.27**）。ただし、SSD は 100 cm 一定、アプリケータサイズは 10 cm×10 cm、照射野は不整形照射野とし、鉛板で作製する。最大深は 2.3 cm、出力係数は実測により 0.977 とする。モニタ線量計の校正定数は 1.00 cGy/MU とする。

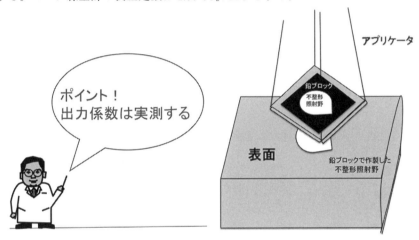

図 5.27　電子線治療のアプリケータを用いた場合の MU

［解］

式（5.40）より、MU 値が求められる。

$$\mathrm{MU} = \frac{Dose[cGy]}{1.00[cGy/MU] \times 0.977} \tag{5.40}$$

$$= 205$$

《例題 3》電子線の矩形照射野の出力係数の MU 計算

電子線治療で公称エネルギー 9 MeV を用い、SSD は 100 cm 一定とし、前方 1 門で 2 Gy 照射する。アプリケータのサイズは 20 cm×20 cm、照射野は 6 cm×16 cm とする。モニタ単位数（MU）を求めよ。ただし、最大深は 2.3 cm、アプリケータのサイズは 20 cm×20 cm の照射野 6 cm×6 cm の出力係数はより 0.976 とする。同様に 16 cm×16 cm の出力係数は 0.978、モニタ線量計の校正定数は 1.00 cGy/MU とする。

［解］

照射野は 6 cm×16 cm の出力係数を求める。

$$OPF(A = 6 \times 16) = \sqrt{OPF(A = 6 \times 6)\ OPF(A = 16 \times 16)} \qquad (5.41)$$
$$= \sqrt{0.976 \times 0.978} \qquad (5.42)$$
$$= 0.977$$

式（5.43）より、MU 値が求められる。

$$MU = \frac{200[cGy]}{1.00[cGy/MU] \times 0.977} \qquad (5.43)$$
$$= 205$$

《例題 4》電子線治療のアプリケータを延長した場合の MU 計算

　電子線治療において公称エネルギー 9 MeV を用い、アプリケータを 10 cm 延長し、前方 1 門で 2 Gy 照射した場合のモニタ単位数（MU）を求めよ。ただし、SSD_0 は 100 cm 一定、SSD は 110 cm、アプリケータサイズは 15 cm×15 cm、照射野は 5 cm×12 cm とする（**図 5.28**）。ただし、最大深は 2.3 cm、SSD_0（= 100 cm）の照射野 5 cm×5 cm の出力係数は 0.982、同様に照射野 12 cm×12 cm の出力係数は 0.997 とする。SSD = 110 の場合の空気ギャップ補正係数は、照射野 5 cm×5 cm で内挿により 0.928、照射野 12 cm×12 cm で内挿により 0.974 とする。モニタ線量計の校正定数は 1.00 cGy/MU とする。

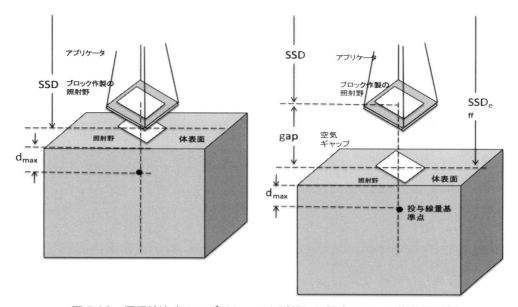

図 5.28　電子線治療のアプリケータを延長した場合のモニタ単位数計算

［解］
最初に、SSD = 100 cm の場合の出力係数を式（5.44）より求める。

$$\text{OPF}(A=L \times W) = \sqrt{OPF(L \times L) \times OPF(W \times W)} \tag{5.44}$$

$$\text{OPF}(5,12) = \sqrt{OPF(5,5) \times OPF(12,12)} \tag{5.45}$$

$$= \sqrt{0.982 \times 0.997} \tag{5.46}$$

$$= 0.998$$

次に、SSD = 100 cm を SSD_0 = 110 cm に延長した場合の補正係数を距離の逆二乗により求める。

$$\left[\frac{SSD_0 + d_{max}}{SSD + d_{max}}\right]^2 = \left[\frac{100cm + 2.3cm}{110cm + 2.3cm}\right]^2 = 0.830 \tag{5.47}$$

さらに、SSD = 100 cm を SSD_0 = 110 cm に延長した場合の空気ギャップ係数を求める。

$$f_{air}(100,5 \times 12) = \sqrt{f_{air}(100,5 \times 5)\, f_{air}(100,12 \times 12)} \tag{5.48}$$

$$= \sqrt{0.928 \times 0.974} \tag{5.49}$$

$$= 0.949$$

SSD = 110 cm の点の出力係数は式（5.50）で求められる。

$$OPF(SSD) = OPF(SSD_0) \times \left[\frac{SSD_0 + d_{max}}{SSD + d_{max}}\right]^2 \times f_{air}(SSD) \tag{5.50}$$

$$OPF(SSD) = 0.998 \times 0.830 \times 0.949 = 0.780 \tag{5.51}$$

したがって、MU 値は式（5.52）で求められる。

$$MU = \frac{2Gy \times 100cGy/GY}{1.0cGy/mu \times 0.78} \tag{5.52}$$

$$= 256$$

9.　まとめ

　現在のリニアックの照射機構は複雑になっている。MU 計算は X 線治療と電子線治療で行われるが、両方の計算式は同じではない。MU 計算の基本は、用いるビームデータを正確に取得しなければならないことである。MU 手計算を行えるように、MLC を含む全てのビームデータは取得している必要がある。ビームデータを取得せずに MU 計算が行えるはずはない。MU 計算のためにどのようなビームデータを取得すればよいかを考えていただきたい。また、MU 計算に必要なビームデータを理論で求める場合には、第一に MU 基本式を理解していること、第二にそのビームデータに信頼性がない場合には実測が必要になる。現在、MU 計算は治療計画装置で行われる場合が多いが、電子線治療の計算結果は過信してはならない。MU 計算を誤ると誤照射事故につながる。計算した MU 値はツーパーソンルールで検証しなければならない。さらに、MU 計算の独立検証ソフトウエア（ラドカル）を用いて計算している施設もあるが、この方法を使用する前に MU 手計算法と MU 計算に必要な測定法を習得することを願っている。簡単に言えば、放射線治療に携わる診療放射線技師は、考える力、課題解決能力、応用能力を培っていただきたいのである。

第6章

リニアックの
品質保証・品質管理

　病院では、高度な診療の向上と医療安全の確保が要求されている。医療従事者はこれを両立させていく義務がある。このため、放射線治療では放射線治療関連装置の品質保証・品質管理は重要である。品質保証・品質管理は導入時から装置の性能と安全性を確認し、それを維持していくことである。その方法は品質保証プログラムに基づいて行われる。病院での「機器管理」は患者の安全を確保するための「危機管理」に通じる。医療機器の品質管理は平成19年の「良質な医療を提供する体制の確立を図るための医療法等の一部を改正する法律の一部の施行について（厚生労働省医政局長、医政発0330010号）[1]」、および平成18年のがん対策基本法[2]でその重要性が示唆されている。

　日本でのリニアックの品質保証・品質管理はその種類や台数、患者数、診療放射線技師数、施設規模、施設構造、人的構造などに大きな違いがある[3]。個々の施設はそれらの違いを考慮して品質保証プログラムの具体的な作成と実行によってリニアックの幾何学的精度と線量精度の維持に努めなければならない。具体的な品質保証プログラムの作成はリニアックの受入れ試験を実施し、その性能や安全性を評価するうえで重要な役割を担っている。したがって、臨床現場において保守点検が容易に行えるようにプログラムを作成する必要がある。リニアックの受入れ試験の結果は装置の性能や精度が標準規格に適合することを確認する必要がある。そのため、病院は自施設に合った品質保証の点検項目、頻度、許容誤差などを規定し、始業点検、1月点検、1年点検などの品質保証プログラムに基づいた点検が必要である[4]。品質保証プログラムは始業点検を重視し、短時間で行える方法が望ましい。

1. 品質保証・品質管理の定義

（1）品質保証

　一般的に、品質保証とは「使用者が要求する品質が十分に満たされていることを保証するために製造者が行う体系的活動」をいうが、病院でいう品質保証とは、「使用者が医療機器の精度を試験し、医療安全を確保するために行う活動」のことである。品質保証には、導入した装置の性能・特性および動作が仕様書通りであるかどうかを確認するための受入れ試験やコミッショニングが該当する。いわゆる、患者の医療の質を満足させるために必要な管理である[5], [6]。

（2）品質管理

　品質管理とは、「患者が満足できるように一定の医療水準を維持することを目標にしてユーザが行う保守点検」である。品質管理は装置を導入してからその運転性能の恒常性を定期的に評価し、装置導入時における運転性能を定期的に確認することである[5], [6]。すなわち、始業点検や定期点検がこれに該当する。

2. 品質保証を行う理由

　現在、リニアックは外国の2社で製造されている。そのメーカの工場では、リニアックは製造・組み立て・品質保証試験を行い、その性能が製造業者の規格を満足していることを確認する。通常、リニアックの性能は仕様定格に適合しており、設置現場において再度受渡し・受入れ試験を実施する必要はない。しかしながら、実際的に、リニアックは解体・梱包され、ユニットにして使用者のもとに輸送される。わが国の病院に解体されたリニアックが搬送されると、再度組み立てられる。しかしながら、組み立てられたリニアックの性能は工場出荷前の性能を満足するとは限らない。そこで、再度、使用者のもとでリニアックの品質保証試験が行われるのである。その結果、品質保証試験で性能仕様を満足していれば、臨床に使用されることになる。その後、病院では、使用中に品質管理が定期的に行われ、製品が劣化すれば修繕やオーバホールが行われ、さらに、装置の老朽化に伴い、リニアックは廃棄され、新機種が導入されることになる（図6.1）。

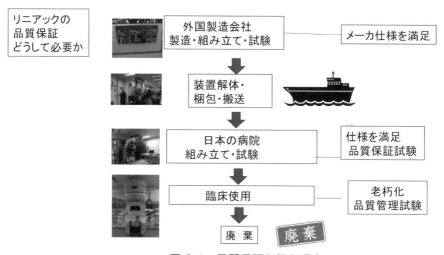

図 6.1　品質保証を行う理由

3. リニアックの劣化と点検

　リニアックの機能（有効性・安全性）は経時的な劣化によって寿命が必ず訪れる（図6.2）。リニアックの機能は時間経過とともに低下していくのである。機能の低下は保守点検によって未然に防止できるが、やがて劣化が限界レベルに達した時には寿命を迎える。リニアック機能が時間経過とともに低下する過程で一時的な喪失や故障が起こった場合には、修理を行うことになる。また、使用中のリニアックの限界レベルを具体的に示すことは難しい。なぜなら、指標には定量的な要素だけでなく、定性的な要素が含まれるからである。この他にも使用者や別の要因による要素も関係する。また、リニアックが新しい治療に対応できなかった場合やリニアックの性能がさらに向上し、新製品が開発された場合には、寿命が尽きたと判断され、更新措置がとられこともある。また、リニアックの寿命は耐用年数だけでなく、使用実績や経済的な側面からも決まることもある。通常、リニアックの機能は使用時間の経過とともに劣化し、逆に維持費は増加していく。この両者の均衡が崩れた場合に、使用者はリニアックの廃棄や更新を考える。さらに、リニアックの機能や維持費の均衡が崩れても、それの使用を継続すべ

きかどうかという問題が持ち上がるが、その場合にどういう方法をとるかは患者の安全性を最優先して考えなければならない。リニアックの寿命にはバラツキがある。バラツキの原因には、使用頻度、使用環境、使用方法などの条件が影響する[4)]。

　リニアック機能は品質保証や品質管理で評価されるが、両方は区別して考える必要がある。品質保証試験は受入れ試験、品質管理試験は保守点検で行う。特に、日常の保守点検では、始業点検が重要である。

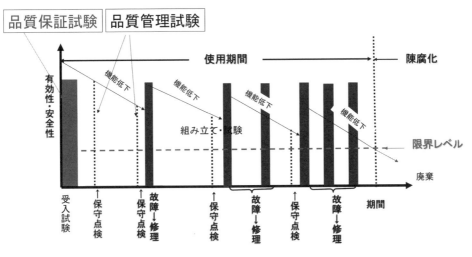

図 6.2　リニアックの劣化と点検

4.　品質管理の目的

　品質管理の目的は医療安全を確保する、医療水準を一定に揃える、リニアックのダウンタイムを減少できる、安全かつ高水準の医療を提供するなど様々な利点がある（図 6.3）。病院において装置が導入された時に実施する試験が品質保証であり、受入れ試験がこれに相当する。日常あるいは定期的に行う品質管理は装置精度の恒常性を追求する試験である。リニアックの品質管理には、物理・技術的品質保証および臨床的品質保証があり、わが国において前者は診療放射線技師、後者は放射線治療医がその役割を担っている。

● 施設に導入されたリニアックの性能を維持するため。
● 安全かつ高精度な放射線治療を提供するため。
● 患者の生活の質に貢献するため。
● リニアックのダウンタイムを減少させるため。
● 誤照射事故を防止するため。
● リニアックによる照射精度の水準を揃えるため。
● 放射線治療の均てん化を可能にするため。

図 6.3　品質管理の目的

5.　品質管理プログラムの作成

（1）品質管理プログラムの重要性 [7), 8)]

　放射線治療装置の高精度化および多様化により照射技術は複雑になっている。そのため、品質管理が重要であり、放射線治療装置の品質管理プログラムは明確な責任の所在（組織と担当者）、受入れ試験とコミッショニングのプログラム、情報伝達経路、品質管理結果の評価、スタッフの教育・訓練の計画、事故発生時の対応などについて検討し、適切な品質管理プログラムを作成しなければならない [7), 8)]（図6.4）。品質管理の頻度は毎日、1月ごと、1年ごとなど様々な方法があり、どの点検頻度が重要かどうかに焦点を当てて取り組むようにする必要がある。

```
● 明確な責任の所在（組織と担当者）
● 受入れ試験とコミッショニングのプログラム
● 情報伝達経路
● 品質管理結果の評価
● スタッフの教育・訓練の計画
● 事故発生時の対応
```

図 6.4　QA プログラムの作成項目

（2）品質管理の勧告

　品質管理を行うにあたって AAPM TG-40 で次のことが勧告されている [7), 8)]。
・個々の施設は人的構造、設備構造、施設構造等を考慮し、自施設に合った最適な保守管プログラムを作成しなければならない。
・品質管理プログラムは治療変数の解析に焦点をあてるのではなく、むしろ全体的な観点から誤差を検討しなければならない。
・品質管理を行う者は組織、責任体制、手順、方法などを十分に確保し、継続的な質的改善ができるように最小限の人数が必要である。
・医療機器安全管理責任者を任命し、品質保証に関する全責任を委ね、メーカや他施設の関係者の対応をさせなければならない。
・品質管理プログラムの実施では信頼性、容易性、効率性を考慮し、必要な品質管理用具や適切な測定機器などを備え、それらの機器等の品質管理も行わなければならない。
・品質管理プログラムの実施は複数人で行うことが望ましい。
・品質管理プログラムの実施では、物理的・技術的および臨床的品質保証に加え、安全作業や新開発技術の教育を行うとともに担当者の資質を向上させるために学会、研修会、セミナー等に参加させ、医療安全の確保に努めさせなければならない。
・保守管理責任者の監督の下で放射線治療装置を適切に保守管理し、試験によって装置が仕様書通りに稼働していることを確認しなければならない。
・品質管理プログラムは臨床的、物理的および事務的な要素があり、その実施には関係者のチームワークで行わなければならない。

・品質管理プログラムの実施結果または記載した記録は過去の傾向を解析するために必要であり、保存しなければならない。
・放射線安全委員会で継続的な質的改善の方法やミスなどの事例について慎重に検討しなければならない
・品質管理の結果は定期的に監査を行わなければならない。監査は手順通りに実施し、施設内、あるいは外部組織に委託して行わなければならない。

（3）放射線治療装置の品質管理

　リニアックにはコンピュータ技術が用いられており、安全な操作のためにはインターロックシステムの反復確認やその性能試験が必要になる。しかしながら、インターロックシステムはメーカによって異なっているため、すべてのリニアックのインターロックの動作手順を確認することは難しい。インターロックシステムの安全性や性能試験はメーカや学会等が推奨するガイドラインおよび試験手順を厳守する必要がある。品質管理プログラムはどうすれば効率的に最小限の労力で行えるかを考え、人的構造、設備構造、施設構造などを配慮して作成する必要がある。新世代のリニアックが開発された場合には、それに対応した品質管理プログラムを作成すればよい。

6. リニアックの品質保証

（1）放射線治療装置の変遷

　私は現在まで、病院において様々な放射線治療装置を使用してきた（図6.5）。その当時、a）のテレコバルト治療装置とi）のリニアックを除いて、毎日、モニタ線量、平坦度・対称性の測定を行っていた。加速管から発生するビームの安定性とエネルギーが常に変動していたからである。毎日、患者の治療時間以外はビームの調整とビームデータの測定に費やしてきた。現在では、a）のテレコバルト治療装置は放射線源を用いるという理由で安全放射線管理の面から使われなくなった。その反面、i）のようなリニアックは格段に進歩し、ビームのモニタ線量、平坦度・対称性は非常に安定するようになっている。放射線治療装置の変遷に伴い、現在のリニアック性能は安定しているといえる。このように、リニアックのビームが安定していることから、現段階では、合理的な品質保証・品質管理の方法を考える必要がある。

　また、過去には、品質管理に用いる電離箱線量計も市販されておらず、国家標準校正場も存在しない時代を経験した。当時は放射線測定機器も工夫する必要があった。今や、様々な品質保証・品質管理の器具が登場しているが、安定した装置性能を考慮して短時間に行える品質管理法の工夫が必要になった。したがって、病院では、品質管理の実務は患者治療の一部であると考え、可能な限り短時間で実施し、経済的な要因を考慮に入れながら医療安全を確保できる保守管理体制を築くべきである。

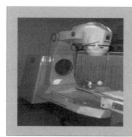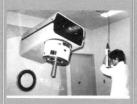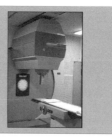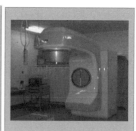

a.国立病院九州がんセンター　　b.国立病院九州がんセンター　　c.国立病院九州がんセンター　　d.国立病院九州がんセンター

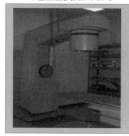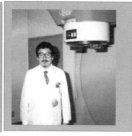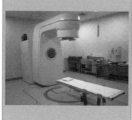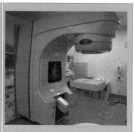

e.国立病院九州がんセンター　　f.国立熊本病院　　g.国立病院機構長崎医療センター　　i.広島国際大学
h.国立病院機構福岡東医療センター

図 6.5　放射線治療装置の変遷

（2）放射線治療装置の品質保証

　現在のリニアックは日常的にビームの変動は少ない。しかしながら、リニアックを導入した場合には、品質保証は必ず実施しなければならない。また、導入後には、リニアックの品質管理でビームの照射精度と安定性を確認しなければならない。リニアックには、オープ照射野、MLC、物理ウェッジ、ダイナミックウェッジ、EPID が装備され、多種類の X 線と電子線が使用できるようになっている。リニアックは多様性がある。したがって、次の項目について品質保証プログラムを作成し、方法、許容誤差を明確にして品質保証を実施しなければならない。

・高エネルギー X 線の品質保証
・高エネルギー電子線の品質保証
・マルチリーフコリメータの品質保証
・ダイナミックウェッジの品質保証
・ポータル画像照合装置（EPID）の品質保証

　特に、品質保証では、機械的なパラメータが変動した場合には故障になるのか、照射パラメータで電離箱表示の cGy は真の cGy なのか、ソフトウェアとデータベースにおいて患者 ID の間違いが誤照射事故につながることを知っているか、その他の項目では、エマジェンシーの訓練をしているかということを理解する必要がある。また、このようなカテゴリーで何が一番重要なのか、時間とともに変化をする可能性があるのは何なのかを分析し、品質管理は効率的に実施していく必要がある（**図 6.6**）。

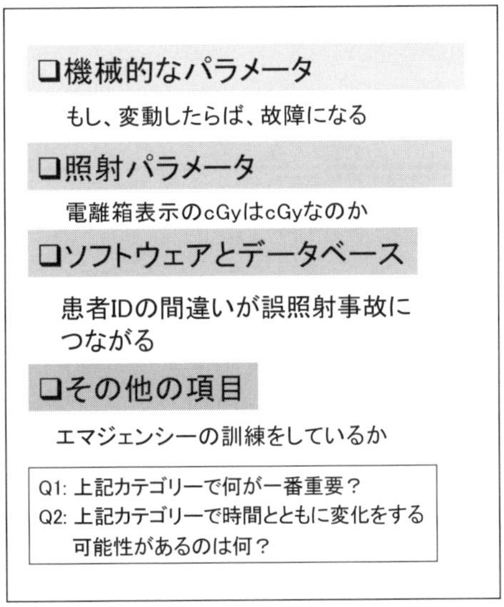

図 6.6　放射線治療装置の品質保証パラメータの変動

（3）リニアックの品質保証項目

1）リニアック本体の品質保証試験

リニアックの品質保証には、臨床的品質保証と物理・技術的品質保証がある。物理的・技術的品質保証には、線量管理と幾何学的精度管理がある。リニアックの線量管理は計画標的体積への的確な線量投与と関連部位への吸収線量を正確に評価することを目的にしている。同時に、全ての放射線治療施設において治療結果が同じ基準で評価できるように吸収線量は統一されていることが重要である。幾何学的精度管理は座標軸の原点（すなわちアイソセンター）を確認している項目と原点からの移動量を見ている項目の 2 種類がある。品質管理プログラムは簡単かつ迅速で再現性のある測定法を追求でき、試験手順は許容誤差または基準値レベル以下の変動を評価できるような方法にする必要がある。また、試験時間が可能な限りなく短時間になるようなプログラムを開発すべきである[4), 7), 8)]。

臨床的品質保証は患者の診察、治療方針の決定、病歴・症状・局在診断・病理診断・病期・臨床検査・画像検査・インフォームドコンセントに基づいた放射線治療の適応の決定、照射野の決定、治療計画、治療効果の評価法、放射線治療後の評価、治療成績の記載、診療録と照射録の記載、カンファレンスの実施など医師が行うものであり、医療事故の防止、治療実施の条件および状況の明確化、治療レベルの確保を図るねらいがある[4) ～ 6)]。わが国では、臨床的品質保証は医師が担い、物理・技術的品質保証は診療放射線技師の役割である。

リニアックを導入した場合には、物理的・技術的品質保証は必ず実施しなければならない。しかしながら、リニアックの受入れ試験を行うために様々な高価な測定器具が必要になる。測定器類は経済的な面から最小限に抑える必要がある。

また、受入れ試験の項目はどのようなものがあるか、試験は誰がするかなどの問題が持ち上がるが、次のように考えるとよい。リニアックを導入する場合には、遮蔽計算書・許可申請手続き書の基本はリニアックメーカに作成を依頼し、また、導入し場合には、幾何学的品質保証はリニアックメーカ、線量測定は測定メーカまたは診療放射線技師、治療計画装置のコミッショニングとモデリング（数値の合わせこみ）は治療計画装置メーカに依頼するのがよい。リニアックの受入れ試験の項目は多いので自施設とメーカの共同で検討し、責任の所在を明確にしなければならない。

物理的・技術的品質保証を**表 6.1** に示す[10]。

表 6.1　放射線治療装置の品質保証試験項目[3]

	点検項目		許容誤差
外観検査	外観検査	塗装の異常の有無	不具合の有無
		メッキの異常の有無	不具合の有無
		扉の開閉の異常の有無	不具合の有無
		内部配線の異常の有無	不具合の有無
		ボルト、ナット、ワッシャの脱落	不具合の有無
線量管理項目	X線束データの測定	エネルギー指標の決定	標準 計測法12を採用
		モニタ線量計の校正	±2%
		TMRの不変性	±2%
		PDDの不変性	±2%
		OCRの不変性	±2%
		出力係数の不変性	±2%
		ウェッジ係数の不変性	±2%
		シャドウトレイ係数の不変性	±2%
		鉛ブロック透過係数の不変性	±2%
	電子線束データの測定	エネルギー指標の決定	標準 計測法12採用
		モニタ線量計の校正	±3%
		PDDの不変性	±3%
		OCRの不変性	±3%
		出力係数の不変性	±3%
	X線出力系	モニタ線量計の積算線量の再現性	±0.5%
		モニタ線量計の積算線量の直線性	±2%
		モニタ線量計の線量率依存性	±2%
		パルス繰り返し数とモニタ線量計の積算線量	±2%
		積算線量モニタの過渡特性	実測
		バックアップ線量計の特性	±2%
		出力の繰り返し安定性	±2%
		出力の連続運転の安定性	±2%
		ガントリ回転角度による積算線量の安定性	±2%
		回転照射による線量率の安定性	±2%
	電子線出力系	モニタ線量計の積算線量の再現性	±0.5%
		モニタ線量計の積算線量の直線性	±3%
		モニタ線量計の線量率依存性	±3%
		パルス繰り返し数とモニタ線量計の積算線量	±3%
		積算線量モニタの過渡特性	実測
		バックアップ線量計の特性	±3%
		出力の繰り返し安定性	±3%
		出力の連続運転の安定性	±3%
		ガントリ回転角度による積算線量の安定性	±3%
		アプリケータ外の漏れ線量	±0.1%
		X線汚染度	実測
	X線等線量分布測定	オープン照射野	実測
		ウェッジフィルタ	実測
		ダイナミックウェッジ	実測
	電子線等線量分布測定	オープン照射野	実測
	制御部	各種メータ類の指示値の確認	仕様書規格
		駆動部の動きの安全	機能する
		キースイッチの作動	機能する
		照射中の表示	機能する
		回転照射時の表示	機能する
		予定モニタユニットによる照射停止機構	機能する
		照射中断機構	機能する
		インタロックの動作	機能する
		患者監視システムの作動	機能する
		エマージェンシースイッチの作動	機能する
		デッドマンスイッチの作動	機能する

		点検項目	許容誤差
的管	ガントリ部	焦点の大きさ	仕様書規格
		焦点(線源間)の回転中心間距離	±2mm
		ガントリ回転角度の表示精度	±1°
		ガントリ回転速度の表示精度	仕様書規格
		ガントリ回転速度の安定性	±3%
		運動照射時のガントリの終了位置の確認	仕様書規格
		照射ヘッド(コリメータ)の回転表示精度	±1°
		照射野絞り(モノブロックコリメータ)のアライメント	±2mm
		照射野絞り(マルチリーフコリメータ)のアライメント	±2mm
		ガントリ回転中心の精度	φ2mm
		照射野の可変範囲	仕様書規格
		照射ヘッドの回転中心精度	φ2mm
		光学的距離計の光照度	機能する
		光学的距離計の精度	±2mm
		照射野ランプの明るさ	仕様書規格
		十字投光器(レーザロカライザー)の指示精度	φ2mm
	放射線照射野	照射野(50%照射野・実照射野・光照射野・目盛照射野)の精度	±2mm、端で1%
		X線の平坦度	±2%
		電子線の平坦度	±3%
		X線の対称性	±2%
		電子線の対称性	±3%
	治療台	治療台の回転中心精度	φ2mm
		治療台の回転目盛りの表示精度	±0.5°
		治療台天板の回転中心精度	φ2mm
		治療台天板の回転目盛りの表示精度	±0.5°
		天板の縦揺れ	±0.5°
		天板の横揺れ	±0.5°
		天板の縦方向の剛性(たわみの程度)	±5mm
		天板の移動範囲(天板上下、前後、左右)	仕様書規格
		天板の材質確認	仕様書規格
		天板の吸収、散乱の程度	実測
	付属装置・機器	物理的ウェッジフィルタの取り付け精度	±2mm
		物理的ウェッジフィルタの安全性	±2mm
		シャドウトレイの取り付け精度	±2mm
		シャドウトレイの安全性	±2mm、あるいは±1°
		電子線コーンの取り付け精度	±2mm、あるいは±1°
		電子線コーンの安全性	異常の有無
	表示、標識	治療装置の定格表示	不具合の有無
		照射中表示	不具合の有無
		管理区域等の表示	不具合の有無
		注意事項の表示	不具合の有無
	安全系	絶縁抵抗	接地定格
		外装漏れ電流	接地定格
		接地の確認	機能する
		EPRの確認	機能する
		騒音の確認	実測
		照射ヘッドの漏洩線量	±0.1%以下
		治療室外の漏洩線量	実効線量限度
		停電時の安全機構	機能する
		放射化の有無	実測
		ノービーム運転機構の動作	機能する
		接触防止機構	機能する

2）リニアック MLC の品質保証試験項目

リニアックは IMRT などの高精度の放射線治療が行うことができるようになり、今まで以上にがん病巣に放射線を選択的に集中できるようになってきた。しかし、高精度放射線治療では、MLC の幾何学的および線量的な精度が最終的な投与線量の精度に影響するため、MLC の品質保証・品質管理が重要となっている。リニアックの MLC の試験項目を表 6.2 に示す。

表 6.2　リニアック MLC の品質保証試験項目

A.　幾何学的精度試験
1. メカニカルアイソセンターの変動
　（1）コリメータ回転精度
　（2）ガントリ回転精度
　（3）クロスヘアー
2. 光学距離計の校正
3. リーフ位置精度(ATP file pattern)
4. リーフ移動時間および移動範囲
5. リーフ位置再現性
6. Interdigitation(交互嵌合)
7. コリメータバックドライブテスト

B.　放射線試験
8. コリメータスポークショット
9. ガントリスポークショット
10. 光照射野とX線照射野の一致
11. リーフ位置精度
12. リーフ透過率

C. MLC試験
13. Picket Fence
14. Synchronized Segmented Stripes
15. Nonsynchronized Segmented
16. Stripes
17. X Wedges
18. Y Wedges
19. Pyramids(ピラミッド)
20. Complex Field A
21. Complex Field B
22. Continuous Stripes

D.　インタロック
23. Not in Treat Mode
24. Carrige Box Exposed or
25. leaf Tail Exposed
26. Colllimator Rotation
27. Leaf in Field

3）リニアック EPID の品質保証試験

EPID は患者の照射部位に対する視覚的な画像の観察を行うことを主な目的として開発されたが、解像力が劣っていたため急激な普及に繋がらなかった。しかしながら、その後の進歩により EPID の解像度が向上し、フィルムに取って代わり画像照合ができるようにまでになった。EPID は治療部位の撮影と透視ができる二次元画像取得システムである。メガボルト X 線用の EPID（MV-EPID）はリニアックの照射ヘッドと対向した180°の位置に取り付けられ、画像読み取り部（ディテクタ）、画像部から構成されている。画像誘導放射線治療などの高精度の照射法を実施するためには EPID の精度が問題となる。そのために、EPID は EPID 自体の性能を評価する物理的な品質保証品が必要である。リニアックの EPID の試験項目を表 6.3 に示す。

表 6.3　リニアック EPID の品質保証試験

1) EPID精度試験
2) EPIDのインターロック試験
3) EPIDの位置精度
4) 光学的中心とEPIDの精度
a. 目視による確認
b. X線画像による確認
5) 画像評価
a. ラスベガスファントムによる方法
b. QC-3ファントムによる方法

4) リニアックの品質保証試験用器具

　前述のように、リニアックの品質保証試験は幾何学精度と線量精度を測定しなければならない品質保証用の測定器具は高価であるので全の測定器を必ずしも購入する必要はなく、測定器も持たなければ、受渡し試験時に応じてメーカに依頼して測定するのがよい。このためには、リニアックの導入仕様書に具体的に品質保証試験項目を記載して応札するのが望ましい。主な測定器具を図 6.7 に示す。

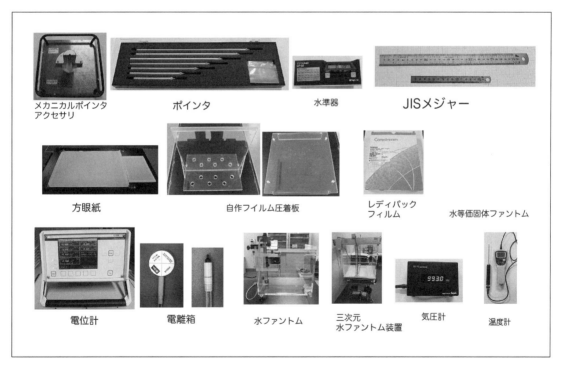

図 6.7　リニアックの品質保証試験用測定器

7. リニアックの品質保証試験の例

（1）幾何学的管理項目 [4), 8) ~ 12)]

　X線の幾何学的管理項目は照射野精度、平坦度・対称性、ガントリ回転中心精度、照射野回転中心精度、治療寝台の回転中心精度などがある。

1）0°方向のガントリの角度表示の確認

　高精度な水準器を用いてガントリの水平位置（0°）の確認方法を示す。例えば、水準器の表示値を真値とし、ガントリ角度の表示値、操作器モニタ表示値の角度表示を確認する。ガントリに水準器を設置する場所は毎回同じ場所とする（**図6.8**）。

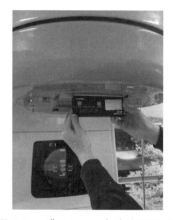

図6.8　ガントリの角度表示の確認

2）メカニカルフロントポインタを用いた寝台の高さ（SSD = 100 cm）の確認

　寝台の高さの確認方法を示す。例えば、メカニカルポインタアクセサリにSSD = 100 cm表示のメカニカルフロントポインタを取り付け、治療寝台をメカニカルポインタに接触しない程度に近づけていく。操作器のモニタ表示値がSSD = 100 cm（この場合、モニタ表示値は0.0を示す）で［位置精度± 1 mm］であることを確認する。メカニカルポインタの先端は寝台に衝突させないように調整する。SSD = 110およびSSD = 90 cmの場合も同様に確認する（**図6.9**）。

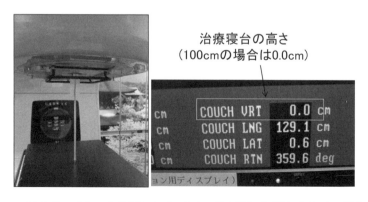

図6.9　メカニカルフロントポインタを用いた寝台の高さの確認

3）左右レーザとメカニカルフロントポインタの位置精度の確認

治療室の側壁の左右のレーザビームとメカニカルポインタの位置精度が［± 1 mm］であることを確認する（図6.10）。

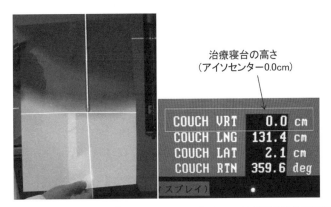

図 6.10　左右レーザとメカニカルポインタの位置精度の確認

4）天井のレーザビームの位置精度の確認

ガントリを0°、SSD = 100 cmとし、寝台の上面に白い紙を敷き、四隅をテープで固定する。照射ヘッド内のクロスヘアを投影させ、白紙に書いた十字線にクロスヘアを合わせる。ガントリを90°回転させて天井のレーザビームの中心精度が［± 1 mm］であることを確認する（図6.11）。

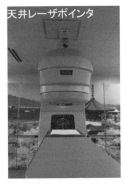
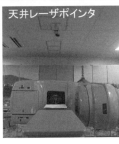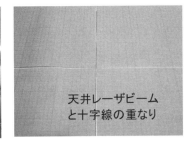

図 6.11　天井のレーザビームの位置精度の確認

5）目盛照射野—光照射野—実照射野（50％照射野）の精度

照射野精度の確認方法を示す。例えば、回転角度を0°に設定し、レディパックフィルムをビーム軸

に対して垂直に張り付ける。照射野は目盛照射野を 5 cm×5 cm、10 cm×10 cm、20 cm×20 cm とする。目視的に光照射野の四隅に針でピンホールを開ける。50%線量領域を実照射野とし、フィルム濃度が 1.5 程度になるように X 線を照射する。黒化したピンホールの間の距離を測定し、目盛照射野との実照射野の距離を求める。光照射野はメジャーで実測する。許容値は、照射野サイズ 20 cm×20 cm 以下で± 3 mm、20 cm×20 cm 以上で± 5 mm である（**図 6.12**）。

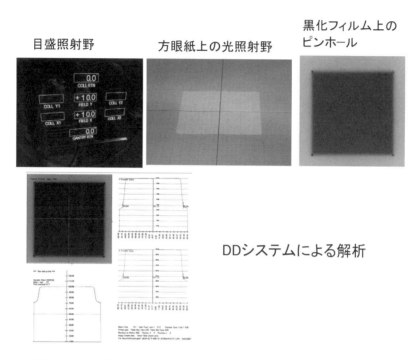

図 5.12　目盛照射野─光照射野─実照射野（50%照射野）の精度

6）焦点測定
ペネトラメータ法でリニアックの焦点を測定する（**図 6.13**）。

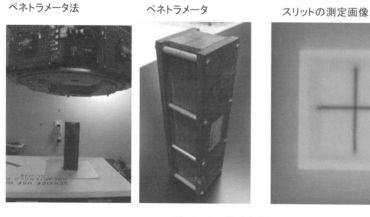

図 6.13　焦点測定

7）ガントリ回転角度の表示精度

ガントリ回転角度の表示が水準器の角度表示と一致することを確認する。例えば、ガントリ回転角度を 0°、90°、80°、270° にして照射ヘッド部に水準器を配置し、回転角度を測定する（**図6.14**）。例えば、3D 水ファントムの軸に対してガントリが 1° 傾いていたとすれば SSD = 100 cm、40 cm 深の位置では中心軸に対して測定ビーム軸は 2.4 cm ずれることになる。この場合、照射野が 4×4 cm^2 の場合では、中心軸は照射野の辺縁にあたるので、ガントリ角度は正確に設定しなければならない。

ガントリ角度0°　　　　　　ガントリ角度135°

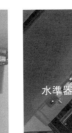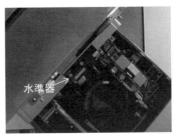

図 6.14　ガントリ回転角度の表示精度

8）ガントリ回転中心精度

ガントリ回転中心精度を測定する。例えば、ガントリ回転角度を 0°、コリメータ回転角度を 0° に設定し、レディパックフィルムをビーム軸に対して平行になるようにして寝台上に置く。照射野はコリメータを照射野の長軸（Y）方向がスリット状になるように絞り込む。次に、ガントリ回転角度を 30°、90°、120°、180°、240°、330° にしてそれぞれの照射を行う。フィルムの濃度は 1.5 程度を目安にする。取得したスターショット画像は各スリットビームの中心軸に直線を引いてそれぞれの直線が中心で交差する点を作成する。交点の広がりの最大距離を直径とする円を想定して、その半径を中心軸の位置の指標とする。照射野は X 軸 20 cm×Y 軸 0.4 cm の場合、および X 軸 0.4 cm×Y 軸 20 cm の場合の両方を確認する（**図6.15**）。

アイソアライン　　　自作製フィルム圧着板

照射野サイズ：20×0.4cm^2(X×Y)

水等価固体ファントム　　X線入射方向

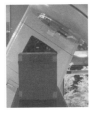

スターショット　　　　DDシステムによる中心精度の解析

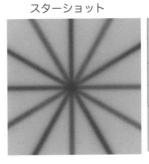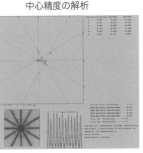

図 6.15　ガントリ回転中心精度

（2）線量管理項目

《X線の一例》

1）X線エネルギー指標の決定

TPR_{20} と TPR_{10} の比から X 線エネルギー指標の測定法を示す[13]。例えば、X 線エネルギー 6 MV、MU = 300、線量率 = 300 MU/min、MU = 300、ガントリ回転角度 0°およびコリメータ回転角度 0°とし、水ファントムを用いて円筒形電離箱で X 線エネルギー指標 $\text{TPR}_{20, 10}$ を測定する。SCD = 100 cm とし、円筒形電離箱の中心は幾何学的中心とする。測定は 5 回行い平均値を採用する（図 6.16）。

X 線エネルギー指標は式（6.1）で求める。

$$\text{TPR}_{20, 10} = \text{TPR}_{20} / \text{TPR}_{10} \tag{6.1}$$
$$= D(100, 10 \times 10, 20) / D(100, 10 \times 10, 10) \tag{6.2}$$

$\text{TPR}_{20, 10}$ は線源検出器（電離箱）間距離 SCD を 100 cm、その位置での照射野を 10 cm × 10 cm とした場合の水中での深さ 20 cm（20 g/cm²）における水吸収線量 $D(100, 10 \times 10, 20)$ と 10 cm（10 g/cm²）における水吸収線量 $D(100, 10 \times 10, 10)$ の比である。

また、$\text{TPR}_{20, 10}$ が求まれば、公称 X 線エネルギー λ（MV）は 4 MV ≦ λ ≦ 20 MV において式（6.3）で決定できる。

$$\lambda(\text{MV}) = -1818.9 + 8183x - 12284x^2 + 6172x^3 \tag{6.3}$$

ただし、$x = \text{TPR}_{20, 10}$ である。この式は、4 〜 20 MV の範囲であれば、0.3 MV の精度で近似できるとされている。

電離箱の位置
: 10cm深

電離箱の位置
: 20cm深さ

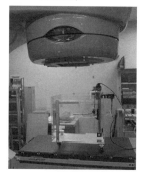 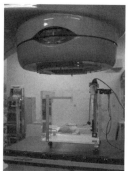

図 6.16　X 線エネルギー指標の決定

2）TMR の測定

円筒形電離箱線量計による TMR 測定の方法を示す[13]。例えば、X 線エネルギー 6 MV、線量率 300 MU/min、MU = 300、ガントリ回転角度 0°およびコリメータ回転角度 0°とし、水ファントムを用いて円筒形電離箱線量計を用いて TMR を測定する。SCD = 100 cm、円筒形電離箱の中心は実効中心とする。測定は 5 回行い平均値を採用する（図 6.17）。

TMR は式（6.4）で定義する。

$$\text{TMR}(d, A) = D(d, A) / D(d_{max}, A) \tag{6.4}$$

ただし、d は任意の深さ d_{max} は最大深、A は照射野、D は吸収線量である。照射野サイズは 4 cm×4 cm ～ 40×40 cm^2 について行う。TMR の不変性試験は照射野サイズ 10 cm×10 cm で行う。

TMR測定

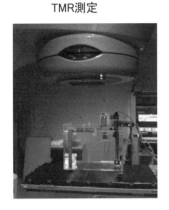

TMRの測定結果

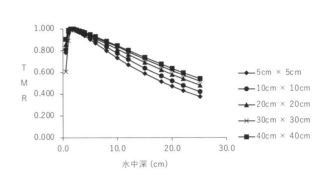

図 6.17　TMR の測定

3）X 線のモニタ線量計の積算線量の直線性

モニタ線量計の積算線量の直線性の測定方法を示す。例えば、ガントリ回転角度 0° およびコリメータ回転角度 0° とする。SCD = 100 cm、照射野 = 10 cm×10 cm、校正深 = 10 cm（水中）に線量計を合わせ、校正深吸収線量を測定する。MU 値は 50、100、400、500、700、900 とする。校正深吸収線量から TMR を用いて最大深吸収線量に変換する。線量率は 100 MU/min、300 MU/min、500 MU/min と変化し、吸収線量を測定する（**図6.18**）。線量率は連続可変であれば20%から最大線量率の範囲で 4 種類の線量率で行う。すべての公称エネルギーについて行う。すべての測定値 D_i から最小二乗直線回帰計算により最適直線を定め、それと測定値 D_i との偏差を求める。なお、最小二乗直線回帰によるモニタ値 M' と計算測定値 D' との最適直線は式（6.5）で表される。

$$D' = \overline{D} + S(M' - M) \tag{6.5}$$

$$S = \frac{\sum((Mi - \overline{M})(Di - \overline{D}))}{\sum(Mi - \overline{M})^2} \tag{6.6}$$

ここで、S は直線の勾配は、それぞれ測定値とモニタ値の平均値であり、D_i、M_i はそれぞれ I 番目の測定値とモニタ値である。許容範囲は、± 2%あるいは最大偏差 2 cGy 以下である。

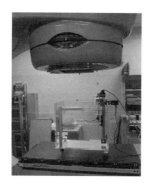

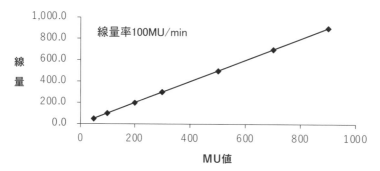

図 6.18　X 線におけるモニタ線量計の積算線量の直線性

《電子線の一例》

1）電子線のモニタ線量計の積算線量の再現性

　電子線のモニタ線量計の積算線量の再現性の測定方法を示す。例えば、ガントリ回転角度 0° および
コリメータ回転角度 0° 、SSD = 100 cm、アプリケータサイズ = 10×10 cm^2 とする。平行平板形電離
箱線量計を用い、測定深は最大深とする。連続 3 Gy を照射し、10 回繰り返して測定する。全ての公称
電子線エネルギーならびに最大と最小の線量率について行う（**図 6.19**）。変動係数 F_c は式（6.7）を用
いて決定される。誤差の許容範囲は変動係数で ± 0.5 % 以内である。

$$F_c = \frac{100}{\overline{R}} \sqrt{\frac{\sum_{i=1}^{n} \left(\overline{R} - R_i \right)^2}{n-1}} \tag{6.7}$$

　ここで、R_i は i 回目の測定で得られたモニタ値の吸収線量に対する比、$\overline{R}$ は比の平均値であり、次式
で求める。R は同一条件での測定回数である。

$$\overline{R} = \frac{1}{n} \sum_{i=1}^{n} R_i \tag{6.8}$$

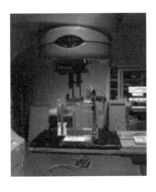
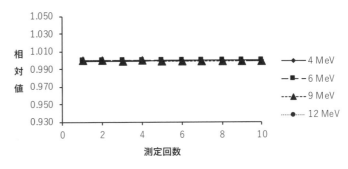

図 6.19　電子線のモニタ線量計の積算線量の再現性

2）電子線のガントリ回転角度による積算線量の安定性

　電子線のガントリ回転角度による積算線量の安定性の測定方法を示す。例えば、ガントリ回転角度 0°およびコリメータ回転角度 0°とする。SCD = 100 cm、照射野 = 10 cm×10 cm、ビルドアップキャップを装着した電離箱線量計をアイソセンターに合わせる。MU = 300 とし、線量率は 100 MU/min、200 MU/min、300 MU/min と変化させて測定を行う（**図 6.20**）。日常多用する公称エネルギーのうち、一種類について行う。許容範囲は ± 3%とする。

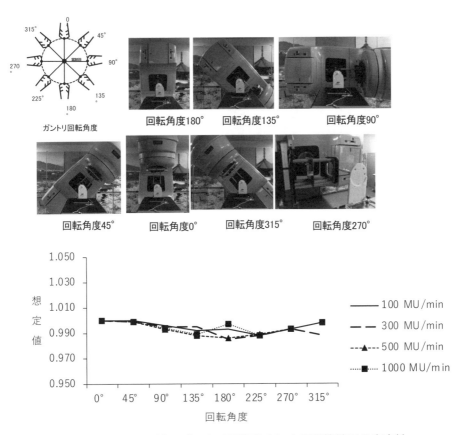

図 6.20　電子線のガントリ回転角度による積算線量の安定性

（3）MLC の品質保証

1）MLC 形状ファイルパターンを用いたリーフ位置の再現性試験

リーフ位置の再現性の測定方法を示す。MLC 形状のファイルパターンを繰り返し使用する。ファイルパターンサイクルを実施する前後でのリーフの位置の許容値は、± 1.0 mm 以内で一致することである。MLC 形状ファイルパターンを用いてリーフ位置の再現性を測定する（図 6.21）。

方法は次のとおりである

・ガントリ角度を 0°にセットする。

・照射ヘッドにフロントポインタを取り付け、治療寝台の高さを 100 cm にセットする。

・治療寝台の天板に方眼紙を貼り付ける。

・繰返しファイルパターンをセットアップする。

・開度 1 cm のリーフの実位置を記録する

・オートサイクルで、ファイルは 50 パターンを動かす。

・繰り返しファイルパターンを再度セットアップする。

・すでに測定したリーフ位置と比較し、その差が最も大きいリーフの値を記録する。その値と同じ値のリーフが 2 個以上あった場合は、それらのリーフ番号も記録する。

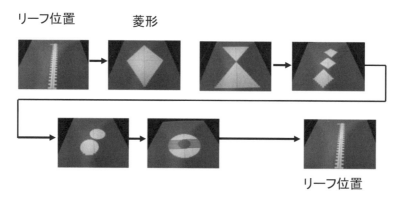

図 6.21　MLC 形状ファイルパターンを用いたリーフ位置再現性試験

2）交互嵌合（入れ込み）試験

MLC 形状ファイルパターンは交互嵌合（入れ込み）を使用する。許容値はガントリ角度 90°および 270°において、すべてのリーフが対向するリーフペアに衝突せずに噛み合されていることである。MLC の交互嵌合（入れ込み）ですべてのリーフが対向するリーフペアに衝突せずに入ることを確認する（図 6.22）。方法は次のとおりである。

・コリメータ角度を 90°にする。

・ガントリ角度を 90°および 270°にし、交互嵌合パターンをセットアップする。

・すべてのリーフが対向するリーフペアに入る状態を確認する。

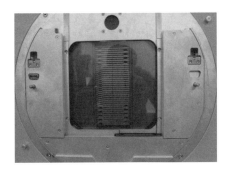

図 6.22　交互嵌合（入れ込み）試験

3）コリメータバックドライブ（クラッチ強度チェック）試験

コリメータのクラッチ強度を確認する。許容値はコリメータが回転しないことである。ただし、MLC、Jaw、ガントリはコリメータの回転で最も負荷がかかる状態にする。許容値はコリメータを回転させ、最も負荷がかかる状態でコリメータ回転は認められないこと（**図 6.23**）。コリメータのクラッチ強度を確認する。

方法は次のとおりである

・ガントリ角度を 270°、コリメータ角度を 45° にする。

・4 個の Jaw を治療台方向に非対称駆動させ、MLC の位置も治療台方向のオーバセンタートラベルパターンを選択する。

・すべての Jaw とリーフを治療台方向に動かし偏心荷重がかかる状態にして、コリメータの位置表示は、3 分間変化しないことを確認する。

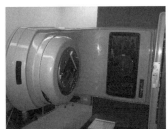
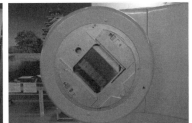

ガントリ回転角度270°　　　コリメータ回転角度45°

図 6.23　コリメータバックドライブ（クラッチ強度チェック）試験

4）コリメータスポークショット試験

スポークショットの MLC 形状ファイルパターンを使用する。許容値はコリメータ回転による X 線ビーム軸の変動がメカニカルアイソセンターと半径 1.0 mm の円内で一致することである。コリメータ回転による X 線ビーム軸の変動を確認する（**図 6.24**）。

方法は次のとおりである。

・ガントリ角度を 0° にセットする。

・照射ヘッドにフロントポインタを取り付け、治療寝台の高さを 100 cm にセットする。

・治療寝台の天板上に X 線フィルムを貼り付ける。

・Upper Jaw と Lower Jaw を 25 cm×25 cm に開いて、スポークショットパターンをセットアップする。
・コリメータ角度を 90°、45°、0°、315° に回転させ、X 線フィルムに照射する。
・X 線フィルムに照射されたスポークショットの幅の中心に線を引く。
・引いた線が半径 1.0 mm の円内で交差することを確認する。または、D-D system によって解析する。

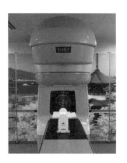

アイソアライン

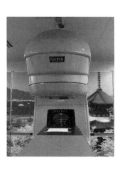

寝台上のフィルム

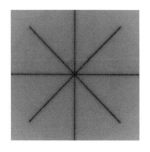

スポークショット画像

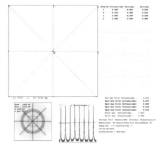

DDシステムによる解析

図 6.24　コリメータスポークショット試験

5) リーフ透過率試験

　MLC 形状ファイルパターン：Leakage A Side、Leakage B Side を使用する。測定方法には、電離箱線量計を用いた方法とフィルムを用いた方法がある。リーフ端透過率は対向するリーフ先端の間隙からの透過線量の割合を表す。すべての対向するリーフを全閉にした状態でリーフバンクの中央部における最大透過率が照射野 10 cm×10 cm で測定した線量の 25% 以下であること。リーフ間透過率は隣接するリーフ側面の間隙からの透過線量の割合を表し、リーフの先端から 7 cm の点において測定する。リーフ間透過率は照射野 10 cm×10 cm で測定した線量の 4% 以下であることあることが許容値である。

　a. 電離箱線量計によるリーフ X 線透過率試験

　　MLC のリーフを閉じた場合の X 線透過率を測定する（**図 6.25**）。

　方法は次のとおりである。

　　・ガントリ角度を 0°、コリメータ角度を 0° にセットする。
　　・電離箱線量計をビーム軸上の水ファントム中の校正深 10 cm にセットする。焦点電離箱間距離 SCD は 100 cm とする。

・Upper Jaw と Lower Jaw、MLC を 10 cm×10 cm にセットする。

・最大 X 線エネルギーで 100 MU を 3 回照射し、その測定値の平均値を基準線量とする。

・Jaw の開度はそのサイズのままで、MLC だけを全閉し、最大 X 線エネルギーで 100 MU を数回（3 回）照射し、その測定値の平均をとる。

・測定値と基準線量との百分率をリーフからの X 線透過率とする。

・キャリッジ A について、ビーム軸から 7 cm 離れた軸外位置で MLC が全閉になるように設定する。そして、最大 X 線エネルギーで 100 MU を 3 回照射し、その測定値の平均をとる。

・測定値と基準線量との百分率（%）をリーフからの X 線透過率とする。

・次に、同様にキャリッジ B について、ビーム軸から 7 cm 離れた軸外位置で MLC が全閉になるように設定する。最大 X 線エネルギーで 100 MU を数回（3 回）照射し、その測定値の平均をとる。

・測定値と基準線量との百分率（%）をリーフからの X 線透過率とする。

b. X 線フィルムによるリーフ X 線透過率試験

MLC のリーフを閉じた場合の X 線透過率を測定する。

方法は次のとおりである。

・事前にフィルム濃度線量変換テーブルを作成しておく。

・ガントリ角度を 0°、コリメータ角度を 0° にセットする。

・フィルムの中心をビーム軸に垂直にして、焦点−フィルム間距離 SCD 100 cm に配置する。

・ファントムは水等価固体ファントムを用いる。

・フィルムを水等価固体ファントム中の校正深 10 cm の位置で挟み込む。

・Upper Jaw と Lower Jaw、MLC を全開し、最大 X 線エネルギーで MU を一定にして照射する。

・フィルムを現像し、濃度計を使用して、フィルム濃度−線量変換テーブルから基準線量を求める。

・同様に Upper Jaw と Lower Jaw、MLC を全閉し、最大 X 線エネルギーで MU を一定して照射する。

・フィルムを現像し、濃度計を使用して、フィルム濃度−線量変換テーブルから吸収線量を求める。

・それぞれのリーフを透過した濃度から吸収線量を測定する。

・キャリッジ A およびキャリッジ B について、ビーム軸から離れた 7 cm の軸外位置での X 線透過率を測定する。

a. 電離箱線量計による方法

測定　　　　　　水ファントム

b. フィルによる方法

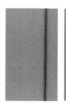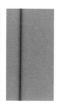

照射野　　　　　照射野全閉　　　　照射野全閉
10cm×10cm　　 コリメータ中央部　　コリメータ
　　　　　　　　がフィルムの中心　　が移動

図 6.25　X 線透過率試験

6) ピケットフェンス試験

　リーフ位置精度とキャリッジ動作精度を保証する試験である（**図 6.26**）。許容値は一致する線が照射野中心から−15.0 ± 0.1 cm、−10.0 ± 0.1 cm、−5.0 ± 0.1 cm、0.0 ± 0.1 cm、5.0 ± 0.1 cm、10.0 ± 0.1 cm、15.0 ± 0.1 cm の範囲内にあることである。また、一致する線の強度が均一かつ直線であること。平坦度や対称性の許容誤差は「放射線機器品質管理実践マニュアル外部放射線治療装置」に基づき ± 2 ％を採用した[14]。リーフ位置精度とキャリッジ動作精度を確認する。

　方法は次のとおりである。

・フィルムに X 線を照射する 7 つのリーフの線を作成する

・照射野中心から一致するリーフ線までの距離を定規または D-D システムで測定する。

・リーフ線の強度の均一性を確認する。また、直線性を目視的に確認する。

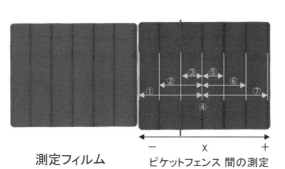

測定フィルム　　　　ピケットフェンス 間の測定

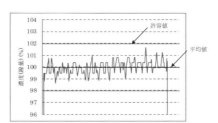

ピケットフェンス試験の濃度プロファイル

図 6.26　ピケットフェンス試験

（4）ダイナミックウェッジの品質保証

1）組織最大線量比（Tissue Maximum Ratio：TMR）[12)～15)]

　オープン照射野の TMR を測定する（**図 6.27**）。例えば、X 線エネルギーは 6 MV、照射野は 5 cm ×5 cm、10 cm×10 cm、15 cm×15 cm、20 cm×20 cm、SAD は 100 cm、とする。ガントリ角度 0°、コリメータ角度 0°、投与線量 100 MU、線量率 300 MU/min である。電離箱線中心は実効中心とし、測定深は表面領域から 23.0 cm 深まで変化させる。

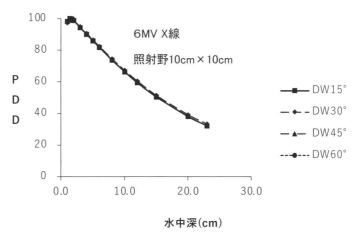

図 6.27　ダイナミックウェッジの TMR

2）ダイナミックウェッジのウェッジ係数

ダイナミックウェッジのウェッジ係数を測定する（**図 6.28**）。SAD = 100 cm とし、校正深（10 cm 深）で測定し、最大深線量に換算する。照射野サイズは 4 cm×4 cm、5 cm×5 cm、6 cm×6 cm、8 cm×8 cm、10 cm×10 cm、12 cm×12 cm、15 cm×15 cm、18 cm×18 cm、20 cm×20 cm、コリメータ角度は 0°、ダイナミックウェッジ角度は 15°、30°、45°、60° とする。ウェッジ方向は Y1 方向とする。

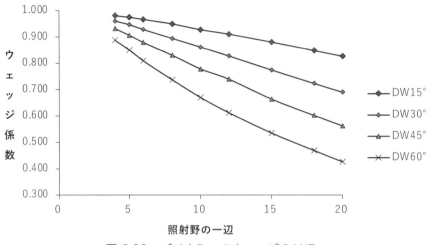

図 6.28　ダイナミックウェッジの WF

3）等線量分布の測定

フィルムを用いてダイナミックウェッジと物理ウェッジの等線量分布を測定し、ウェッジ角度を評価する（**図 6.29**）。水ファントム中でフィルムを照射し等線量分布を求める。フィルムの濃度は DD 変換曲線を用いて線量に変換する。測定条件は、X 線エネルギー 6 MV、照射野サイズ 10 cm×10 cm、線量率 300 MU/min、ガントリ角度 0°、コリメータ角度 0° である。

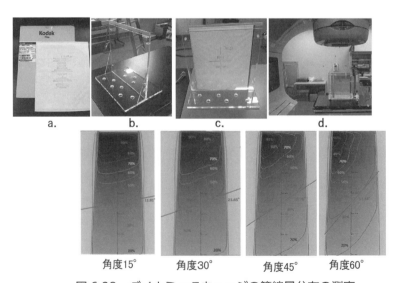

図 6.29　ダイナミックウェッジの等線量分布の測定
a. レディパックフィルム、b. 自作製フィルム立て、
c. フィルム立てにフィルムをはさみ入れた状態、d. 水ファントム中のフィルム

（5）EPID の品質保証

1）ラスベガスファントムによる画像評価

　EPID の特徴は静止画像や動画像を取得することにある。EPID は入射 X 線を光に変換する発光体やアモルファスシリコンによるフォトダイオードから構成されているため、長期間の経年変化により劣化する。画像の鮮鋭度、コントラスト、解像度が低下すれば、画質が劣化する。EPID に画像の劣化が起これば、放射線治療の照合精度に影響する。光照射野の中心と EPID 中心の位置精度を X 線画像で確認する。

　EPID の目視観測による画像評価にはバリアン社製ラスベガスファントムを用いる（図 6.30）。ラスベガスファントムによる画像評価の方法では、EPID の停止位置は P2（SID = 130 cm）とする。ラスベガスファントムは深さが 0.25 mm、0.5 mm、1 mm、2 mm、3 mm、直径が 1 mm、2 mm、4 mm、7 mm、10 mm、15 mm の様々な円柱形の穴を開けており、この円柱形の穴の直径と深さにより画像を評価する。直径は空間分解能、深さはコントラストの評価が可能である。画像評価のために、EPID 上にラスベガスファントムを設置し、画像を取得する。取得画像から空間分可能とコントラストを目視観測により評価する。画像を定量的に評価する場合には式（6.9）を用いる。ただし、I_0 は円形信号値、I_b はバックグランド信号値である。

$$c\left(\%\right)=\left(\frac{I_0}{I_b}\right)\times100 \tag{6.9}$$

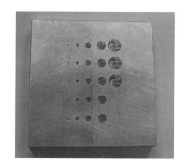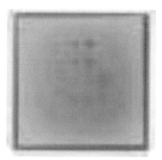

図 6.30　ラスベガスファントムによる画像評価

2）PIPSpro QC-3 ファントムによる画像評価

　照射野の中心と EPID 中心の位置精度を PIPSpro QC-3 ファントムで確認する。PIPSpro QC-3 ファントムは EPID の画像評価ファントムであり、EPID の画像の品質を評価するために用いるものである。ファントムは EPID 板上に置くかまたは、ベッド上のアイソセンターの位置に置く。EPID の停止位置は P3（SID = 140 cm）とする。PIPSpro QC-3 ファントムは QC-3 ファントムの解像度（lp/mmm）とバーの厚さ（mm）に対応している。例えば、番号 1 は鉛ブロックの深さが 1mm に掘られ、番号 2 は深さが 2 mm である。番号 1 ～ 5 の領域は空間距離がそれぞれ異なり、解像度の解析に用いられる。番号 6 ～ 11 の領域は鉛やプラスチックで作られたブロックであり、厚みが変化している。PIPSpro QC-3 ファントム上の四隅にある大きな数字は品質評価の番号であり、それぞれ密度が異なる。QC-3 ファントムを用いた EPID の画像評価では、同じ照射条件で QC-3 ファントムに照射し、同じシーケンスで 2 枚の画像を取得する。この理由はランダムノイズの計算を正確に行うためである。この取得画像から相

対変調伝達関数（Relative Modulation Transfer Function- RMTF）を求める。結果的に検出された値から解像度、コントラスト対ノイズ比（CNR）が解析され、日時的なトレンドとして記録される（図6.31）。

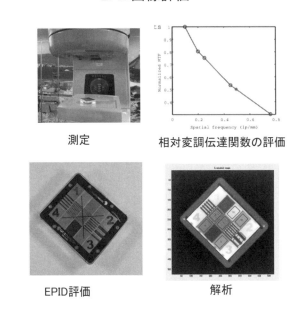

図 6.31　PIPSpro QC-3 ファントムによる画像評価

8. 始業点検

（1）始業点検の方法

　リニアックの品質保証（受入れ試験）の試験は必ず実施しなければならない。その試験のデータは品質管理試験の基本になるものである。品質管理試験は、普通、相対的試験で行い、短時間に終える方法を考える必要がある。品質管理試験は始業点検が最も重要であり、始業点検の実施に際して、次のことを考える必要がある。

・患者の医療安全を確保すること。
・装置の照射精度を維持すること。
・故障を未然に防ぐこと。
・保守管理プログラムを作成すること。
・点検項目は最小限にすること。
・適切な品質管理用具を揃えること。
・保守点検順番を考えて簡単な方法で実施すること。
・約 45 分以内で保守点検を終了すること。
・点検結果を記録すること。
・許容誤差を認識すること。
・管理責任者を選任すること。

・異常時の措置を規定すること。

　リニアックは日常点検に重点を置き、重要な点検項目を実施すれば、日常診療上の問題は発生しないと考える。日常点検には、装置、寝台の駆動確認、ビーム照射確認（ウォーミングアップ）、照射野サイズの確認、レーザポインターの一致性の確認、X線エネルギー確認、モニター線量の確認、平坦度・対称性の確認が行われる。日常点検は**表6.4**の内容で問題はない。**図6.32**に始業点検（EPIDによるモニタ線量の測定）の一例である。

表6.4　始業点検項目

1	モーニングチェック	装置、寝台の駆動確認
2		ビーム照射確認（ウォーミングアップ）
3	幾何学精度試験	照射野サイズの確認
4		レーザポインターの一致性の確認
5	線量精度試験	X線エネルギー確認
6		モニター線量の確認
7		平坦度・対称性の確認

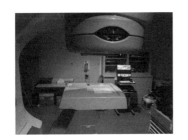

測定の様子

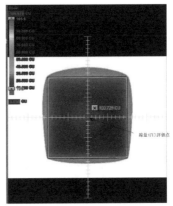

CUの評価点

測定回数	1	2	3	4	5	6
線量(CU)	100.030	100.008	99.982	99.982	99.909	99.982

測定回数	7	8	9	10	平均値
線量(CU)	99.982	99.907	99.883	99.860	99.909±0.335

図6.32　EPIDによるモニタ線量の測定

（2）始業点検用具

　始業点検用具はメーカが示す様々な品質管理ツールを鵜呑みにするのではなく、経済的な問題を考

慮して測定精度の良い測定用具を用いればよい。日常点検で使用する最小限必要の保守点検ツールを**表6.5**、**図6.33** に示す。

表 6.5　保守点検に必要なツール

No	点検	測定ツール	必要性
1	日常点検用	EASY（Linac QA software using EPID Image）	◎
2		幾何学的精度検証器具	△
3	定期点検用	電位計	◎
4		円筒形電離箱線量計（同型2本）：X線用 （フィールド線量計、リファレンス線量計）	◎
5		平行平板形電離箱線量計：電子線用	◎
6		二次元駆動水ファントム	◎
7		デジタル気圧計	◎
8		デジタル温度計	◎
9	線量計校正用	水等価固体ファントム	◎
10	必要に応じて	相互校正用ファントム	◎
11		水ファントム自動整準器	○
12		三次元水ファントム装置	△

◎絶対必要、○ 購入した方が便利、△ 予算との兼ね合い　で購入または借用する

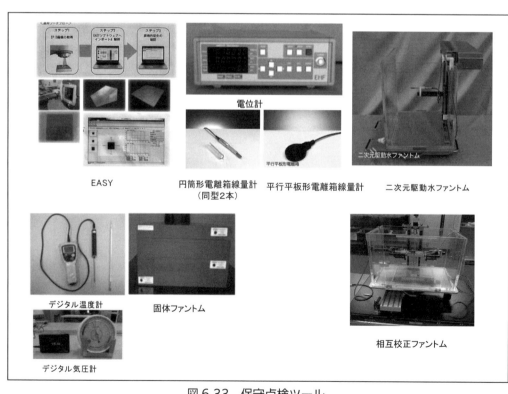

EASY　　円筒形電離箱線量計（同型2本）　平行平板形電離箱線量計　二次元駆動水ファントム

デジタル温度計　固体ファントム　相互校正ファントム

デジタル気圧計

図 6.33　保守点検ツール

9.　まとめ

　放射線治療の品質保証・品質管理は装置の照射精度を維持し、患者の医療安全を確保するために必ず実施しなければならない。そのため、学会等の品質管理プログラムをもとにして施設規模、施設構造、人的構造を考慮した品質管理プログラムを作成し、実行すべきである。しかしながら、日常点検は、必要最低限の点検項目を決め、短時間で実施できる方法が望ましいと考える。その実施結果は第三者がわかるように記録しなければならない。リニアックの品質管理は保守点検プログラムを作成し、効率的に短時間で精度よく行わなければならない。始業点検用試験ツールも保守点検プログラムに合わせ最小限なものを準備すべきである。ここでは、代表的な品質保証試験の例を示すとともにともに、特に始業点検の方法と必要最小限の品質管理用測定器を具体的に示した。特に、EPID を利用した品質管理法は、高制度かつ簡単に行える優れた方法である。今後は、従来からの品質管理のやり方を見直し、短時間に行える方法に移行していく必要があると考える。

第 7 章

放射線安全管理

1. 遮蔽計算例

　「放射線施設のしゃへい計算実務マニュアル」[1), 2)] に基づき、診療用リニアック室の遮蔽計算法を示す。計算データは資料 7.1 ～ 7.10 を用いる。

(1) 診療用リニアックの使用線量の計算

1) 設置装置名：直線加速装置　［○○○○社製リニアック CLINAC iX：対向板なし］

2) 放射線障害防止法による規制値

　　人が常時立ち入る場所における実効線量　　　　：1 mSv/ 週 以下
　　管理区域の境界における実効線量　　　　　　　：1.3 mSv/3 月 以下
　　一般病室における実効線量　　　　　　　　　　：1.3 mSv/3 月 以下
　　事業所境界および居住区域における実効線量　　：250 μ Sv/3 月 以下
　　（＊本施設事業所内には居住区域として学生宿舎がある）

3) 治療室図面

　　平面図・断面図等の図面をそれぞれに示す。
　　　図 7.1：リニアック治療室平面図
　　　図 7.2：リニアック治療室断面図
　　　図 7.3：リニアック治療室ダクト図
　　　図 7.4：リニアック治療室の敷地境界

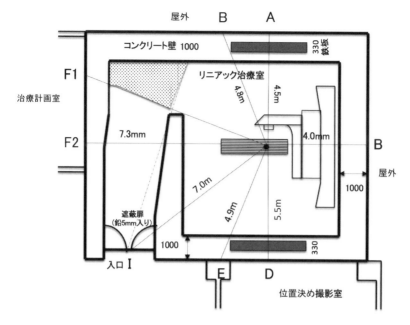

図 7.1 リニアック治療室平面図

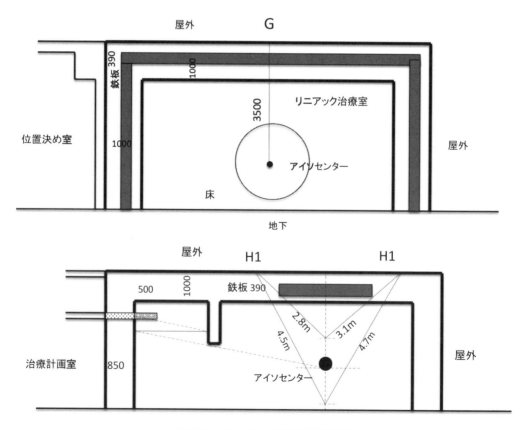

図 7.2 リニアック治療室断面図

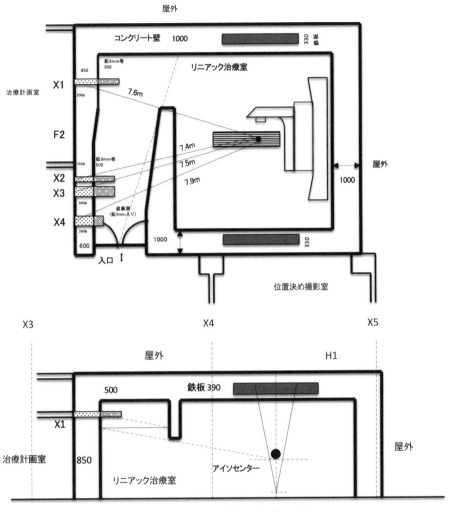

図 7.3 リニアック治療室ダクト図

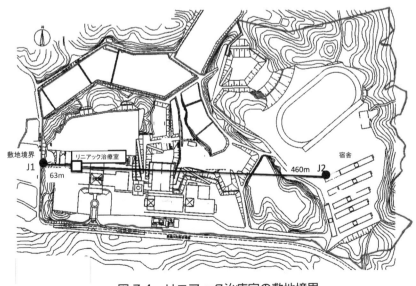

図 7.4 リニアック治療室の敷地境界

4) 参考文献

放射線施設のしゃへい計算実務マニュアル 2015（（財）原子力安全技術センター）[1]

5) 計算条件
a. X 線の計算条件（表 7.1）

表 7.1　X 線の計算条件

最大X線エネルギー			6 MeV	
最大X線線量率			6 Gy/min at 1m　水の吸収線量である（ターゲットから 1 m）	
最大照射野			40 cm × 40 cm　　　　アイソセンターにおいて	
使用線量		3 月使用線量	1500 Gy/3 月 at 1 m	
		1 週間使用線量	1200 Gy/ 週　at 1 m	
装置の方向利用率（U）		下向き	1.0	
		上向き	0.5	
		横向き	0.25　　　　　　　　左右それぞれ	
1/10 価層	利用線錐	コンクリート	35.2 cm（F_0=1.27）	密度：2.1 g/cm^3
		鉄	9.57 cm（F_0=1.14）	密度：7.8 g/cm^3
		鉛	5.24 cm（F_0=1.014）	密度：11.3 g/cm^3
	漏えい線	コンクリート	30.7 cm（F_0=1.35）	密度：2.1 g/cm^3
		鉄	8.84 cm（F_0=1.06）	密度：7.8 g/cm^3
		鉛	5.16 cm（F_0=0.765）	密度：11.3 g/cm^3

b. 電子線（制動 X 線）の計算条件（表 7.2）

表 7.2　電子線（制動 X 線）の計算条件

最大X線エネルギー			15 MeV		
最大X線線量率			10 Gy/min at 1m　水の吸収線量として（ターゲットから 1 m）		
使用線量		3 月使用線量	1500 Gy/3 月 at 1 m		
		1 週間使用線量	1200 Gy/ 週　at 1 m		
装置の方向利用率（U）		下向き	1.0		
		上向き	0.5		
		横向き	0.25　　　　　　　　左右それぞれ		
1/10 価層	利用線錐	コンクリート	47.6 cm	（F_0=1.13）	密度：2.1 g/cm^3
		鉄	10.69 cm	（F_0=1.29）	密度：7.8 g/cm^3
		鉛	5.28 cm	（F_0=1.33）	密度：11.3 g/cm^3
	漏えい線	コンクリート	36.1 cm	（F_0=1.2）	密度：2.1 g/cm^3
		鉄	9.98 cm	（F_0=0.941）	密度：7.8 g/cm^3
		鉛	5.21 cm	（F_0=0.948）	密度：11.3 g/cm^3

（2）X 線に対する遮蔽評価

1）計算式

《利用線錐に対する遮蔽後の評価点（X）における実効線量 ${}_U E_{(X)}$》

$$_U E_{(X)} = \frac{I_0 \times 10^6}{L^2} \times D_t \times U \times 1.0 \tag{7.1}$$

ただし、

${}_U E_{(X)}$：　評価点での実効線量　（μ Sv/3 月、または週）

I_0：　　　ターゲットから 1 m 離れた点での X 線の線量　（Gy/3 月、または週）

10^6：　　Gy を μ Gy に換算する係数

L：　　　ターゲットから評価点までの距離（m）

D_t：　　厚さ t cm の遮蔽材の透過率

$F_0 \times 10^{-t/x}$

　　ただし、F_0：補正係数

　　　　　　t：　遮蔽材の有効厚（cm）

　　　　　　x：　遮蔽材の 1/10 価層（cm）

U：　　　方向利用率

1.0：　　　Gy を Sv に換算する係数

《照射ヘッドからの漏えい線に対する遮蔽後の評価点（X）における実効線量 ${}_L E_{(X)}$》

$$_L E_{(X)} = \frac{i_0 \times 10^6}{L^2} \times D_t \times W \times 1.0 \tag{7.2}$$

ただし、

${}_L E_{(X)}$：　評価点での実効線量（μ Sv/3 月、または週）

i_0：　　　照射ヘッドからの漏えい線量率

　　　　　　（$I_0 \times 0.001$ Gy/3 月または週…利用線錐の 1/1000）

10^6：　　Gy を μ Gy に換算する係数

L：　　　ターゲットから評価点までの距離（m）

　　注：漏えい線量計算での評価点での距離は、通常は下向き照射時のターゲットから評価
　　　　点までの距離とする。

D_t：　　厚さ t cm の遮蔽材の透過率

　　$D_t = F_{0i} \times 10^{-t/x}$

　　　　ただし、F_0：補正係数

　　　　　　　　t：　遮蔽材の有効厚（cm）

　　　　　　　　x：　遮蔽材の 1/10 価層（cm）

W（または U）：下向き使用率（$1-U$）（U は方向利用率）

　　注：利用線錐や漏えい線量計算での評価点で、方向利用率 U を用いて評価した場合には、
　　　　（1 − 方向利用率）を下向き使用率として、下向き照射位置のターゲットからの漏えい
　　　　線量の計算を行い加算し、評価点の方向利用率はトータル 1.0 を満たすこと

1.0：Gy を Sv に換算する係数

《迷路散乱 X 線が鉛扉を通過した後の評価点（X）における実効線量 $_SE_{(X)}$》

$$_SE_{(X)} = \frac{S \times I_0 + s \times i_0}{a^2 \times b^2} \times 10^6 \times 0.01 \times d_t \times W \times 1.1 \times 2 \tag{7.3}$$

ただし、

$_SE_{(X)}$：　評価点での実効線量（μ Sv/3 月、または週）

S、s：　利用線錐および照射ヘッドからの漏えい線のコンクリート壁面等への入射面のうち、評価点から見込める面積（m²）

I_0：　ターゲットから 1 m 離れた点での線量（Gy/3 月または週）

i_0：　照射ヘッドからの漏えい線量率

　　　　（$I_0 \times 0.001$ Gy/3 月、または週…利用線錐の 1/1000）

a：　ターゲットから散乱壁面等の中心までの距離（m）

b：　散乱壁面等の中心から評価点までの距離（m）

10^6：　Gy を μ Gy に換算する係数

0.01：　壁面等の散乱比

d_t：　迷路散乱 X 線に対する鉛の透過率

W（または U）：下向き使用率（$1-U$）…（U は方向利用率）

1.1：　Gy を Sv に換算する係数

　　　　注：ダクトの貫通部等の遮蔽材がない場合には、1.43 を用いる。

　　　2：安全率

《迷路散乱中性子線に対する遮蔽後の評価点（X）における実効線量 $_NE_{(X)}$》

$$_NE_{(X)} = \frac{S \times {_nI_0}}{a^2 \times b^2} \times P \times 10^6 \times d_n \times W \times 1.43$$

ただし、

$_NE_{(X)}$：　評価点での実効線量（μ Sv/3 月、または週）

S：　コンクリート壁面等への入射面のうち評価点から見込める面積（m²）

$_nI_0$：　ターゲットから 1 m 離れた点での漏えい中性子線の線量（μ Sv/3 月、または週）

a：　ターゲットから散乱壁面等の中心までの距離（m）

b：　散乱壁面等の中心から評価点までの距離（m）

P：　コンクリート壁面等の散乱比 0.11 $(\cos \theta_0)^{2/3} \cos \theta$

　　　　ここで、θ_0 および θ は、それぞれの壁に垂直な直線と角で表した入射角および反射角

10^6：　Gy を μ Gyv に換算する係数

d_n：　迷路散乱中性子に対する遮蔽材の透過率

W（または U）：下向き使用率（$1-U$）…（U は方向利用率）

1.43：　熱中性子と速中性子の寄与を合わせた係数

（3）計算例

① C 点（漏えい線）

$i_0 = 1.5$（Gy/3 月 at 1 m）：利用線錐の 1/1000

$L = 4.0$（m）

$D_t = 1.35 \times 10^{-\ (100/30.7)} = 7.465E{-}04$（コンクリート 100 cm）

$W = 1$

$$_L E_{(C)} = \frac{15 \times 10^6}{4.0^2} \times 7.465 \times 10^{-4} \times 1 \times 1.0$$

$$= 699.844 \qquad （\mu \text{Sy}/3 \text{月}）$$

② A 点（漏えい線）

a. 利用線錐

$I_0 = 15000$（Gy/3 月 at 1 m）

$L = 45.45$（m）

$D_t = 1.27 \times 10^{-\ (67/35.2)} \times 1.14 \times 10^{-\ (33/9.57)} = 6.443E{-}06$（コンクリート 67 ＋ 鉄板 33 cm）

$U = 0.25$

$$_U E_{(A)} = \frac{15000 \times 10^6}{5.45^2} \times 6.443 \times 10^{-6} \times 0.25 \times 1.0$$

$$= 813.442 \qquad （\mu \text{Sy}/3 \text{月}）$$

b. 漏えい線

$i_0 = 1.5$（Gy/3 月 at 1 m）：利用線錐の 1/1000

$L = 4.45$（m）

$D_t = 1.35 \times 10^{-\ (67/30.7)} \times 1.06 \times 10^{-\ (33/8.84)} = 1.739E{-}06$（コンクリート 67 ＋ 鉄板 33 cm）

$W = 0.75$

$$_U E_{(A)} = \frac{15 \times 10^6}{4.45^2} \times 1.739 \times 10^{-6} \times 0.75 \times 1.0$$

$$= 0.988 \qquad （\mu \text{Sy}/3 \text{月}）$$

c. 合計実効線量

$$_U E_{(A)} = {_L E_{(A)}} = 814.430 \ （\mu \ \text{Sy}/3 \text{月}）$$

③ I 点：出入口扉

a. 漏えい線

$i_0 = 1.5$（Gy/3 月 at 1 m）：利用線錐の 1/1000

$L = 7.0$（m）

$D_t = 1.35 \times 10^{-\ (125/30.7)} = 1.145E{-}04$（コンクリート 125 cm）

$W = 1$

$$_{L}E_{(I)} = \frac{15 \times 10^6}{7.0^2} \times 1.145 \times 10^{-4} \times 1 \times 1.0$$
$$= 35.052 \quad （\mu \mathrm{Sy}/3\,月）$$

b. 迷路散乱 X 線

i_0 = 15（Gy/3 月 at 1 m）：利用線錐の 1/1000

S = 0（m）

s = 16.6（m²）

a = 6.3（m）

b = 7.7（m）　（鉛 0.5 cm）

$$_{S}E_{(I)} = \frac{16.6 \times 15 \times 10^6}{6.3^2 \times 7.7^2} \times 0.01 \times 1.6 \times 10^{-1} \times 1.1 \times 2$$
$$= 372.460 \quad （\mu \mathrm{Sy}/3\,月）$$

c. 合計実効線量

$$_{L}E_{(I)} = {}_{S}E_{(I)} = 407.512 （\mu\,\mathrm{Sy}/3\,月）$$

以下、同様に計算を行った。

（4）X 線の計算結果

① 管理区域境界に関する計算結果（表 7.3）

表 7.3　管理区域境界に関する計算結果

評価点	線 種	線量率 (Gy/3月)	距 離 (m)	遮蔽材と厚さ(cm) (遮蔽材の透過率)	方向利用率	実効線量 (μSv/3月)	法規制値 (μSv/3月)
A	利用線錐	15000	5.45	コンクリート 67 鉄板 33 (6.443E-06)	0.25	813.442	
A	漏洩線	15	4.45	コンクリート 67 鉄板 33 (1.739E-06)	0.75	0.988	
A	合　計					814.430	1300
B	漏洩線	15	4.8	コンクリート 108 (4.097E-04)	1	266.732	1300
C	漏洩線	15	4.0	コンクリート 100 (4.465E-04)	1	699.844	1300
D	利用線錐	15000	5.55	コンクリート 67 鉄板 33 (6.443E-06)	0.25	784.393	
D	漏洩線	15	4.55	コンクリート 67 鉄板 33 (1.739E-06)	0.75	0.945	
D	合　計					785.338	13000
E	漏洩線	15	4.9	コンクリート 107 (4.416E-04)	1	275.886	
F1	漏洩線	15	7.8	コンクリート 90 (1.581E-03)	1	389.793	
F2	漏洩線	15	7.3	コンクリート 127 (9.853E-05)	1	27.735	
G	利用線錐	15000	4.2	コンクリート 61 鉄板 39 (2.252E-06)	0.5	957.483	
G	漏洩線	15	2.2	コンクリート 61 鉄板 39 (5.714E-07)	0.5	0.886	
G	合　計					958.367	1300
H1	漏洩線	15	4.5	コンクリート 109 (3.801E-04)	0.5	140.778	
H1	漏洩線	15	2.8	コンクリート 87 (2.868E-08)	0.5	0.028	
H1	合　計					140.806	1300
H2	漏洩線	15	3.1	コンクリート 143 (2.968E-05)	0.5	23.164	
H2	漏洩線	15	4.7	コンクリート 113 (2.816E-04)	0.5	95.609	
H2	合　計					118.773	1300
I	漏洩線	15	7	コンクリート 125 (1.145E-04)	1	35.052	
I	迷路散乱 X線	15	a = 6.3　b =7.7 s= 16.6	鉛 0.5 (1.6E-01)	（散乱比） 0.01	372.460	
I	合　計					407.512	1300

② 管理区域境界に関する計算結果（表7.4）

表7.4　管理区域境界に関する計算結果

評価点	線種	線量率 （Gy/3月）	距離 （m）	遮蔽材と厚さ（cm） （遮蔽材の透過率）	方向 利用率	実効線量 （μSv/3月）	法規制値 （μSv/3月）
X1	漏えい線	15	7.6	コンクリート 93 （1.262E-03）	1	327.736	1300
X2	漏えい線	15	7.4	コンクリート 78 （3.888E-03）	1	1065.011	1300
X3	漏えい線	15	7.5	コンクリート 83 （2.672E-03）	1	712.534	1300
X4	漏えい線	15	7.9	コンクリート 98 （8.680E-04）	1	208.621	1300

③ 事業所境界および居住区域に関する計算結果（表7.5）

表7.5　事業所境界および居住区域に関する計算結果

評価点	線種	線量率 （Gy/3月）	距離 （m）	遮蔽材と厚さ（cm） （遮蔽材の透過率）	方向 利用率	実効線量 （μSv/3月）	法規制値 （μSv/3月）
J1	漏えい線	15	63	コンクリート 90 （1.581E-03）	1	5.976	250
J2	漏えい線	15	460	コンクリート 100 （7.465E-04）	1	0.053	250

（5）電子線に対する遮蔽評価

1）計算式

本装置の電子線最大エネルギーおよび線量率は 15 MeV、10 Gy/min であり、この条件で照射したときの電子線の飛程と制動 X 線の遮蔽に対する計算は次のとおりである。

1 MeV 以上の単一エネルギーを持つ電子の実効飛程（g/cm^2）は次のとおりである。

$$R = 0.530T - 0.106 \ (\text{g/cm}^2)$$

$$\therefore R = 0.530 \times 15 - 0.106 = 7.844 \ (\text{g/cm}^2)$$

ここで、T は電子線エネルギーである。

コンクリートの密度は 2.1（g/cm^3）なので、コンクリート中の実効飛程 R_{eff} は、次のとおりである。

$$R_{eff} = R \times 1/2.1 = 7.844 \times 1/2.1 = 3.74 \ (\text{cm})$$

本施設の画壁に比較して電子線の飛程度は十分に小さく、電子線に対する十分な遮蔽能力を有する。

2）制動 X 線の遮蔽

① 利用線錐方向（A 点）

照射ヘッド内で付随的に発生し照射野内に含まれる制動 X 線の線量率は、JIS 規格より電子線出力の 5％とし、最大電子線エネルギーは 15 MeV である。

a. 利用線錐

i_0 = 750 （Gy/3 月 at 1 m）：利用線錐の 1/1000

L = 5.45 （m）

D_t = $1.13 \times 10^{-(67/47.6)} \times 1.29 \times 10^{-(33/10.69)}$ = $4.668E-05$ （コンクリート 67 ＋ 鉄板 33 cm）

U = 0.25

$$_U E_{(A)} = \frac{750 \times 10^6}{5.45^2} \times 4.668 \times 10^{-5} \times 0.25 \times 1.0$$

$$= 294.673 \quad （\mu\,\mathrm{Sv}/3 月）$$

b. 漏えい線

照射ヘッド内で付随的に発生する制動 X 線の線量率は、JIS 規格より電子線出力の 5%、照射ヘッドからの漏えい線はその 1/1000 とし、最大電子線エネルギーは 15 MeV である。

i_0 = 0.75 （Gy/3 月 at 1 m）：15 Gy/3 月 ×0.05

L = 4.45 （m）

D_t = $1.20 \times 10^{-(67/36.1)} \times 0.941 \times 10^{-(33/9.98)}$ = $7.767E-06$ （コンクリート 67 ＋ 鉄板 33 cm）

W = 0.75

$$_L E_{(A)} = \frac{0.75 \times 10^6}{4.45^2} \times 7.767 \times 10^{-6} \times 0.75 \times 1.0$$

$$= 0.221 \quad （\mu\,\mathrm{Sv}/3 月）$$

c. 合計実効線量

$$_U E_{(A)} + {_L E_{(A)}} = 294.894 （\mu\,\mathrm{Sv}/3 月）$$

② 漏えい線（C 点）

照射ヘッド内で付随的に発生する制動 X 線の線量率は、JIS 規格より電子線出力の 5% とし、照射ヘッドからの漏えい線はその 1/1000 とし、最大電子線エネルギーは 15 MeV である。

i_0 = 0.75 （Gy/3 月 at 1 m）：15 Gy/3 月 ×0.05

L = 4 （m）

D_t = $1.20 \times 10^{-(100/36.1)}$ = $2.038E-03$ （コンクリート 100 cm）

W = 1

$$_L E_{(C)} = \frac{0.75 \times 10^6}{4.0^2} \times 2.038 \times 10^{-3} \times 1 \times 1.0$$

$$= 95.532 \quad （\mu\,\mathrm{Sv}/3 月）$$

以下同様に計算を行ったので、「6.3　制動 X 線計算結果」を参照のこと。

3）制動 X 線の計算結果

①管理区域境界に関する計算結果（表 7.6）

表 7.6　管理区域境界に関する計算結果

評価点	線　種	線量率 (Gy/3月)	距　離　　　(m)	遮蔽材と厚さ(cm) (遮蔽材の透過率)	方向 利用率	実効線量 (μSv/3月)	法規制値 (μSv/3月)
A	利用線錐	750	5.45	コンクリート 67 鉄板 33 (4.668E-05)	0.25	294.673	
	漏洩線	0.75	4.45	コンクリート 67 鉄板 33 (7.767E-06)	0.75	0.221	
		合　計				294.894	1300
B	漏洩線	0.75	4.8	コンクリート 108 (1.224E-03)	1	39.844	1300
C	漏洩線	0.75	4.0	コンクリート 100 (2.038E-03)	1	95.532	1300
D	利用線錐	750	5.55	コンクリート 67 鉄板 33 (4.668E-05)	0.25	284.150	
	漏洩線	0.75	4.55	コンクリート 67 鉄板 33 7.767E-06)	0.75	0.212	
		合　計				284.362	1300
E	漏洩線	0.75	4.9	コンクリート 107 (1.304E-03)	1	40.734	1300
F1	漏洩線	0.75	7.8	コンクリート 90 (3.856E-03)	1	47.355	1300
F2	漏洩線	0.75	7.3	コンクリート 127 (3.641E-04)	1	5.125	1300
G	利用線錐	750	4.2	コンクリート 61 鉄板 39 (2.252E-06)	0.5	364.371	
	漏洩線	0.75	2.2	コンクリート 61 鉄板 39 (2.853E-06)	0.5	0.222	
		合　計				364.593	1300
H1	漏洩線	0.75	4.5	コンクリート 109 (1.148E-04)	0.5	21.26	
	漏洩線	0.75	2.8	コンクリート 87 鉄板　43 (2.159E-07)	0.5	0.011	
		合　計				21.271	1300
H2	漏洩線	15	3.1	コンクリート 143 (2.968E-05)	0.5	23.164	
	漏洩線	15	4.7	コンクリート 113 (2.816E-04)	0.5	95.609	
		合　計				118.773	1300
I	漏洩線	0.75	3.1	コンクリート 125 (4.136E-04)	1	6.331	
	迷路散乱 X線	0.75	a = 6.3　b =7.7 s= 16.6	鉛 0.5 (1.6E-01)	（散乱比） 0.01	18.623	
		合　計				24.954	1300

4）管理区域境界に関する計算結果（**表 7.7**）

表 7.7　管理区域境界に関する計算結果

評価点	線種	線量率 （Gy/3 月）	距離 （m）	遮蔽材と厚さ（cm） （遮蔽材の透過率）	方向 利用率	実効線量 （μSv/3 月）	法規制値 （μSv/3 月）
X1	漏えい線	0.75	7.6	コンクリート 93 （3.185E-03）	1	41.357	1300
X2	漏えい線	0.75	7.4	コンクリート 78 （8.290E-03）	1	1065.011	1300
X3	漏えい線	0.75	7.5	コンクリート 83 （6.026E-03）	1	80.347	1300
X4	漏えい線	0.75	7.9	コンクリート 98 （2.315E-04）	1	27.821	1300

5）事業所境界および居住区域に関する計算結果（**表 7.8**）

表 7.8　事業所境界および居住区域に関する計算結果

評価点	線種	線量率 （Gy/3 月）	距離 （m）	遮蔽材と厚さ（cm） （遮蔽材の透過率）	方向 利用率	実効線量 （μSv/3 月）	法規制値 （μSv/3 月）
J1	漏えい線	0.75	63	コンクリート 90 （3.856E-03）	1	0.729	250
J2	漏えい線	0.75	460	コンクリート 100 （2.038E-04）	1	0.008	250

（6）各評価点における計算結果

1）管理区域境界に関する計算結果（**表 7.9**）

　3 月における使用量は X 線照射と電子線照射を合わせ 15000 Gy/3 月であるので、最大値を評価点の実効線量とする。

表 7.9　管理区域境界に関する計算結果

評価点及びその場所	X線実効線量 （μSv/3月）	X線実効線量 （μSv/3月）	実効線量 (μSv/3月)	法規制値 (μSv/3月)	評価
A　屋外	814.43	294.894	814.43	1300	可
B　屋外	266.732	39.844	266.732	1300	可
C　屋外	699.844	95.532	699.844	1300	可
D　断層撮影室側壁面	785.338	284.362	785.338	1300	可
E　断層撮影室側壁面	275.886	40.734	275.886	1300	可
F1　シミュレータ室	389.793	47.535	389.793	1300	可
F2　シミュレータ室	27.735	5.125	27.735	1300	可
G　屋上	958.369	364.593	958.369	1300	可
H1　屋上	140.806	21.271	140.806	1300	可
H2　屋上	118.773	20.22	118.773	1300	可
I　出入口扉	407.512	24.954	407.512	1300	可
X1　ダクト	327.736	41.357	327.736	1300	可
X2　ダクト	1065.011	113.541	1065.011	1300	可
X3　ダクト	712.534	80.347	712.534	1300	可
X4　ダクト	208.621	27.821	208.621	1300	可

2）事業所境界および居住区域における計算結果（**表 7.10**）

3月における使用量はX線照射と電子線照射を合わせ15,000 Gy/3月であるので、最大値を評価点の実効線量とする。

表 7.10　事業所境界および居住区域における計算結果

評価点 およびその場所	X線実効線量 （μSv/3月）	X線実効線量 （μSv/3月）	実効線量 （μSv/3月）	法規制値 （μSv/3月）	評価
J1 1　事業所境界	5.976	0.729	5.976	250	可
J2 2　居住区域	0.053	0.008	0.053	250	可

2. アフターローディング式治療装置の使用線量の計算

「放射線施設のしゃへい計算実務マニュアル」[1),2)] に基づき、診療用腔内照射施設の遮蔽計算法を示す。

1）施設の概要

本施設は、アフターローディング式治療装置を取扱い、治療を行う。装置の設置・使用場所はRALS室である。

2）放射線障害防止法による規制値

　　　人が常時立ち入る場所における実効線量　　　　：　1 mSv/ 週　以下

　　　管理区域の境界における実効線量　　　　　　　：　1.3 mSv/3 月　以下

　　　一般病室における実効線量　　　　　　　　　　：　1.3 mSv/3 月　以下

　　　事業所境界および居住区域における実効線量　　：　250 μSv/3 月　以下

3）治療室図面

平面図・断面図等の図面をそれぞれに示す。

　　　図7.5：RALS 治療室平面図

　　　図7.6：9.13RALS 室入口扉部

図 7.7：RALS 室断面図
省略　：RALS 室の敷地境界

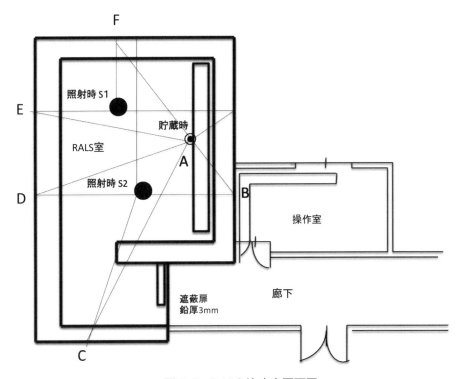

図 7.5　RALS 治療室平面図
（照射時 S1、照射時 S2 での各照射時間を合わせて 1 週間あたり 12 時間、3 月あたり 156 時間とする）

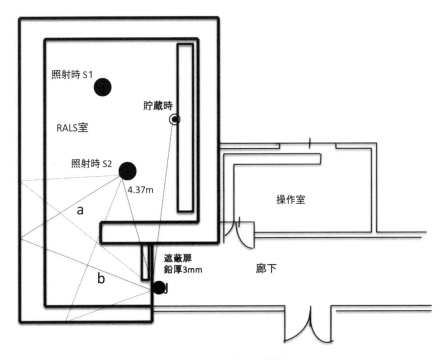

図 7.6　RALS 室入口扉部

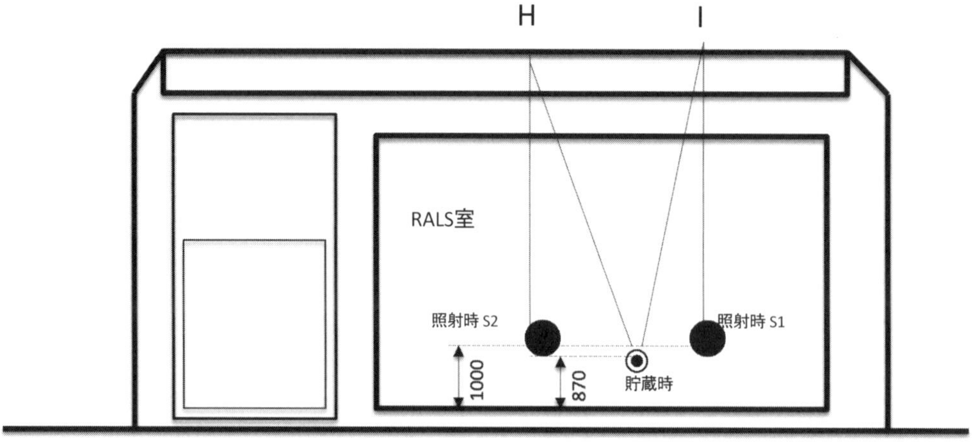

図 7.7　RALS 室断面図

4）参考文献

放射線施設のしゃへい計算実務マニュアル 2015（（財）原子力安全技術センター）[1]

5）計算条件

遮蔽能力の計算実施にあたり、必要な核種条件・数値は、以下のとおりである。

①使用機器等（表 7.13）

表 7.11　遮蔽計算例　示使用機器等

1. 使用機器名	マイクロトロン HDR（○○○○社製）
2. 使用核種	^{192}Ir
3. 使用数量	370 GBq 1 個
4. 設置場所	RALS 室

②使用等の条件（表 7.12）

表 7.12　使用等の条件

1. 使用（照射）時間	1 週間あたり最大 12 時間、3 月あたり最大 156 時間 ＊照射時の線源の位置は、同室で使用する X 線 CT 装置、X 線 TV 装置の位置を考慮し、S1 点、S2 点の 2 箇所を設定する（遮蔽計算点図 1 参照）。ただし、使用時間は療法を合わせて上記の時間とする。	
2. 貯蔵（線源格納）時間	管理区域境界の評価	344 時間 /3 月（500 時間—使用時間）
	事業所境界の評価 事業所内居住区域の評価 一般病室の評価	2028 時間 /3 月（2184 時間—使用時間）

3. 放射線業務従事者の作業条件	照射時は操作室より遠隔操作するため、放射線業務従事者が RALS 室に立ち入ることはない。放射線業務従事者が RALS 室に立ち入るのは、患者の位置決めや保守点検のためである。 人が常時立ち入る場所における評価は、1. 線源が貯蔵（格納）の状態で RALS 室に 1 週間あたり 40 時間立ち入った場合と 2. 使用（照射）中に操作室で 1 週間あたり 28 時間立ち入った場合で評価する。 RALS 室における線源と業務従事者との距離は 0.56 m（貯蔵容器表面から 0.5 m）とする。
4. 貯蔵施設（貯蔵容器）の遮蔽	貯蔵容器はタングステン（厚さ 6 cm）製の耐火性貯蔵容器である。タングステン 6 cm に対する透過率は「放射線施設のしゃへい計算実務マニュアル 2015（以下、実務マニュアル 2015）P3-7」より、1.034 × 10-5 である。

③遮蔽計算に必要な核種数値（表 7.13）

表 7.13　遮蔽計算に必要な核種数値

1. 実効線量率定数	0.117（μ Sv・m^2・MBq^{-1}・h^{-1}）
2. 空気カーマ率定数	0.114（μ Gy・m^2・MBq^{-1}・h^{-1}）
3. 遮蔽体の透過率	^{192}Ir のガンマ線に対する各遮蔽体の実効線量透過率は、「放射線施設の遮蔽計算実務（放射線）データ 2012（以下、データ集 2012）」の表 6.1（62）より求めた。ただし、同表に記載されていない遮蔽体の厚さについては直近の薄い厚さの透過率を採用した。散乱線の遮蔽体に対する実効線量透過率は、散乱後の平均エネルギーを 0.205 MeV とし、「データ集 2012」表 3 および表 4.2.3（1）より補間して求めた。

（1）計算方法

1）照射時および線源貯蔵時における実効線量計算式

　照射時および線源貯蔵時における、計算点（X）での遮蔽体通過後の 1 週間または 3 月間あたりの実効線量 $E_u(x)$ は次式で示される。

$$E_u\left(x\right) = J \times \frac{A \times T \times D_t}{r^2}$$

ここで

$E_u(x)$：照射時および線源貯蔵時における評価点（X）での実効線量（μ Sv/ 週、または μ Sv/3 月）

J：実効線量率定数　^{192}Ir $= 0.117$（μ Sv・m^2・MBq^{-1}・h^{-1}）

A：放射能 370 GBq $= 370 \times 10^3$ MBq

T：1 週間または 3 月間あたりの照射（貯蔵）時間　（h/ 週、または h/3 週）

D_t：厚さ（cm）の遮蔽体の実効線量透過率

　　ただし、D_t は複数の遮蔽体がある場合には、それぞれの遮蔽体の透過率を求め、その積を全体の透過率とする。

r：線源から評価点までの距離（m）

2) 迷路散乱線についての実効線量計算式

迷路散乱線が出入口の鉛扉を通過した後の計算点（X）における 3 月間あたりの実効線量 $E_S(x)$ は次式で示される。

$$E_S(x) = \frac{k \times 10^{-2} \times S \times A \times T \times D_t}{a^2 \times b^2} \times 1.433 \times F$$

ここで、

$E_S(x)$：　迷路散乱線における計算点（X）での実効線量（μ Sv/3 月）

k：　　　空気カーマ率定数　^{192}Ir $= 0.114$（μ Gy・m^2・MBq^{-1}・h^{-1}）

10^{-2}：　壁面等の散乱比

S：　　　床・壁・天井への入射面のうち、評価点から見られる散乱面積（m^2）

A：　　　放射能 370 GBq $= 370 \times 10^3$ MBq

T：　　　3 月間あたりの使用時間　（h/3 週）

D_t：　　厚さ（cm）の鉛扉の透過率

1.433：　空気カーマ（μ Gy）から実効線量（μ Sv）への換算係数

F：　　　安全率（2 を用いる）

a：　　　線源から散乱面中心までの距離（m）

b：　　　散乱面中心から出入口扉中央までの距離（m）

3) 散乱線の透過率

散乱線の平均エネルギーは「実務マニュアル 2015」p3 〜 6 から 0.205 MeV である。この 0.205 MeV の鉛扉（鉛厚 0.3 cm）に対する透過率を求める。

① 0.25 MeV に対する線源弱係数の算出（表 7.14）

データ集 2015 p5 表 3 より、**表 7.14** が求まる。

表 7.14　0.25 MeV に対する線源弱係数の算出

γ 線エネルギー E（MeV）	鉛の質量減弱係数 μ_m
0.2	0.9432
0.205	0.8761
0.3	0.3772

Ln-Ln 補間式により、μ_m は次式で示される。

$$\mu_m = EXP\left\{ Ln(0.3772) + \frac{Ln(0.205) - Ln(0.3)}{Ln(0.2) - Ln(0.3)} \times Ln(0.9432) - Ln(0.3772) \right\}$$

$$= 0.8920$$

線減弱係数　$\mu =$ 質量源弱係数 × 密度

$$= 0.8920 \times 11.34$$

$$= 10.115$$

② 0.205 MeV に対する鉛（t ＝ 0.3 cm）の実効線量透過率の算出（表 7.15）

平均自由行程（*mfp*）単位での厚さ *t*（*mfp*）は次式で求まる．

$t\,(mfp) = \mu \times t = 10.115 \times 0.3 = 3.0345$

データ集 2012 p43 表 4.2.3（1）より

表 7.15　0.205 MeV に対する鉛（t ＝ 0.3 cm）の実効線量透過率の算出

T（mfp）	光子エネルギー（MeV）		
	0.2	0.205	0.3
3	6.44E-02		6.35E-02
3.0345	＊1）6.22E-02	＊2）6.22E-2	＊1）6.14E02
4	2.40E-02		2.40E-02

＊1）Linear-Ln 補間式による
＊2）Ln-Ln 補間式による

以上より

0.205 MeV に対する鉛（0.3 cm）の実効線量透過率は、6.22×10^{-2}　となる。

（2）計算例

1）人が常時立ち入る場所：A 点における実効線量（線源が貯蔵（格納）の状態で RALS 室に 1 週間あたり 40 時間立ち入った場合）

①貯蔵時

計算時間　：40 時間
距　　離　：0.56 m
透過率　　：タングステン 6 cm　　1.034E－05

$$E_t = \frac{0.117 \times 370 \times 1000 \times 40 \times 1.034E-05}{0.56 \times 0.56}$$

$$= 5.709E-02$$

$$= 0.058 \ (\text{mSv/週})$$

2）管理区域の境界：B 点における実効線量

① 照射時間 S2

計算時間　：156 時間
距　　離　：3.35 m
透過率　　：タングステン 60 cm　　4.72E－04

$$E_t = \frac{0.117 \times 370 \times 1000 \times 156 \times 4.72E-04}{3.35 \times 3.35}$$

$$= 2.84E-01 \quad (\text{mSv/週})$$

② 貯蔵時

計算時間　：344 時間

距　　離　：1.81 m

透過率　　：コンクリート 60 cm　　4.72E－04

透過率　　：タングステン 6 cm　　1.034E－05

$$E_t = \frac{0.117 \times 370 \times 1000 \times 344 \times 4.72E-04 \times 1.034E-05}{1.81 \times 1.81}$$

$$= 2.218E-05 \quad （\text{mSv/週}）$$

③合計線量

　　（$2.840E+01$）　＋　（$2.218E-05$）　＝ 0.285（mSv/ 週）

3) 管理区域の境界：J 点（出入口扉）における実効線量

　① 照射時間 S2

計算時間　：156 時間

距　　離　：4.37 m

透過率　　：タングステン 60 cm　　4.72E－04

透過率　　：鉛 0.3 cm　　4.90E－01

$$E_t = \frac{0.117 \times 370 \times 1000 \times 156 \times 4.72E-04 \times 4.90E-01}{4.37 \times 4.37}$$

$$= 8.179E-02 \quad （\text{mSv/週}）$$

　② 貯蔵時

計算時間　：344 時間

距　　離　：5.82 m

透過率　　：コンクリート 60 cm　　4.72E－04

透過率　　：タングステン 6 cm　　1.034E－05

$$E_t = \frac{0.117 \times 370 \times 1000 \times 344 \times 4.72E-04 \times 1.034E-05}{5.82 \times 5.82}$$

$$= 2.146E-06 \quad （\text{mSv/週}）$$

　③ 照射時 S2 散乱線

計算時間　：156 時間

距　　離　：a = 3.97 m　　　b = 4.21 m

散乱面積　：23.06 m^2

透過率　　：鉛 0.3c m　　6.22E－02－01

$$E_t = \frac{0.114 \times 0.01 \times 23.06 \times 370 \times 1000 \times 156 \times 6.22E-02}{3.97 \times 3.97 \times 4.21 \times 4.12} \times 1.433 \times 2$$

$$= 9.683E-01 \quad （\text{mSv/週}）$$

　④ 合計線量

合計線量 ＝（$8.179E-02$）　＋　（$2.146E-06$）　＋　（$9.683E-01$）

$$= 1.051 （\text{mSv/ 週}）$$

以下、同様に各点について計算を行う。

3. 計算結果

(1) 施設内の人が常時立ち入る場所における実効線量計算結果

① 線源が貯蔵（格納）の状態で RALS 室に 1 週間あたり 40 時間立ち入った場合（**表7.16**）

表 7.16　施設内の人が常時立ち入る場所における実効線量計算結果

核 種	¹⁹²Ir	照射時間	12 (h/週)			実効線量率定数		0.117
数 量	370GBq	貯蔵時間	28 (h/週)					
計算点	線源状況	距離(m)	遮蔽体			立入り時間 (h/週)	実効線量 (mSv/週)	法規制値 (mSv/週)
			種類	(cm)	透過率			
A (RALS室)	貯蔵時	0.56	タングステン	6.0	1.034E-05	40	0.058	1.0

② 使用（照射）中に操作室で 1 週間あたり 12 時間滞在し、貯蔵（格納）の状態で RALS 室に 1 週間にあたり 28 時間立ち入った場合（**表7.17**）

表 7.17　使用（照射）中に操作室で 1 週間あたり 12 時間滞在し、貯蔵（格納）の状態で RALS 室に 1 週間にあたり 28 時間立ち入った場合

核 種	¹⁹²Ir	照射時間	12 (h/週)			実効線量率定数		0.117
数 量	370GBq	貯蔵時間	28 (h/週)					
計算点	線源状況	距離(m)	遮蔽体			立入り時間 (h/週)	実効線量 (mSv/週)	法規制値 (mSv/週)
			種類	(cm)	透過率			
A (RALS室)	貯蔵時	0.56	タングステン	6.0	1.034E-05	28	0.040	
B	照射時	3.35	RC	60.0	4.72E-0	12	0.022	
合　計							0.062	1.0

以上の結果より、施設内の常時多々入る場所における実効線量 1 mSv/ 週を超えることはなく法令の基準に適合する。

(2) 管理区域境界における実効線量計算結果（表7.18）

表 7.18 管理区域境界における実効線量計算結果

核種	192Ir	照射時間	156 (h/3月)			実効線量率定数		0.117
数量	370GBq	貯蔵時間	344(h/3月)			空気カーマ率定数		0.114

計算点	線源状況 照射時S2	距離(m) 3.35	種類	(cm)	透過率	実効線量 (h/週)	実効線量 (mSv/週)	法規制値 (mSv/週)
B			RC	60.0	4.72E-04	2.840E-01		
	貯蔵時	1.81	RC タングステン	60.0 6.0	4.72E-04 1.034E-05	2.218E-05	0.285	1300
C	照射時S2	5.67	RC	60.0	4.72E-04	2.840E-01		
	貯蔵時	7.91	RC タングステン	120.0 6.0	9.24E-07 1.034E-05	2.274E-05	0.100	1300
D	照射時S2	3.49	RC	60.0	4.72E-04	2.617E-01		
	貯蔵時	5.91	RC タングステン	120.0 6.0	4.72E-04 1.034E-05	2.081E-06	0.262	1300
E	照射時S1	3.07	RC	60.0	4.72E-04	3.382E-01		
	貯蔵時	5.81	RC タングステン	60.0 6.0	4.72E-04 1.034E-05	2.153E-06	0.339	1300
F	照射時S1	2.50	RC	60.0	4.72E-04	5.100E-01		
	貯蔵時	4.32	RC タングステン	60.0 6.0	4.72E-04 1.034E-05	3.894E-06	0.511	1300
G	照射時S1	3.76	RC	60.0	4.72E-04	2.255E-01		
	貯蔵時	1.42	RC タングステン	60.0 6.0	4.72E-04 1.034E-05	3.604E-06	0.226	1300
H	照射時S2	3.90	RC	60.0	4.72E-04	2.096E-01		
	貯蔵時	4.28	RC タングステン	60.0 6.0	4.72E-04 1.034E-05	3.968E-06	0.210	1300
I	照射時S2	3.90	RC	60.0	4.72E-04	2.096E-01		
	貯蔵時	4.12	RC タングステン	60.0 6.0	4.72E-04 1.034E-05	4.282E-06	0.210	1300
J	照射時S2	4.37	RC 鉛	60.0 0.3	4.72E-04 1.034E-05	8.179E-02		
	貯蔵時	5.82	RC タングステン	60.0 6.0	4.72E-04 1.034E-05	2.146E-06	1.051	1300
	散乱線	a = 3.97 b = 4.21 S=23.06	鉛	0.3	6.22E-02	9.683E-01		
K	照射時	104.0	RC	60.0	4.72E-04	2.947E-04		
	貯蔵時	104.0	RC タングステン	60.0 6.0	4.72E-04 1.034E-05	6.720E-09	0.001	1300
L	照射時	46.0	RC	60.0	4.72E-04	1.0506E-03	0.002	1300
	貯蔵時	46.0	RC タングステン	60.0 6.0	4.72E-04 1.034E-05	3.435E-08		
M	照射時	28.0	RC	60.0	4.72E-04	4.066E-03	0.005	1300
	貯蔵時	28.0	RC タングステン	60.0 6.0	4.72E-04 1.034E-05	9.270E-08		

＊出入口扉空調ダクトについて

　：出入口扉の中心部より線源に近い部分に空調ダクト等の貫通口は存在しない。線源より遠方側の床面より高さ 3.3 m に存在する貫通部は直径が 10 cm φ、長さが 30 cm あるが前後を鉛厚 2 cm で巻いており、出入口とビラ付近の線量を上回るおそれはない。

＊床下配管ピットについて

　：床下配管ピットは 2 回以上の多重散乱となるため遮蔽計算は省力した。

　以上の結果より、管理区域の境界における実効線量は 1.3 mSv/3 月を超えることはなく、法令の基準に適合する。

（3）事業所境界における実効線量計算結果（表 7.19）

表 7.19　事業所境界における実効線量計算結果

核種	¹⁹²Ir	照射時間		156 (h/3月)			実効線量率定数		0.117
数量	370GBq	貯蔵時間		2028(h/3月)			空気カーマ率定数		0.114
計算点	線源状況	距離(m)	遮蔽体			実効線量 （μSv/3月）	実効線量 （μSv/3月）	法規制値 （μSv/3月）
			種類	(cm)	透過率			
Z	照射時	45.0	RC	60.0	4.72E-04	1.574E-01	1.575	250
	貯蔵時	45.0	RC タングステン	60.0 6.0	4.72E-04 1.034E-05	2.116E-04		

　以上の結果より、事業所境界における実効線量は 250 μSv/3 月を超えることはなく、法令の基準に適合する。

（4）事業所内居住区域における実効線量計算結果（表 7.20）

表 7.20　業所内居住区域における実効線量計算結果

核種	¹⁹²Ir	照射時間		156 (h/3月)			実効線量率定数		0.117
数量	370GBq	貯蔵時間		2028(h/3月)			空気カーマ率定数		0.114
計算点	線源状況	距離(m)	遮蔽体			実効線量 (mSv/3月)	実効線量 (mSv/3月)	法規制値 （μSv/3月）
			種類	(cm)	透過率			
Y	照射時	120.0	RC	60.0	4.72E-04	2.214E-01	0.222	250
	貯蔵時	120.0	RC タングステン	60.0 6.0	4.72E-04 1.034E-05	2.975E-04		
X	照射時	52.0	RC	60.0	4.72E-04	1.179E-01	0.002	1300
	貯蔵時	52.0	RC タングステン	60.0 6.0	4.72E-04 1.034E-05	1.585E-04		

　以上の結果より、事業所境界における実効線量は 1.3 mSv/3 月を超えることはなく、法令の基準に適合する。

資料 7.1　X 線装置の使用管電圧と X 線管焦点から 1 m の距離における空気カーマ

E (MeV)	F_0	λ (cm^{-1})	半価層 (cm)	1/10価層 (cm)	F_0	λ (cm^{-1})	半価層 (cm)	1/10価層 (cm)
普通コンクリート（密度：2.10 g・cm^{-3}）								
	利用線錐の透過率				ガントリからの漏洩X線の透過率			
4	137	0.0749	9.25	30.7	1.52	0.0838	8.27	27.5
6	1.27	0.0654	10.6	35.2	1.35	0.0751	9.23	30.7
10	1.18	0.0547	12.7	42.1	1.08	0.0636	10.9	36.2
12	1.15	0.0516	13.4	44.6	1.03	0.0639	10.8	36.0
15	1.13	0.0484	14.3	47.6	1.20	0.0638	10.9	36.1
20	1.1	0.0452	15.3	51.0	1.21	0.0633	10.9	36.4
25	1.09	0.0429	16.1	53.6	1.17	0.0600	11.5	38.4
鉄　（密度：7.86 g・cm^{-3}）								
	利用線錐の透過率				ガントリからの漏洩X線の透過率			
4	1.14	0.266	2.60	8.64	1.98	0.325	2.13	7.09
6	1.14	0.243	2.86	9.49	1.06	0.263	2.64	8.77
10	1.22	0.224	3.09	10.3	1.18	0.246	2.82	937
12	1.25	0.220	3.15	10.5	1.14	0.247	2.81	9.32
15	1.29	0.217	3.20	10.6	0.941	0.233	2.98	9.90
20	1.34	0.214	3.24	10.7	1.05	0.235	2.94	9.78
25	1.40	0.213	3.26	10.8	0.971	0.228	3.04	10.1
鉛　（密度：11.34 g・cm^{-3}）								
	利用線錐の透過率				ガントリからの漏洩X線の透過率			
4	0.83	0.451	1.54	5.10	1.18	0.511	1.36	4.51
6	1.04	0.441	1.57	5.22	0.765	0.448	1.55	5.14
10	1.28	0.438	1.58	5.26	0.92	0.434	1.60	5.31
12	1.31	0.438	1.58	5.26	0.91	0.435	1.59	5.29
15	1.33	0.438	1.58	5.26	0.948	0.444	1.56	5.19
20	1.36	0.438	1.58	5.26	1.03	0.441	1.57	5.23
25	1.40	0.438	1.58	5.26	0.954	0.441	1.57	5.22

資料 7.2　利用 X 線の線量に対する利線錐外の中性子線量

加速エネルギー (MeV)	10	12	15	18	20	22	25
中性子線量の割合 (mSv・Gy-1)	0.3	1.3	3.0	3.8	4.0	4.4	5.0

資料 7.3 人体ファントムから散乱された ^{60}Co γ 線の鉛による減衰

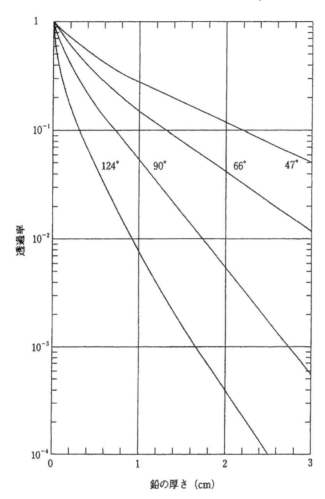

資料 7.4　10.14 および 21 MeV の X 線照射時における照射室内および迷路内の中性子のポリエチレンによる減衰と単一エネルギー中性子（0.5、1 および 2 MeV のパラフィンによる減衰

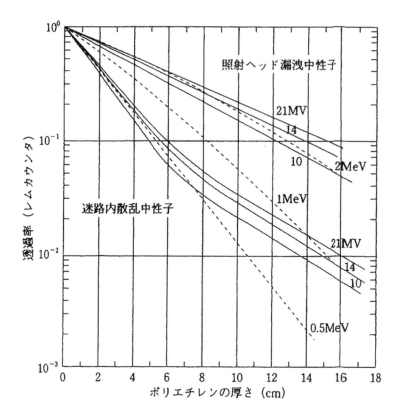

資料 7.5　JIS Z4705（医用電子加速装置—安全）　電子線照射中の迷 X 線の限度 [7]
（縦軸：実用飛程から 100 mm の深さにおける迷 X 線の吸収線量の最大吸収線量に対する割合、横軸：公称エネルギー）

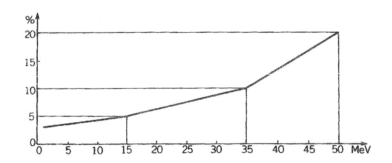

資料 7.6　X 線装置の使用管電圧と X 線管焦点から 1 m の距離における空気カーマ

管電圧 (kV)	空気カーマ (μGy/mAs)
25	23.5
30	43.6
35	67.3
50	17.5
55	21.3
60	25.7
65	30.6
70	36.0
75	41.9
80	48.3
85	55.0
90	62.1
95	69.4
100	77.1
105	85.0
110	93.1
115	101.0
120	110
125	118
130	127
135	135
140	143
145	152
150	160

資料 7.7（1）鉛における X 線の空気カーマ透過率（管電圧 25 ～ 70 kV）

遮へい厚(mm)	使用感電電圧(kV)							
	25	30	35	50	55	60	65	70
0.0	1..00E+00	1.00E+00	1.00E+00	1.00E+00	1.00E+00	1.00E+00	1.00E+00	1.00E+00
0.1	7.08E-05	2.91E-04	9.60E-04	6.75E-02	8.60E-02	1.07E-01	1.31E-01	1.55E-01
0.2	3.01E-07	3.55E-06	2.86E-35	1.10E-02	1.72E-02	2.60E-02	3.76E-02	5.13E-02
0.3	1.92E-09	6.48E-08	1.28E-06	2.54E-03	4.75E-03	8.47E-03	1.41E-02	2.18E-02
0.4	1.33E-11	1.30E-09	6.37E+08	7.16E-04	1.56E-03	3.21E-03	6.08E-03	1.04E-02
0.5	9.33E-14	2.66E-11	3.27E-09	2.27E-04	5.68E-04	1.33E-03	2.82E-03	5.34E-03
0.6	6.59E-16	5.48E-13	1.70E-10	7.73E-05	2.21E-04	5.82E-04	1.38E-03	2.85E-01
0.7	4.65E-18	1.13E-14	8.82E-12	2.78E-05	8.97E-05	2.65E-04	6.92E-04	1.57E-03
0.8	3.29E-20	2.33E-16	4.59E-13	1.04E-05	3.76E-05	1.24E-04	3.55E-04	8.76E-04
0.9	2.33E-22	4.82E-18	2.39E-14	3.97E-06	1.61E-05	5.87E-05	1.85E-04	4.96E-04
1.0	1.64E-24	9.95E-20	1.24E-15	1.55E-06	7.02E-06	3.83E-05	9.77E-05	2.83E-04
1.1	1.16E-26	2.05E-21	6.48E-17	6.14E-07	3.09E-06	1.37E-05	5.19E-05	1.63E-04
1.2	8.22E-29	4.24E-23	3.38E-18	2.46E-08	1.38E-06	6.73E-06	2.77E-05	9.41E-05
1.3	5,.81E-31	8.76E-25	1.76E-19	9.93E-08	6.16E-07	3.31E-06	1.48E-05	5.45E-05
1.4	4.11E-33	1.81E-26	9.16E-19	4.04E-08	2.77E+07	1.63E-06	7.98E-06	3.17E-05
1.5	2,90E-35	3.74E-28	4.77E-22	1.65E-08	1.25E-07	8.08E-07	4.30E-06	1.84E-05
1.6	2.05E-37	7.72E-30	2.48E-23	6.75E-09	5.66E-08	4.01E-07	2.32E-06	1.07E-05
1.7	1.45E-39	1.59E-31	1.29E-24	2.78E-09	2.57E-08	1.99E-07	1.25E-06	6.27E-06
1.8	1.03E-41	3.29E-33	6.74E-26	1.14E-09	1.17E-08	9.91E-08	6.77E-07	3.66E-06
1.9	7.25E-44	6.80E-35	3.51E-27	4.72E-10	5.30E-09	4.93E-08	3.66E-07	2.13E-06
2.0	5.13E-46	1.40E-36	1.83E-28	1.95E-10	2.41E-09	2.46E-08	1.98E-07	1.25E-06
2.1	3.62E-48	2.90E-38	9.52E-30	8,05E-11	1.10E-09	1.22E-08	1.07E-07	7.28E-07
2.2	2.56E-50	5.99E-40	4.96E-31	3.33E-11	5.01E-10	6.10E-09	5.80E-08	4.25E-07
2.3	1.81E-52	1.24E-41	2.58E-32	1.38E-11	2.29E-10	3.04E-09	3.14E-08	2.49E-07
2.4	1.28E-54	2.55E-43	1.34E-33	5.71E-12	1.04E-10	1.52E-09	1.70E-08	1.45E-07
2.5	9.05E-57	5.27E-45	7.00E-35	2.37E-12	4.76E-11	7.57E-10	9.21E-09	8.49E-08
2.6	6.40E-59	1.09E-46	3.65E-36	9.80E-13	2.17E-11	3.78E-10	4.99E-09	4.96E-08
2.7	4.52E-61	2.25E-48	1.90E-37	4.06E-13	9.91E-12	1.88E-10	2.70E-09	2.90E-08
2.8	3.20E-63	4.64E-50	9.89E-39	1.68E-13	4.53E-12	9.40E-11	1.46E-09	1.70E-08
2.9	2.26E-65	9.59E-52	5.15E-40	6.98E-14	2.07E-12	4.69E-11	7.93E-10	9.91E-09
3.0	1.60E-67	1.98E-53	2.68E-41	2.68E-14	9.43E-13	3.34E-11	4.30E-10	5.79E-09
3.5	2.82E-78	7.43E-62	1.03E-47	3.55E-16	1.87E-14	7.24E-13	2.00E-11	3.95E-10
4.0	4.98E-89	2.79E-70	3.94E-54	4.35E-18	3.72E-16	2.24E-14	9.35E-13	2.70E-11

資料 7.7（2）鉛における X 線の空気カーマ透過率（管電圧 75 ～ 110 kV）

遮へい厚(mm)	使用感電電圧 (kV)							
	75	80	85	90	95	100	105	110
0/.0	1.00E+00	1.00E+00	1.00E+00	1.00E+00	1.00E+00	1.00E+00	1.00E+00	1.00E+00
0.1	1.79E-01	2.03E-01	2.27E-01	2.51E-01	2.76E-01	3.01E-01	3.27E-01	3.53E-01
0.2	6.65E-02	8.24E-02	9.85E-02	1.15E-01	1.31E-01	1.47E-01	1.63E-01	1.78E-01
0.3	3.11E-02	4.15E-02	5.25E-02	6.37E+00	7.48E-02	8.53E-02	9.55E-02	1.05E-01
0.4	1.62E-02	2.31E-02	3.09E-02	3.89E-02	4.69E-02	5.44E-02	6.12E-02	6.72E-02
0.5	9.00E-03	1.37E-02	1.92E-02	2.52E-02	3.11E-02	3.66E-02	4.14E-02	4.54E-02
0.6	5.19E-03	8.41E-03	1.24E-02	1.69E-02	2.14E-02	2.55E-02	2.91E-02	3.19E-02
0.7	3.07E-03	5.29E-03	8.20E-03	1.16E+00	1.51E-02	1.83E-02	2.09E-02	2.29E-02
0.8	1.84E-03	3.39E-03	5.51E-03	8.08E-03	1.08E-02	1.33E-02	1.54E-02	1.68E-02
0.9	1.12E-03	2.19E-03	3.75E-03	5.71E-03	7.86E-03	9.85E-03	1.14E-02	1.25E-02
1.0	6.89E-04	1.43E-03	2.57E-03	4.08E-03	5.77E-03	7.36E-03	8.60E-03	9.44E-03
1.1	4.25E-04	9.39E-04	1.78E-03	2.93E-03	4.27E-03	5.54E-03	6.53E-03	7.18E-03
1.2	2.64E-04	6.19E-04	1.23E-03	2.12E-03	3.17E-03	4.20E-03	5.00E-03	5.50E-03
1.3	1.64E-04	4.09E-04	8.59E-04	1.54E-01	2.37E-03	3.20E-03	3.84E-03	4.24E-03
1.4	1.02E-04	2.71E+04	6.00E-04	1.12E-03	1.78E-03	2.45E-03	2.97E-03	3.28E-03
1.5	6.38E-05	1.80E-04	4.20E-04	8.15E-04	1.34E-03	1.88E-03	2.30E-03	2.55E-03
1.6	3.99E-05	1.20E-04	2.95E-04	5.96E-04	1.01E-03	1.45E-03	1.79E-03	1.99E-03
1.7	2.50E-05	7.98E-05	2.06E-04	4.36E-04	7.62E-04	1.11E-03	1.39E-03	1.56E-03
1.8	1.56E-05	5.32E-05	1.45E-04	3.19E-04	5.77E-04	8.61E-04	1.09E-03	1.22E-03
1.9	9.79E-06	3.55E-05	1.02E-04	2.34E-04	4.37E-04	6.66E-04	8.53E-04	9.62E-04
2.0	6.13E-06	2.36E-05	7.16E-05	1.72E-04	3.31E-04	5.16E-04	6.68E-04	7.58E-04
2.1	3.84E-06	1.58E-05	5.04E-05	1.26E-04	2.51E-04	4.00E-04	5.24E-04	5.97E-04
2.2	2.41E-06	1.05E-05	3.55E-05	9.28E-05	1.91E-04	3.10E-04	4.12E-04	4.72E-04
2.3	1.51E-06	7.02E-06	2.50E-05	6.82E-05	1.45E-04	2.41E-04	3.24E-04	3.73E-04
2.4	9.47E-07	4.69E-06	1.76E-05	5.01E-05	1.10E-04	1.87E-04	2.55E-04	2.95E-04
2.5	5.94E-07	3.13E-06	1.24E-05	3.68E-05	8.36E-05	1.45E-04	2.00E-04	2.33E-04
2.6	3.72E+07	2.09E-06	8.71E-06	2.71E-05	6.35E-05	1.13E-04	1.58E-04	1.85E-04
2.7	2.33E-07	1.39E-06	6.14E-06	1.99E-05	4.83E-05	8.79E-05	1.24E-04	1.46E-04
2.8	1.46E-07	9.30E-07	4.32E-06	1.47E-05	3.67E-05	6.84E-05	9.79E-05	1.16E-04
2.9	9.18E-08	6.21E+07	3.04E-04	1.08E-05	2.79E-05	5.32E-05	7.72E-05	9.21E-05
3.0	5,76E-08	4.15E-07	2.14E-06	7.93E-06	2.13E-05	4.14E-05	6.09E-05	7.30E-05
3.5	5.58E-09	5.50E-08	3.72E-07	1.71E-06	5.42E-06	1.18E-05	1.86E-05	2.40E-05
4.0	5.42E-10	7.30E-07	6.44E-08	3.69E-07	1.38E-06	3.39E-06	5.69E-06	7.29E-06

資料 7.7（3）鉛における X 線の空気カーマ透過率（管電圧 115 〜 150 kV）

遮へい厚(mm)	使用感電電圧 (kV)							
	115	120	125	130	135	140	145	150
0.0	1.00E+00	1.00E+00	1.00E+00	1.00E+00	1.00E+00	1.00E+00	1.00E+00	1.00E+00
0.1	3.79E-01	4.04E-01	4.28E-01	4.60E-01	4.70E-01	4.90E-01	5.09E+00	5.26E-01
0.2	1.94E-01	2.09E-01	2.25E-01	2.40E-01	2.55E-01	2.70E-01	2.85E-01	3.00E-01
0.3	1.14E-01	1.23E-01	1.32E-01	1.42E-01	1.51E-01	1.61E-01	1.71E-01	1.81E-01
0.4	7.28E-02	7.83E-02	8.38E-02	8.96E-02	9.56E-02	1.02E-01	1.08E-01	1.15E-01
0.5	4.90E-02	5.23E-02	5.57E-02	5.93E-02	6.30E-02	6.71E-02	7.12E-02	7.54E-02
0.6	3.42E-02	3.63E-02	3.83E-02	4.06E-02	4.30E-02	4.56E-02	4.83E-02	5.10E-02
0.7	2.45E-02	2.58E-02	2.71E-02	2.86E-02	3.01E-02	3.18E-02	3.35E-02	3.53E-02
0.8	1.79E-02	1.87E-02	1.96E-02	2.05E-02	2.15E-02	2.27E-02	2.38E-02	2.50E-02
0.9	1.33E-02	1.38E-02	1.44E-02	1.50E-02	1.57E-02	1.64E-02	1.72E-02	1.80E-02
1.0	9.97E-03	1.03E-02	1.07E-02	1.11E-02	1.16E-02	1.21E-02	1.26E-02	1.31E-02
1.1	7.56E-03	7.81E-03	8.03E-03	8.30E-03	8.63E-03	8.99E-03	9.35E-03	9.72E-03
1.2	5.78E-03	5.95E-03	6.09E-03	6.27E-03	6.50E-03	6.76E-03	7.01E-03	7.27E-03
1.3	4,45E-03	4.56E-03	4.65E-03	4.78E-03	4.94E-03	5.13E-03	5.31E-03	5.49E-03
1.4	3.44E-03	3.52E-03	3.58E-03	3.66E-03	3.79E-03	3.92E-03	4.05E-03	4.19E-03
1.5	2.68E-03	2.73E-03	2.76E-03	2.83E-03	2.92E-03	3.02E-03	3.12E-03	3.21E-03
1.6	2.09E-03	2.12E-03	2.15E-03	2.19E-03	2.26E-03	2.34E-03	2.41E-03	2.49E-03
1.7	1.63E-03	1.66E-03	1.67E-03	1.71E-03	1.76E-03	1.82E-03	1.88E-03	1.93E-03
1.8	1.28E-03	1.30E-03	1.31E-03	1.33E-03	1.36E-03	1.42E-03	1.47E-03	1.51E-03
1.9	1.01E-03	1.02E-03	1.03E-03	1.05E-03	1.08E-03	1.12E-03	1.16E-03	1.19E-03
2.0	7.95E-04	8.03E-04	8.07E-04	8.23E-04	8.50E-04	8.82E-04	9.13E-04	9.42E-04
2.1	6.27E-04	6.33E-04	6.36E-04	6.49E-04	6.71E-04	6.98E-04	7.24E-04	7.47E-04
2.2	4.96E-04	5.00E-04	5.03E-04	5.13E-04	5.31E-04	5.54E-04	5.75E-04	5.95E-04
2.3	3.92E-04	3.96E-04	3.98E-04	4.06E-04	4.22E-04	4.40E-04	4.59E-04	4.76E-04
2.4	3.11E-04	3.14E-04	3.15E-04	3.22E-04	3.35E-04	3.51E-04	3.67E-04	3.82E-04
2.5	2.46E-04	2.49E-04	2.50E-04	2.56E-04	2.67E-04	2.81E-04	2.94E-04	3.07E-04
2.6	1.95E-04	1.97E-04	1.98E-04	2.04E-04	2.13E-04	2.25E-04	2.37E-02	2.48E-04
2.7	1.55E-04	1.57E-04	1.58E-04	1.62E-04	1.70E-04	1.80E-04	1.91E-04	2.01E-04
2.8	1.23E-04	1.25E-04	1.26E-04	1.29E-04	1.36E-04	1.45E-04	1.54E-04	1.63E-04
2.9	9.80E-05	9.92E-05	1.00E-04	1.03E-04	1.09E-04	1.17E-04	1.24E-04	1.32E-04
3.0	7.80E-05	7.89E-05	7.97E-05	8.26E-05	8.76E-05	9.40E-05	1.01E-04	1.08E-04
3.5	2.49E-05	2.54E-05	2.58E-05	2.72E-05	2.94E-05	3.25E-05	3.59E-05	3.95E-05
4.0	7.99E-06	8.19E-06	8.24E-06	9.03E-06	1.00E-05	1.15E-05	1.31E-05	1.50E-05

資料 7.7（4）コンクリートにおけるにおける X 線の空気カーマ透過率（管電圧 25 ～ 70 kV）

遮へい厚(mm)	使用用感電電圧 (kV)							
	25	30	35	50	55	60	65	70
0	1.00E+00	1.00E+00	1.00E+00	1.00E+00	1.00E+00	1.00E+00	1.00E+00	1.00E+00
10	1.63E-04	5.85E-04	1.73E-03	1.08E-01	1.28E-01	1.46E-01	1.63E-01	1.79E-01
20	1.46E-06	1.31E-05	8.43E-05	1.90E-02	2.62E-02	3.45E-02	4.37E-02	5.39E-02
30	2.31E-08	4.63E-07	5.90E-06	4.34E-03	6.91E-03	1.04E-02	1.49E-02	2.05E-02
40	4.31E-10	1.84E-08	4.53E-07	1.16E-03	2.13E-03	3.66E-03	5.89E-03	8.91E-03
50	8.46E-12	7.56E-10	3.57E-08	3.45E-04	7.31E-04	1.42E-03	2.55E-03	4.22E-03
60	1.69E-13	3.15E-11	2.84E-09	1.11E-04	2.69E-04	5.91E-04	1.18E-03	2.12E-03
70	3.40E-15	1.32E-12	2.26E-10	3.74E-05	1.05E-04	2.60E-04	5.70E-04	1.11E-03
80	6.84E-17	5.51E-14	1.81E-11	1.31E-05	4.25E-05	1.18E-04	2.86E-04	5.96E-04
90	1.38E-18	2.31E-15	1.44E-12	4.76E-06	1.78E-05	5.57E-05	1.47E-04	3.28E-02
100	2.78E-20	9.67E-17	1.15E-13	1.77E-06	7.63E-06	2.68E-05	7.74E-05	1.84E-04
110	5.60E-22	4.05E-18	9.18E-15	6.67E-07	3.33E-06	1.32E-05	4.14E-05	1.05E-04
120	1.13E-23	1.70E-19	7.33E-16	2.56E-07	1.48E-06	6.56E-06	2.24E-05	6.02E-05
130	2.28E-25	7.10E-21	5.85E-17	9.90E-08	6.66E-07	3.31E-06	1.23E-05	3.49E-05
140	4.59E-27	2.97E-22	4.67E-18	3.87E-08	3.02E-07	1.69E-06	6.79E-06	2.04E-05
150	9.25E-29	1.25E-23	3.73E-19	1.52E-08	1.38E-07	8.67E-07	3.78E-06	1.20E-05
160	1.87E-30	5.21E-25	2.98E-20	6.03E-07	6.38E-08	4.48E-07	2.21E-06	7.05E-06
170	3.76E-32	2.18E-24	2.38E-21	2.40E-09	2.96E-08	2.33E-07	1.19E-06	4.17E-06
180	7.59E-34	9.14E-28	1.90E-22	9.57E-10	1.38E-08	1.22E-07	6.71E-07	2.48E-06
190	1.53E-35	3.83E-29	1.51E-23	3.83E-10	6.44E-09	6.39E-08	3.80E-07	1.47E-06
200	3.08E-35	1.60E-30	1.21E-24	1.54E-10	3.02E-09	3.37E-08	2.16E-07	8.78E-07
210	6.22E-39	6.72E-32	9.64E-26	6.18E-11	1.42E-09	1.78E-08	1.23E-07	5.24E-07
220	1.25E-40	2.81E-33	7.69E-27	2.49E-11	6.69E-10	9.39E-09	6.99E-08	3.13E-07
230	2.53E-42	1.18E-34	6.14E-28	1.00E-11	3.16E-10	4.98E-09	3.99E-08	1.87E-07
240	5.10E-44	4.93E-36	4.90E-29	4.05E-12	1.49E-10	2.64E-09	2.28E-08	1.12E-07
250	1.03E-45	2.07E-37	3.91E-30	1.63E-10	7.06E-11	1.40E-09	1.31E-08	6.73E-08
260	2.07E-47	8.65E-39	3.12E-31	6.60E-13	3.35E-11	7.47E-10	7.48E-09	4.03E-08
270	4.18E-49	3.62E-40	2.49E-32	2.67E-13	1.59E-11	3.98E-10	4.29E-09	2.42E-08
280	8.42E-51	1.52E-41	1.99E-33	1.08E-13	7.53E-12	2.12E-10	2.46E-09	1.45E-08
290	1.70E-52	6.35E-43	1.59E-34	4.37E-14	3.57E-12	1.13E-10	1.41E-09	8.72E-09
300	3.42E-54	2.66E-41	1.27E-35	1.77E-14	1.70E-12	6.03E-11	8.10E-10	5.24E-09
350	1.14E-62	3.42E-51	4.11E-41	1.93E-16	4.12E-14	2.63E-12	5.07E-11	4.10E-10
400	3.80E-71	4.41E-58	1.33E-46	2.11E-18	1.00E-13	1.15E-13	3.19E-12	3.22E-11

資料 7.7（5）コンクリートにおける X 線の空気カーマ透過率（管電圧 75 ～ 110 kV）

遮へい厚(mm)	使用感電電圧(kV)							
	75	80	85	90	95	100	105	110
0	1.00E+00	1.00E+00	1.00E+00	1.00E+00	1.00E+00	1.00E+00	1.00E+00	1.00E+00
10	1.97E-01	2.20E-01	2.49E-01	2.83E-01	3.15E-01	3.42E-01	3.64E-01	3.82E-01
20	6.53E-02	7.86E-02	9.42E-02	1.11E-01	1.30E-01	1.47E-01	1.63E-01	1.78E-01
30	2.71E-02	3.46E-02	4.30E-02	5.21E-02	6.17E-02	7.18E-02	8.22E-02	9.27E-01
40	1.27E-02	1.71E-02	2.18E-02	2.67E-02	3.21E-02	3.80E-02	4.46E-02	5.19E-02
50	6.43E-03	9.03E-03	1.18E-02	1.46E-02	1.77E-02	2.13E-02	2.55E-02	3.05E-02
60	3.42E-03	5.00E-03	6.65E-03	8.35E-03	1.02E-02	1.24E-02	1.52E-02	1.85E-02
70	1.89E-03	2.86E-03	3.88E-03	4.92E-03	6.06E-03	7.34E-03	9.27E-03	1.16E-02
80	1.07E-03	1.68E-03	2.32E-03	2.96E-03	3.68E-03	4.58E-03	5.78E-03	7.36E-03
90	6.20E-04	1.00E-03	1.41E-03	1.82E-03	2.28E-03	2.86E-03	3.67E-03	4.76E-03
100	3.64E-04	6.05E-04	8.64E-04	1.13E-03	1.43E-03	1.81E-03	2.36E-03	3.11E-03
110	2.16E-04	3.69E-04	5.37E-04	7.09E-04	9.04E-04	1.16E-03	1.53E-03	2.05E-03
120	1.29E-04	2.27E-04	3.36E-04	4.49E-04	5.78E-04	7.51E-04	1.01E-03	1.37E-03
130	7.79E-05	1.40E-04	2.11E-04	2.86E-04	5.73E-04	4.89E-04	6.64E-04	9.15E-04
140	4.72E-05	8.72E-05	1.34E-04	1.83E-04	2.41E-04	3.20E-04	4.40E-04	6.16E-04
150	2.87E-05	5.44E-05	8.48E-03	1.18E-04	1.57E-04	2.11E-04	2.94E-04	4.16E-04
160	1.75E-05	3.40E-05	5.40E-05	7.62E-05	1.03E-04	1.40E-04	1.97E-02	2.82E-04
170	1.07E-05	2.13E-05	3.45E-05	4.93E-05	6.73E-05	9.26E-05	1.32E-04	1.92E-04
180	6.59E-06	1.34E-05	2.20E-05	3.20E-05	4.42E-05	6.16E-05	8.90E-05	1.31E-04
190	4.05E-06	8.42E-06	1.41E-05	2.08E-05	2.91E-05	4.11E-05	6.01E-05	8.94E-05
200	2.49E-08	5.30E-06	9.04E-06	1.35E-05	1.92E-05	2.75E-05	4.07E-05	6.12E-05
210	1.54E-06	3.34E-06	5.80E-06	8.83E-06	1.27E-05	1.84E-05	2.76E-05	4.19E-05
220	9.47E-07	2.11E-06	3.73E-06	5.76E-06	8.41E-06	1.23E-05	1.87E-05	2.87E-05
230	5.84E-07	1.33E-06	2.39E-06	3.76E-06	5.57E-06	8.27E-06	1.27E-05	1.97E-05
240	3.61E-07	8.39E-07	1.54E-06	2.46E-06	3.69E-06	5.56E-06	8.63E-06	1.36E-05
250	2.23E-07	5.30E-07	9.90E-07	1.60E-06	2.45E-06	3.74E-06	5.87E-06	9,32E-06
260	1.38E-07	3.35E-07	6.37E-07	1.05E-06	1.63E-06	2.51E-04	4.00E-06	6.41E-06
270	8.52E-08	2.12E-07	4.10E-07	6.87E-07	1.08E-06	1.69E-06	2.72E-06	4.41E-06
280	5.27E-08	1.34E-07	2.64E-07	4.49E-07	7.17E-07	1.14E-06	1.86E-04	3.04E-06
290	3.26E-08	8.45E-08	1.70E-07	2.94E-07	4.77E-07	7.68E-07	1.27E-06	2.09E-06
300	2.01E-08	5.34E-08	1.09E-07	1.92E-07	3.17E-07	5.18E-07	8.63E-07	1.44E-06
350	1.83E-09	5.39E-09	1.21E-08	2.32E-08	4.13E-08	7.23E-08	1.28E-07	2.24E-07
400	1.66E-10	5.45E-10	1.34E-09	2.81E-09	5.39E-09	1.01E-08	1.90E-08	3.49E-08

資料 7.7（6）コンクリートにおける X 線の空気カーマ透過率（管電圧 115 ～ 150 kV）

遮へい厚(mm)	使感電電圧 (kV)							
	115	120	125	130	135	140	145	150
0	1.00E+00	1.00E+00	1.00E+00	1.00E+00	1.00E+00	1.00E+00	1.00E+00	1.00E+00
10	3.96E-01	4.80E-01	4.18E-01	4.26E-01	4.34E-01	4.41E-01	4.46E-01	4.50E-01
20	1.92E-01	2.04E-01	2.16E-01	2.28E-01	2.39E-01	2.49E-01	2.60E-01	2.71E-01
30	1.03E-01	11.4-01	1.25E-01	1.35E-01	1.45E-01	1.56E-01	1.66E-01	1.78E-01
40	5.96E-02	6.78E-02	7.62E-02	8.47E-02	9.33E-02	1.02E-01	1.12E-01	1.22E-01
50	3.60E-02	4.21E-02	4.85E-02	5.51E-02	6.19E-02	6.91E-02	7.69E-02	8.57E+00
60	2.25E-02	2.69E-02	3.17E-02	3.68E-02	4.20E-02	4.76E-02	5.38E-02	6.08E-02
70	1.43E-02	1.76E-02	2.11-02	2.49E-02	2.89E-02	3.32E-02	3.80E-02	4.35E-02
80	9.32E-03	1.17E-02	1.43E-02	1.71E-02	2.01E-02	2.34E-02	2.70E-02	3.12E-02
90	6.14E-03	7.82E-03	9.74E-03	1.18E-02	1.41E-02	1.65E-02	1.93E-02	2.25E-02
100	4.09E-03	5.30E-03	6.70E-03	8.23-03	9.88E-03	1.17E-02	1.38E-02	1.62E-02
110	2.75E-03	3.61E-03	4.63E-03	5.75E-03	6.97E-03	8.34E-03	9.89E-03	1.17E-02
120	1.86E-01	2.48E-03	3.21E-03	4.03E-03	4.93E-03	5.94E-03	7.10E-03	8.46E-03
130	1.26E-03	1.70E-01	2.24E-03	2.84E-03	3.50E-03	4.24E-03	5.10E-03	6.11E-03
140	8.60E-04	1.18E-03	1.56E-03	2.00E-03	2.48E-03	3.03E-03	3.66E-03	4.42E-03
150	5.89E-04	8.16E-04	1.09E-03	1.41E-03	1.76E-03	2.16E-03	2.63E-03	3.19E-03
160	4.04E-04	5.66E-04	7.66E-04	9.95E-04	1.25E-03	1.55E-03	1.89E-03	2.31E-03
170	2.78E-04	3.95E-04	5.38E-04	7.03E-04	8.91E-04	1.11E-03	1.36E-03	1.67E-01
180	1.92E-04	2.74E-04	3.78E-04	4.98E-04	6.34E-04	7.92E-04	9.78E-04	1.21E-03
190	1.32E-04	1.91E-04	2.65E-04	3.52E-04	4.51E-04	5.67E-04	7.04E-04	8.72E-04
200	9.15E-05	1.33E-04	1.87E-04	2.49E-04	3.21E-04	4.05E-04	5.06E-04	6.31E-04
210	6.33E-05	9.30E-05	1.31E-04	1.76E-04	2.29E-04	2.90E-04	3.64E-04	5.46E-03
220	4.39E-03	6.50E-05	9.23E-05	1.25E-04	1.63E-04	2.08E-04	2.62E-04	3.30E-04
230	3.04E-05	4.54E-05	6.50E-05	8.85E-05	1.16E-04	1.49E-04	1.88E-04	2.38E-04
240	2.11E-05	3.17E-05	4.58E-05	6.27E-05	8.25E-05	1.06E-04	1.35E-04	1.72E-04
250	1.46E-05	2.22E-05	3.22E-05	4.44E-05	5.88E-05	7.61E-05	9.73E-05	1.25E-04
260	1.01E-05	1.55E-05	2.27E-05	3.14E-05	4.18E-05	5.44E-05	7.00E-05	9.01E-05
270	7.04E-06	1.09E-06	1.60E-05	7.00E+00	2.98E-05	3.90E-05	5.04E-05	6.51E-05
280	4.89E-06	7.60E-06	1.13E-05	1.58E-05	2.12E-05	2.79E-05	3.62E-05	4.71E-05
290	3.40E-06	5.32E-06	7.93E-06	1.12E-05	1.51E-05	2.00E-05	2.60E-05	3.41E-05
300	2.36E-06	3.72E-06	5.58E-06	7.92E-06	1.08E-05	1.43E-05	1.87E-05	2.46E-05
350	3.82E-07	6.25E-07	9.69E-07	1.41E-06	1.10E-06	2.68E-06	3.60E-06	4.87E-06
400	6.20E-08	1.05E-07	1.68E-07	2.53E-07	3.61E-07	5.04E-07	6.94E-07	9.61E-07

資料 7.7（7）鉄における X 線の空気カーマ透過率（管電圧 25 ～ 70 kV）

遮へい厚(mm)	使用感電電圧（kV）							
	25	30	35	50	55	60	65	70
0	1.00E+00	1.00E+00	1.00E+00	1.00E+00	1.00E+00	1.00E+00	1.00E+00	1.00E+00
1	5.02E-07	5.68E-06	4.41E-95	1.88E-02	2.84E-02	4.16E-02	5.84E-02	7.74E-02
2	3,81E-11	3.09-09	1.30E-07	1.66E-03	3.40E-03	6.63E-03	1.20E-02	1.95E-02
3	3.25E-15	1.87E-12	4.26E-10	2.10E-04	5.81E-04	1.50E-03	3.42E-03	6.76E-03
4	2.78E-19	1.13E-15	1.40E-12	3.05E-05	1.14E-04	3.90E-04	1.13E-03	2.70E-03
5	2.39E-23	6.88E-19	4.62E-15	4.70E-06	2.40E-05	1.09E-04	4.06E-04	1.16E-03
6	2.05E-27	4.18E-22	1.52E-17	7.46E-07	5.22E-06	3.19E-05	1.52E-04	5.25E-04
7	1.75-31	2.54E-25	5.01E-20	1.20E-07	1.15E-06	9.50E-06	5.81E-05	2.43E-04
8	1.50E-35	1.54E-28	1.65E-22	1.94E-08	2.56E-07	2.86E-06	2.26E-05	1.15E-04
9	1.29E-39	9.38E-32	5.43E+25	3.14E-09	5.73E-08	8.69E-07	8.89E-06	5.49E-05
10	1.11E-43	5.70E-35	1.79E-27	5.09E-10	1.28E-08	2.65-07	3.52E-06	2.64E-05
11	9.49E-48	3.45E-38	5.89E-30	8.27E-11	2.88E-09	8.08E-06	1.40E-06	1.28E-05
12	8.14E-52	2.10E-41	1.94E-32	1.34E-11	6.47E-10	2.47E-08	5.56E-07	6.21E-04
13	6.98E-56	1.28E-44	6.38E-35	2.18E-12	1.64E-10	7.56E-09	2.21E-07	3.02E-06
14	5.99E-60	7.77E-48	2.10E-37	3.55E-13	3.27E-11	2.32E-09	8.84E-08	1.47E-06
15	5.13E-64	4.72E-51	6.92E-40	5.77E-14	7.34E-12	7.09E-10	3.53E-08	7.20E-07
16	4.40E-68	2.87E-54	2.28E-42	9.37E-15	1.65E-12	2.17E-10	1.41E-08	3.51E-07
17	3.78E-72	1.74E-57	7.50E-45	1.52E-15	3.70E-11	6.65E-09	5.63E-09	1.72E-07
18	3.24E-76	1.06E-60	2.47E-47	2,47E-16	8.32E-14	2.04E-09	2.25E-09	8.40E-08
19	2.78E-80	6.43E-64	8.14E-50	4.02E-15	1.87E-14	6.24E-12	8.98E-10	4.11E-08
20	2.38E-84	3.91E-67	2.68E-52	6.54E-18	4.20E-15	1.91E-12	3.59E-10	2.01E-08
21	2.04E-88	2.37E-70	8.82E-55	1.06E-18	9.44E-16	5.86E-11	1.43E-10	9.82E-09
22	1.75E-92	1.44E-73	2.91E-57	1.73E-19	2.12E-16	1.80E-13	5.73E-11	4.81E-09
23	1.50E-96	8.77E-77	9.57E-60	2.81E-20	4.77E-17	5.50E-14	2.29E-11	2.35E-09
24	-	5.33E-60	3.15E-62	4.56E-21	1.07E-17	1.68E-14	9.15E-12	1.15E-09
25	-	3.24E-83	1.04E-64	7.41E-22	2.41E-18	5.16E-15	3.66E-12	5.63E-10
26	-	1.97E-86	3.42E-67	1.20E-22	5.41E-19	1.58E-15	1.46E-12	2.75E-10
27	-	1.19E-89	1.12E-69	1.96E-23	1.22E-19	4.84E-16	5.84E-13	1.35E-10
28	-	7.26-93	3.70E-72	3.18E-24	2.73E-20	1.48E-16	2.33E-13	6.59E-11
29	-	4.41E-96	1.22E-74	5.17E-23	6.14E-21	4.55E-17	9.33E-14	3.22E-11
30	-	2.68E-99	4.02E-75	8.40E-26	1.38E-21	1.39E-17	3.73E-14	1.58E-11
35	-	-	1.55E-89	9,52E-30	7.90E-25	3.76E-20	3.80E-16	4.42E-13
40	-	-	-	1.08E-33	4.52E-28	1.01E-22	3.87E-18	1.24E-13

資料 7.7（8）鉄における X 線の空気カーマ透過率（管電圧 75 ～ 110 kV）

遮へい厚(mm)	使用感電電圧（kV）							
	75	80	85	90	95	100	105	110
0	1.00E+00	1.00E+00	1.00E+00	1.00E+00	1.00E+00	1.00E+00	1.00E+00	1.00E+00
1	9.72E-02	1.17E-01	1.38E-01	1.59E-01	1.80E-01	2.01E-01	2.21E-01	2.41E-01
2	2.88E-02	3.91E-02	5.02E-02	6.17E-02	7.35E-02	8.57E-02	9.81E-02	1.11E-01
3	1.15E-02	1.72E-02	2.37E-02	3.06E-02	3.79E-02	4.55E-02	5.37E-02	6.24E-02
4	5.22E-03	8.60E-03	1.26E-02	1.70E-02	2.17E-02	2.68E-02	3.25E-02	3.88E-02
5	2.56E-03	4.60E-03	7.15E-03	1.00E-02	1.32E-02	1.68E-02	2.09E-02	2.55E-02
6	1.32E-03	2.57E-03	4.23E-03	6.18E-03	8.38E-03	1.09E-02	1.39E-02	1.74E-02
7	6.94E-04	1.48E-03	2.57E-03	3.90E-03	5.44E-03	7.26E-03	9.47E-03	1.22E-02
8	3.73E-04	8.65E-04	1.59E-03	2.50E-03	3.59E-03	4.91E-03	6.58E-03	8.65E-03
9	2.03E-04	5.12E-04	9.94E-04	1.63E-03	2.40E-03	3.37E-03	4.62E-03	6.23E-03
10	1.12E-04	3.06E-04	6.28E-04	1.07E-03	1.62E-03	2.33E-03	3.28E-03	4.54E-03
11	6.16E-05	1.84E-04	3.99E-04	7.04E-04	1.10E-03	1.62E-03	2.34E-03	3.32E-03
12	3.42E-05	1.11E-04	2.55E-04	4.67E-04	7.51E-04	1.14E-03	1.68E-03	2.45E-03
13	1.90E-05	6.75E-05	1.63E-04	3.11E-04	5.14E-04	7.97E-04	1.21E-03	1.81E-03
14	1.06E-05	4.10E-05	1.05E-04	2.07E-04	3.53E-04	5.61E-04	8.78E-04	1.35E-03
15	5.92E-06	2.50E-05	6.76E-03	1.39E-04	2.43E-04	3.96E-04	6.36E-04	1.00E-03
16	3.31E-06	1.52E-05	4.35E-05	9.28E-05	1.67E-04	2.80E-04	4.62E-04	7.49E-04
17	1.85E-06	9.27E-06	2.81E-05	6.22E-05	1.15E-04	1.98E-04	3.36E-04	5.59E-04
18	1.04E-06	5.66E-06	1.81E-05	4.17E-05	7.95E-05	1.40E-04	2.45E-04	4.19E-04
19	5.80E-07	2.46E-06	1.17E-05	2.80E-05	5.49E-05	9.96E-05	1.78E-04	3.14E-04
20	3.25E-07	2.11E-06	7.57E-06	1.88E-05	3.80E-05	7.06E-05	1.30E-04	2.35E-04
21	1.82E-07	1.29E-06	4.90E-06	1.26E-05	2.62E-05	5.01E-05	9.42E-05	1.76E-04
22	1.02E-07	7.88E-07	3.17E-06	8.48E-06	1.81E-05	3.56E-05	6.92E-05	1.32E-04
23	5.70E-08	4.82E-07	2.05E-06	5.70E-06	1.25E-05	2.53E-05	5.05E-05	9.94E-05
24	3.19E-08	2.94E-07	1.32E-06	3.83E-04	8.68E-06	1.80E-05	3.69E-05	7.46E-05
25	1.79E-08	1.80E-07	8.56E-07	2.57E-06	6.00E-06	1.28E-05	2.69E-05	5.61E-05
26	1.00E-08	1.10E-07	5.54E-07	1.73E-06	4.15E-06	9.06E-06	1.97E-05	4.22E-05
27	5.62E-09	6.72E-08	3.58E-07	1.16E-06	2.87E-06	6.44E-06	1.44E-05	3.17E-05
28	3.15E-09	4.10E-08	2.32E-07	7.82E-07	1.99E-06	4.57E-06	1.05E-05	2.38E-05
29	1.76E-09	2.51E-08	1.50E-07	5.25E-07	1.38E-06	3.25E-06	7.68E-06	1.79E-05
30	9.88E-10	1.54E-08	9.70E-08	3.53E-07	9.52E-07	2.31E-06	5.61E-06	1.35E-05
35	5.45E-11	1.31E-09	1.10E-08	4.85E-08	1.51E-07	4.19E-07	1.17E-06	3.24E-06
40	3.01E-12	1.12E-10	1.25E-09	6.66E-09	2.40E-08	7.59E-08	2.44E-07	7.79E-07

資料 7.7 (9) 鉄における X 線の空気カーマ透過率 (管電圧 115 〜 150 kV)

遮へい厚(mm)	使用感電電圧 (kV)							
	115	120	125	130	135	140	145	150
0	1.00E+00	1.00E+00	1.00E+00	1.00E+00	1.00E+00	1.00E+00	1.00E+00	1.00E+00
1	2.60E-01	2.79E-01	2.99E-01	3.19E-01	3.40E-01	3.61E-01	3.83E-01	4.04E-01
2	1.24E-01	1.37E-01	1.51E-01	1.66E-01	1.81E-01	1.97E-01	2.14E-01	2.31E-01
3	7.17E-02	8.14E-02	9.16E-02	1.02E-01	1.14E-01	1.26E-01	1.39E-01	1.52E-01
4	4.56E-02	5.29E-02	6.07E-02	6.89E-02	7.76E-02	8.69E-02	9.69E-02	1.08E-01
5	3.07E-02	3.63E-02	4.24E-02	4.89E-02	5.58E-02	6.32E-02	7,12E-02	8.00E-02
6	2.14E-02	2.59E-02	3.07E-02	3.59E-02	4.15E-02	4.74E-02	5.40E-02	6.13E-02
7	1.53E-02	1.89E-02	2.28E-02	2.70E-02	3.16E-02	3.65E-02	4.19E-02	4.80E-02
8	1.11E-02	1.40E-02	1.72E-02	2.07E-02	2.45E-02	2.86E-02	3.31E-02	3.83E-02
9	8.21E-03	1.06E-02	1.32E-02	1.61E-02	1.92E-02	2.26E-02	2.65E-02	3.10E-02
10	6.12E-03	8.03E-03	1.02E-02	1.26E-02	1.52E-02	1.81E-02	2.14E-02	2.53E-02
11	4.59E-03	6.15E-03	7.98E-03	9.98E-03	1.22E-02	1.47E-02	1.75E-02	2.08E-02
12	3.47E-03	4.75E-03	6.26E-03	7.95E-03	9.82E-03	1.19E-02	1.43E-02	1.72E-02
13	2.63E-03	3.68E-03	4.95E-03	6.36E-03	7.95E-03	9.75E-03	1.18E-02	1.44E-02
14	2.00E-03	2.86E-03	3.92E-03	5.12E-03	6.47E-03	8.01E-03	9.81E-03	1.20E-02
15	1.53E-03	2.24E-03	3.12E-03	4.13E-03	5.28E-03	6.60E-03	8.17E-03	1.01E-02
16	1.17E-03	1.75E+03	2.49E-03	3.34E-03	4.32E-03	5.46E-03	6.82E-03	8.52E-03
17	8.97E-04	1.37E-03	1.99E-03	3.71E-03	3.55E-03	4.53E-03	5.71E-03	7.20E-03
18	6.89E-04	1.08E-03	1.59E-03	2.20E-03	2.92E-03	3.76E-03	4.79E-03	6.10E-03
19	5.30E-04	8.48E-04	1.28E-03	1.79E-03	2.40E-03	3.13E-03	4.03E-03	5.18E-03
20	4.07E-04	6.68E-04	1.02E-03	1.46E-03	1.98E-03	2.61E-03	3.39E-03	4.41E-03
21	3.14E-04	5.26E-04	8.23E-04	1.19E-03	1.64E-03	2.18E-03	2.86E+03	3.75E-03
22	2.42E-04	4.15E-04	6.62E-04	9.74E-04	1.35E-03	1.82E-03	2.41E-03	3.20E-03
23	1.86E-04	3.28E-04	5.33-04	7.96E-02	1.12E-03	1.52E-03	2.04E-03	2.74E-03
24	1.44E-04	2.59E-04	4.30E-04	6.51E-04	9.29E-04	1.28E-03	1.72E-03	2.34E-03
25	1.11E-04	2.05E-04	3.46E-04	5.33E-04	7.70E-04	1.07E-03	1.46E-03	2.00E-03
26	8.56E-05	1.62E-04	2.79E-04	4.37E-04	6.39E-04	8.97E-04	1.24E-03	1.71E-03
27	6.61E-05	1.38E-04	2.25E-04	3.58E-04	5.30E-04	7.52E-04	1.05E-03	1.47E-03
28	5.10E-05	1.01E-04	1.82E-04	2.93E-04	4.40E-04	6.31E-04	8.89E-04	1.26E-03
29	3.94-05	7.99E-05	1.47E-04	2.41E-04	3.65E-04	5.30E-04	7.54E-04	1.08E-03
30	3.04E-05	6.32E-05	1.18E-04	1.97E-04	3.04E-02	4.45E-04	6.40E-04	9.26E-04
35	8.37E-06	1.96E-05	4.07E-05	7.34E-05	1.20E-04	1.87E-04	2.83E-04	4.32E-04
4	2.30E-06	6.10E-06	1.40E-05	2.74E-05	4.79E-05	7.86E-05	1.26E-04	2.03E-04

資料 7.8　照射野 400 cm² の組織類似ファントムから 1 m の距離における空気カーマ率の百分率

管電圧 （kV）	空気カーマ率の百分率分
25	0.14
30	0.15
35	0.15
50	0.16
55	0.16
60	0.17
65	0.17
70	0.17
75	0.18
80	0.18
85	0.18
90	0.18
95	0.19
100	0.19
105	0.19
110	0.20
115	0.20
120	0.20
125	0.21
130	0.21
135	0.21
140	0.22
145	0.22
150	0.22

資料 7.9　大幅に減衰した X 線の広いビームに対する半価層（$t_{1/2}$）および 10 価層（$t_{1/10}$）

使用管電圧	鉛（mm）		コンクリート（mm）		鉄（mm）	
（KV）	$t_{1/2}$	$t_{1/10}$	$t_{1/2}$	$t_{1/10}$	$t_{1/2}$	$t_{1/10}$
25	0.0115	0.0397	136	4.74	0.0613	0.212
30	0.0153	0.0526	1.86	6.41	0.0829	0.284
35	0.0208	0.0711	2.53	8.59	0.113	0.383
50	00665	0.228	6.36	21.8	0.361	1.22
55	0.792	0.269	7.66	26.3	0.442	1.49
60	0.0936	0.316	9.25	31.7	0.560	1.88
65	0.110	0.367	11.0	37.5	0.727	2.44
70	0.127	0.424	12.6	42.6	0.940	3.15
75	0.147	0.491	13.8	46.4	1.17	3.92
80	0.171	0.568	14.7	49.2	1.39	4.63
85	0.197	0.655	15.3	51.4	1.58	5.25
90	0.225	0.749	15.9	53.3	1.73	5.77
95	0.253	0.841	16.6	55.2	1.87	6.23
100	0.276	0.919	17.0	57.1	2.02	6.72
105	0.292	0.979	17.7	59.1	2.20	7.33
110	0.300	1.00	18.3	61.0	2.42	8.06
115	0.303	1.01	18.8	62.8	2.68	8.91
120	0.304	1.02	19.3	64.3	2.96	9.84
125	0.306	1.02	19.7	65.6	3.24	10.8
130	0.310	1.04	20.1	66.8	3.51	11.7
135	0.316	1.06	20.4	67.8	3.76	12.5
140	0.324	1.09	20.7	68.8	4.01	13.3
145	0.334	1.13	21.0	69.9	4.28	14.2
150	0.345	1.18	21.4	71.0	4.61	15.3

資料 7.10　空気カーマから実効線量への換算係数（E/Ka）

光子エネルギー（keV）	換算係数（E/Ka）
10	0.00653
15	0.0402
20	0.122
30	0.416
40	0.788
50	1.106
60	1.308
70	1.407
80	1.433
100	1.394（1.433）
150	1.256（1.433）
200	1.173（1.433）

4.　放射線汚染物・放射化物の対応

　平成 24 年 4 月に施行した文部科学省科学技術・学術政策局原子力安全課放射線規制室事務連絡による放射線障害防止法および関係政省令等の「放射性汚染物の確認制度の導入、放射化物の規制対象への追加、廃止措置の強化、その他」について、以下にその改正内容を示す[3]。

（1）放射性汚染物の確認制度の導入（法第 33 条の 2）
1）趣旨・目的
　放射線の影響が無視できるようなきわめて低いレベルの放射性汚染物（放射性同位元素によって汚染された物又は放射化物）は放射線障害防止上の特段の措置が不要である。このような放射性汚染物は一定の手続きを行えば、放射線障害防止法の規制対象から外し、産業廃棄物として処分や再利用ができる。この制度は、原子炉等規制法では既に導入されている。

　具体的には、許可届出使用者、届出販売業者、届出賃貸業者および許可廃棄業者は、放射性汚染物の放射能濃度が文部科学省令で定める基準を超えないものは、放射線障害の防止のための措置を必要としないため、文部科学大臣または登録濃度確認機関の濃度確認を受けることができる。

　濃度確認を受けようとする者は、あらかじめ文部科学大臣の許可を受けた放射能濃度の測定および評価の方法に従って、その放射能濃度および評価を行い、その結果を文部科学大臣または登録濃度確認機関に提出しなければならない。

　濃度確認を受けた物は、政令で定める法令を適用して、放射性汚染物でないものとして取り扱うものとする。放射性汚染物の確認制度の流れを図 7.7 に示す。

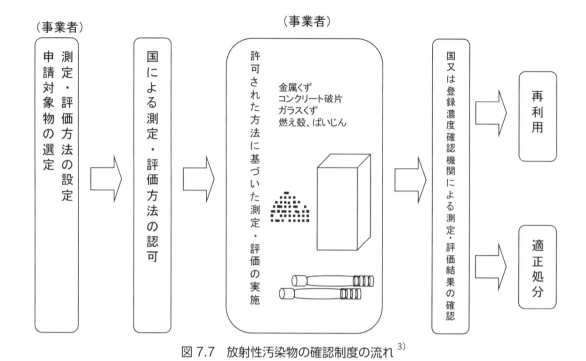

図 7.7　放射性汚染物の確認制度の流れ[3]

　放射能濃度の基準、濃度確認の申請、濃度確認、濃度確認証の交付、測定および評価の方法の認可の申請については次のとおりである。

2）放射能濃度の基準（放射線障害防止法施行規則第 29 条の 2、数量告示第 27 条）
　放射性汚染物の確認制度に係る放射能濃度の基準は、数量告示第 27 条に定める放射能濃度とする。
　なお、この放射能濃度の基準は、放射性汚染物の確認制度の適用後の再利用・適正処分の経路を想定して年間 10 マイクロシーベルトを考慮して設定したものである。

3）濃度確認の申請（放射線障害防止法施行規則第 29 条の 3）
　①濃度確認を受けようとする者は、別記様式第 39 の申請書に、法第 33 条の 2 第 2 項の許可を受けた放射能濃度の測定および評価の方法に従い、測定および評価が行われたことを示した書類を添えて、登録濃度確認機関に提出しなければならない。
　②申請書の提出部数は製本 1 通および副本 2 通とする。（文部科学大臣への提出の場合は製本及び副本各 1 通）

4）濃度確認（放射線障害防止法施行規則第 29 条の 4）
　①登録濃度確認機関は、濃度確認対象物（放射性汚染物であって、濃度確認を受けようとするものに含まれる放射性同位元素の濃度の測定及び評価が、法第 33 条の 2 第 2 項の受けた方法に従い、確認する。
　②登録濃度確認機関は、濃度確認対象物に含まれる評価対象放射性同位元素（評価単位に含まれる放射性同位元素であって、法第 33 条の 2 第 2 項の許可を受けた放射能濃度の測定および評価の方法に従い、測定および評価を行うもの）の濃度が、施行規則第 29 条の 2 に規定する放射能濃

度を基準を超えていないことを確認する。

5）濃度確認証の交付（放射線障害防止法施行規則第 29 条の 5）

登録濃度確認機関は、法第 33 条の 2 第 1 項に規定する確認をしたときは、濃度確認証を交付する。

6）測定および評価の方法の許可の申請（放射線障害防止法施行規則第 29 条の 6）

①放射能濃度の測定および評価の方法の許可を受けようとする者は、法第 33 条の 2 第 2 項の規定により、別記様式第 40 の申請書に次に掲げる事項について説明書類を添えて、これを文部科学大臣に提出しなければならない。

 ア．放射能濃度の測定および評価に係る施設に関すること。

 イ．濃度確認対象物の発生状況、材質、汚染の状況及び推定量に関すること。

 ウ．評価単位（濃度確認対象物）に関すること。

 エ．評価対象放射性同位元素の選択に関すること。

 オ．放射能濃度を決定する方法に関すること。

 カ．放射線測定装置の選択および測定条件等の設定に関すること。

 キ．放射能濃度の測定および評価の信頼性を確保するための措置に関すること。

 ク．前各号に掲げる事項のほか、文部科学大臣が必要と認める事項

②申請書の提出部数は、正本および副本 1 通とする。

③申請書の提出は、所在地等が茨城県にある場合は、水戸原子力事務所長を経由してしなければならない。

7）測定および評価の方法の許可の基準（放射線障害防止法施行規則第 29 条の 7）

① 放射能濃度の測定および評価の基準は、以下のとおりとする。

 ア．評価単位は、その単位内の放射能濃度の分布に含まれる放射性同位元素のうち放射線量を考慮し適切な重要であること。

 イ．評価対象放射性同位元素は、評価単位に含まれる放射性同位元素のうち放射線量を評価するうえで重要なものであること。

 ウ．放射能濃度の決定が、濃度確認対象物の汚染の状況を考慮し、放射線測定その他の適切な方法によるものであること。ただし、放射線測定装置を用いて測定することが困難である場合には、適切に設定された放射性同位元素の組成比を用いた計算その他の方法により放射能濃度が決定されているものであること。

 エ．放射線測定装置の選択及び測定条件の設定は、次によるものであること。

  －放射線測定装置は、濃度確認対象物の形状、材質、評価単位、汚染の状況等に応じ適切なものであること。

  －放射能濃度の測定条件は、第 29 条の 2 に規定する基準を超えないかどうかを適切に判断できるものであること。

 オ．濃度確認対象物について、異物が混入されず、かつ、放射性同位元素によって汚染されないよう適切な措置が講じられていること。

8）記帳及び保存期間（放射線障害防止法施行規則第 24 条第 1 項第 5 号及び同条第 3 項並びに第 26 第 1 項第 7 号ト）

①濃度確認を受けようとする者の記帳の内容は以下のものとする。
　　ア．濃度確認対象物の種類、発生日時及び場所
　　イ．評価単位ごとの重量及び当該評価単位に含まれる評価対象放射性同位元素の種類ごとの濃度
　　ウ．放射能濃度の決定に当たり、放射性同位元素の組成比を用いる場合は、組成比の測定を行った結果
　　エ．放射能濃度の決定に当たり、計算によって放射能濃度を算出した場合は、その計算条件及び計算の結果
　　オ．放射能濃度の決定に当たり、濃度確認対象物について放射性同位元素による汚染の除去を行った場合は、汚染の除去を行った後の放射能濃度を測定した結果
　　カ．放射能濃度の測定に用いた放射線測定装置及び測定条件
　　キ．放射線測定装置の点検及び校正の結果
　　ク．濃度確認対象物の保管の方法及び場所

9）手数料（放射線障害防止法施行令第 31 条第 1 項第 10 号及び第 11 号）
　①濃度確認に係る手数料（文部科学大臣が行う場合に限る。）は濃度確認を受けようとする物の重量が 20 t 以下の場合は 515,900 円であり、20 t を超える場合にあっては 515,900 円に 20 t 又は 20 t に満たない端数を増すごとに 57,100 円を加えた額とする。
　②測定及び評価の方法の認可の手数料は 1,430,100 円。

10）登録濃度確認機関（放射線障害防止法第 41 条の 25 及び放射線障害防止法第 41 条の 26 並びに機関則第 7 章）
　①放射性汚染物の濃度確認は登録濃度確認機関（登録濃度確認機関がない場合は文部科学大臣）が行う。
　②登録濃度確認機関の登録の要件や業務規程等の内容については、既存の登録認証機関等と基本的に同様のものとし、登録認証機関等に関する規則において定める。

（2）放射化物の規制対象への追加

1）趣旨・目的

　放射化物について、これまではガイドライン（「放射線発生装置使用施設における放射化物の取扱いについて（通知）」（平成 10 年 10 月 30 日　科学技術庁原子力安全局放射線安全課長））による安全管理を要請していたところ、放射線障害防止法の規制対象になったため、廃棄その他の取扱いについて、基本的に放射性同位元素によって汚染された物と同様の規制を行う。なお、これに伴い、当該ガイドラインを廃止する。図7.8 に放射化物の管理の状況について示す。

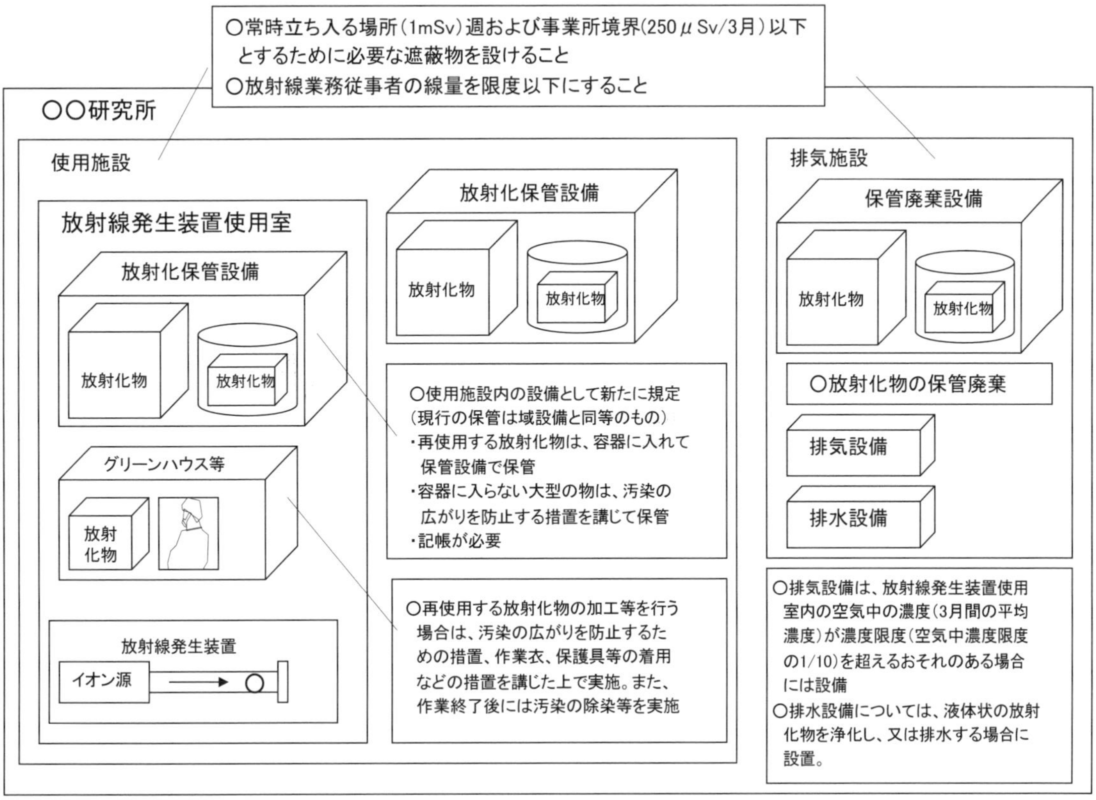

図 7.8　放射化物の管理 [3)]

　使用施設の基準、廃棄施設の基準、使用の基準、保管の基準、運搬の基準、廃棄の基準、許可廃棄業者の詰替え、貯蔵又は廃棄に係る基準、測定、記帳、許可の取消し、使用の廃止等に伴う措置については次のとおりである。

2) 使用施設の基準（放射線障害防止法施行規則第14条の7第1項第7号の2及び第9号）

　①放射化物であって放射線発生装置を構成する機器又は遮蔽体として用いるものを保管する場合には、次に定めるところにより、放射化物保管設備を設けること。ただし、放射線発生装置から取り外された後、速やかに払い出される場合には、設けなくてもよい。

　　ア．放射化物保管設備は、外部と区画された構造とすること。

　　イ．放射化物保管設備の扉、ふた等外部に通ずる部分には、かぎその他の閉鎖のための設備又は器具を設けること。

　　ウ．放射化物保管設備には、耐火性の構造で、かつ、施行規則第14条の9第4号（施行規則第14条の10において準用する場合を含む。）の基準に適合する容器を備えること。ただし、放射化物が大型機械等であってこれを容器に入れることが著しく困難な場合において、汚染の広がりを防止するための特別の措置を講ずるときは、この限りでない。

　②放射化物保管設備、同設備に備える上記の容器及び管理区域の境界に設ける柵その他の人がみだりに立ち入らないようにするための施設には、標識を付すること。

3）廃棄施設の基準（放射線障害防止法施行規則第14条の11並びに数量告示第7条、第14条）

①放射線発生装置を使用する場合（当該放射線発生装置の使用をする室において空気中の当該放射線発生装置から発生した放射線により生じた放射線を放出する同位元素の濃度が文部科学大臣の定める濃度限度（空気中濃度限度の1/10）を超えるおそれがある場合に限る。）には、排気設備を設けること。

②当該排気設備は、施行規則第14条の11第1項第4号ハ～ホのほか、以下に該当するものとすること。放射線発生装置の運転を停止している期間（当該放射線発生装置の使用をする室内に人がみだりに入ることを防止するインターロックを設ける場合にあっては、当該インターロックにより人を立ち入らせないこととしている期間を除く。）内において当該放射線発生装置を使用する室内における当該放射線発生装置から発生した放射線により生じた放射線を放出する同位元素の空気中の濃度を文部科学大臣が定める濃度限度（空気中濃度限度）以下とする能力を有すること。

③放射化物に係る排水、保管廃棄、焼却、固型化等に係る廃棄施設の基準は、放射性同位元素によって汚染された物と同じものとする。なお、放射線発生装置の冷却水を循環して利用する場合で、浄化し、又は排水することがない場合には、排水設備は設けなくてもよい。また、放射線発生装置から取り外された後、速やかに許可廃棄業者等に引き渡す場合には、保管廃棄設備は設けなくてもよい。

4）使用の基準（放射線障害防止法施行規則第15条及び数量告示第16条）

①放射線発生装置の使用をする室における人が呼吸する空気中の当該放射線発生装置から発生した放射線により生じた放射線を放出する同位元素の濃度は、当該放射線を放出する同位元素によって汚染された空気を浄化し、又は排気することにより、空気中濃度限度を超えないようにすること。

②放射性汚染物で、その表面の放射性同位元素の密度が文部科学大臣が定める密度（表面密度限度の1/10）を超えているものは、みだりに管理区域から持ち出さないこと。

③放射化物であって放射線発生装置を構成する機器又は遮蔽体として用いるものに含まれる放射線を放出する同位元素の飛散等により汚染が生じるおそれのある作業（以下「放射化物の加工」という。）について、次に定めるところによるほか、施行規則第15条第1項第1号（ただし書を除く。）、第3号、第5号、第7号、第8号、第10号、第11号及び第12号の規定を準用する。

　　a.敷物、受皿その他の器具を用いることにより、放射線を放出する同位元素による汚染の広がりを防止すること。

　　b.作業の終了後、当該作業により生じた汚染を除去すること。

　例えば、放射化物の加工を行う場所をグリーンハウス等により区画するなど、汚染の広がりを防止するとともに、作業の終了後、汚染を除去し、汚染除去が完了していることを放射線測定器によって確認する必要がある。

5）保管の基準（放射線障害防止法施行規則第17条第1項及び数量告示第16条）

①放射化物であって放射線発生装置を構成する機器又は遮蔽体として用いるものの保管は、次に掲げるいずれかの方法により行うこと。

　　ア．容器に入れ、かつ、放射化物保管設備において保管すること。

　　イ．放射化物が大型機械等であってこれを容器に入れることが著しく困難な場合において、汚染の広がりを防止するための特別の措置を講ずるときは、放射化物保管設備において保管

すること。
②放射性汚染物で、その表面の放射性同位元素の密度が文部科学大臣の定める密度（表面密度限度の 1/10）を超えているものは、みだりに管理区域から持ち出さないこと。

6）運搬の基準（放射線障害防止法施行規則第 18 条〜第 18 条の 20）
①施行規則第 18 条から第 18 条の 20 までに規定する放射化物の運搬に係る基準を放射性同位元素によって汚染された物と同じものとする。

7）廃棄の基準（施行規則第 19 条）
①施行規則第 19 条第 1 項及び第 5 項に規定する放射化物に係る廃棄の基準を放射性同位元素によって汚染された物と同じものとする。

8）許可廃棄業者の詰替え、貯蔵又は廃棄に係る基準（放射線障害防止法施行規則第 14 条の 8、第 14 10 並びに第 14 条の 11、第 17 条及び第 19 条）
①放射化物に係る許可廃棄業者の廃棄物詰替施設、廃棄物貯蔵施設及び廃棄施設並びに詰替え、貯蔵及び廃棄の基準は、放射性同位元素によって汚染された物と同じものとする。

9）測定（放射線障害防止法施行規則第 20 条）
①放射線発生装置を使用する室、放射化物保管設備及び保管廃棄設備における放射線の量の測定が必要である（施行規則第 20 条第 1 項第 3 号の表の「放射線の量」の項中イ及びホ）。なお、放射線発生装置を固定して取り扱う場所に放射化物保管設備、又は放射化物のみを保管廃棄する保管廃棄設備を設置する場合には、放射線の量の測定は 6 月を超えない期間ごとに 1 回行うこととなる（放射線障害防止法施行規則第 20 条第 1 項第 4 号ロ）。また、放射性同位元素によって汚染されたもの及び放射化物を保管廃棄する保管廃棄設備を設置する場合には 1 月を超えない期間ごとに 1 回行うこととなる（放射線障害防止法施行規則第 20 条第 1 項第 4 号イ）。
②放射化物の排気、排水、詰替え、焼却及び固型化を行う場合の汚染の状況の測定（放射線障害防止法施行規則第 20 条第 1 項第 3 号の表の「放射性同位元素による汚染の状況の測定」の項中イ〜ト）の頻度等は、放射性同位元素によって汚染されたものと同様である。なお、上記（3）③でも示したとおり、放射化物の加工を行う場合には、作業終了後に汚染の除去を行い、その完了を放射線測定器によって確認する必要がある。
③放射線発生装置が空気を放射化し、当該放射線発生装置を使用する室に立ち入る場合には、内部被ばく線量の測定が必要である（放射線障害防止法施行規則第 20 条第 2 項第 2 号）。ただし、空気の放射化により発生する放射線を放出する同位元素の化学形等がサブマージョンであるものについては、この限りでない。
④施行規則第 20 条第 3 項の汚染の状況の測定については、汚染検査室での汚染の検査を想定し、密封されていない放射性同位元素等の使用、詰替え、焼却又はコンクリートその他の固型化材料による固型化を行う放射線施設に立ち入る者について、当該施設から退出するときに行う。

10）記帳（放射線障害防止法施行規則第 24 条）の保管に従事する者の氏名
①許可届出使用者の運搬及び廃棄並びに許可廃棄業者の受入れ、払出し、保管、運搬及び廃棄に係る放射化物についての記帳の義務を放射性同位元素によって汚染された物と同じものとする。

②許可届出使用者の放射化物保管設備に係る記帳に関して次のように定める。

　　ア．放射化物保管設備における保管に係る放射化物の種類及び数量。

　　イ．放射化物保管設備における放射化物の保管の期間、方法及び場所。

　　ウ．放射化物保管設備における放射化物の保管に従事する者の氏名。

③放射化物であって放射線発生装置を構成する機器又は遮蔽体として用いるものの受入れ、払出し等が想定されるため、許可届出使用者について、受入れ又は払出しに係る放射性同位元素等の種類及び数量並びに放射性同位元素等の受入れ又は払出しの年月日及びその相手方の氏名又は名称の記帳を義務付ける。

④放射化物の核種・数量を記帳する際には、部品等の組成を考慮し、主要な核種・数量を記帳する。なお、医療用直線加速装置については、「（参考）放射化部品等の例示について」に示す「（3）医療用直線加速装置の放射化物の記帳のための換算について」を用いて記帳してもよい。

11）許可の取消し、使用の廃止等に伴う措置（放射線障害防止法第28条、施行規則第26条）

①放射性同位元素の使用の許可を取り消された者、放射性同位元素の使用を廃止した者等が、放射線障害防止法第28条第1項に規定により講じなければならない放射化物に係る措置については、放射性同位元素によって汚染された物と同じとする。

（参考）放射化する部品等の例示について

1）放射化物の範囲について

①放射化物については、放射線発生装置から取り外した時点からその管理が必要となる。

②核子当たりの最大加速エネルギーが2.5 MeV未満のイオン加速器（ただし、重水素とトリチウムの核反応などを用いて中性子を発生させる目的で使用される加速器を除く。）及び最大加速エネルギーが6 MeV以下の電子加速器（医療用直線加速装置のうち、X線の最大エネルギーが6 MeV以下のものを含む。）については、当該加速器の本体及び遮蔽体などの周辺設備等は放射化物としての管理は不要である。

③医療用直線加速装置のうち、X線の最大エネルギーが6 MeVを超えるものについては、「表 5.1の医療用直線加速装置における放射化物として扱う特定の部品等」に示す特定の部品等以外のものは放射化物としての管理は不要である。

④医療用直線加速装置のうち、X線の最大エネルギーが10 MeV以下のものについては、空気及び水の放射化の考慮は不要である。また、医療用直線加速装置のうち、X線の最大エネルギーが15 MeV以下のものについては、これまでの調査の結果から排気設備の設置は不要である。

⑤工業用直線加速装置については、装置の基本的な構造や使用の方法等が医療用直線加速装置と同様である場合は、②〜④が参考となる。

⑥自己遮蔽を備えた医療用サイクロトロンについては、自己遮蔽の内側にあるサイクロトロン本体、周辺機器、遮蔽体及び床材は放射化物であり、自己遮蔽の外側にあるものについては、放射化物としての管理は不要である。

⑦上記②〜⑥以外の放射線発生装置及びその周辺設備等については、原則として放射化物とする。ただし、信頼できる実測データ、計算結果等により放射化物として取り扱う必要がないことが確認※1できたものについては、放射化物としないことができる。

2）医療用直線加速装置における放射化物として扱う特定の部品等について

①図 7.9に示す基本的な構造をもち、X線の最大エネルギーが10 MeVの医療用直線加速器におい

ては、**表7.2**の一般的構造名欄のターゲット、ターゲット極近傍部品、フィルタ部及び2次コリメータを放射化物とする。また、同様にX線の最大加速エネルギー15 MeVの装置では、これらに加え、3次コリメータおよびヘッド部シールドも放射化物とする。

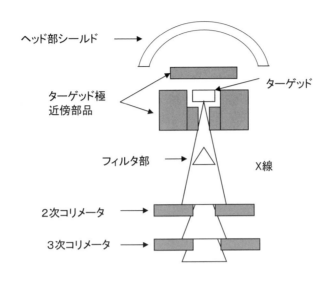

図7.9　医用電子直線加速装置の基本的な構造 [1)]
加速した電子線をターゲットに衝突させてX線を発生させ、フィルタで平坦化し、2次および3次コリメータで段階的に絞りながら照射野を整形していく。

表7.21　医療用直線加速装置における放射化物として扱う特定の部品等

一般的構造名	バリアン社	エレクタ社	シーメンス社	三菱電機社	
ターゲット	ターゲット	ターゲット（フラットチューブと一体のもの）	ターゲット	ターゲット（フラットチューブと一体のもの）	
ターゲット極近傍部品	一次コリメータ・バーキュームチェンバー・入射コリメータ（一体ものでベンディングマグネット内のシールドを含む）	フライトチューブに固定されるシールド、ターゲット極近傍のシールド、一次コリメータ	ターゲットホルダー・散乱箔（一体）、エンベロープ、10 MeV一次コリメータ（横のシールドを含む）。偏向電磁石内の炭素鋼、偏向電磁石内三日月型シールド	ビームダクト、偏向電磁石シールド（コイル、ヨーク間、コイル内、電磁石間鉄）	
フィルタ部	散乱箔、カルセール中央部、フラットニングフィルタ	一次・二次フィルタ、フィルターベース	フラットニングフィルタ	フラットニングフィルタ	
2次コリメータ	上段：アッパーJAW 下段：ローワーJAW	MLC	上段：アッパーJAW 下段：ローワーJAW あるいはMLC	上段：アッパーJAW 下段：ローワーJAW あるいはMLC	上段：アッパーJAW 下段：ローワーJAW あるいはMLC
3次コリメータ	MLC	ダイアフラムI/II	―	―	MLC
ヘッド部シールド	シールド	シールド	シールド	シールド	

（3）医療用直線加速装置の放射化物の記帳のための換算について

　「**表7.22**のターゲット周辺部品等の換算表」、「**表7.23** ターゲットの換算表」及び「**表7.24** 重量補正係数」は、記帳を簡便に行うことを目的として作成したものである。

表7.22　ターゲット周辺部品等の換算表

主要材質	核種	換算係数（Bq/(μSv/h))
鉄（炭素鋼）、ステンレス鋼	^{60}Co	1.3E+5
銅	^{60}Co	1.5E+5
タングステン合金	^{60}Co	3.8E+5
アルミニウム合会	^{60}Co	6.8E+4
真録（黄銅）	^{65}Zn	6.2E+5
鉛合金	^{124}Sb	3.9E+5

表7.23　ターゲットの換算表

メーカ	核種	換算係数（Bq/(μSv/h))
バリアン	^{196}Au	1.1E+4
シーメンス（Au ターゲット）	^{196}Au	1.1E+4
シーメンス（W ターゲット）	^{187}W	1.0E+4
エレクタ	^{184}Re	6.3E+3
三菱電機	^{196}Au	1.1E+4

表7.24　重量補正係数

重量 (kg) ＼ 材質	鉄（炭素鋼）、ステンレス鋼、真鍮（黄銅）	タングステン合金	アルミニウム合金	鉛合金
1	0.1	0.1	0.2	0.1
5	0.2	0.1	0.5	0.2
10	0.3	0.2	0.7	0.2
20	0.5	0.2	1.0	0.4
30	0.6	0.3	—	0.5
50	0.9	0.4		0.7
60	1.0	0.5		0.8

1）換算の手順の例

① 以下の手順に基づき放射化物ごとに NaI シンチレーションサーベイメータ等を用いて 1 cm 線量当量率（μSv/h）の測定を行う。

　　— バックグラウンドを測定する。

　　— 放射化物と検出器を密着させて行う。

　　— 複数の方向から測定を行い、最大値からバックグラウンドを差し引いた値を当該放射化物の線量率測定値とする。なお、放射化物であって軽量のものは、同材質のものを複数まとめて測定を行うことができる。

　　── 放射化物の測定値がバックグラウンドと同等の場合は、使用したサーベイメータの検出限界
　　　　値を当該放射化物の線量率測定値とする。

②当該放射化物（まとめて測定したものは当該集合体）ごとの重量を測定する。

③線量率測定値、重量および**表7.22 ～表7.24** に示す換算係数を用いて、次式により当該放射化物
　（まとめて測定したものは当該集合体）ごとの放射能を求める。

　　　　$Qi = H \times Ki \times F$

　　核種 i：**表7.22** または**表7.23** の換算表に示す核種とする。

　　　Qi　：放射能（Bq）[※1]
　　　H　：線量率測定値（μ Sv/h）（バックグラウンドを差し引いた値）
　　　Ki　：**表7.22** または**表7.23** に示す換算係数〔（Bq）／（μ Sv/h）〕[※2]
　　　F　：**表7.24** に示す重量補正係数[※3]

　※1：「(2) 医療用直線加速装置における放射化物として扱う特定の部品等について」**表7.21**
　　　　で示した放射化物として扱う特定の部品等については、評価した放射能がクリアランス
　　　　レベルを下回っても、管理されるべき放射化物であって、一般の廃棄物とすることはで
　　　　きない。

　※2：材質が明らかでない場合は、安全側評価となるようタングステン材質の換算係数を使用
　　　　する。複数の材質で構成される部品等を測定する場合は重量割合の多い材質の換算係数
　　　　を使用する。

　※3：重量が**表7.24** に記載のない場合は、**表7.24** の記載の重量に切り上げて使用する。

　注）**表7.22** および**表7.23** は、照射停止後短時間で許可廃棄業者に引き渡す場合等を想定し、
　　　^{196}Au 等の短半減期核種を考慮して作成した。なお、^{196}Au（半減期は約 6.2 日）は、照射
　　　停止後 1 か月以上経過するとほとんど減衰することから、周囲の他の金属による ^{60}Co 等
　　　の影響を考慮して記帳する必要がある。

(4) 廃止措置の強化（放射線障害防止法第 28 条、令第 20 条の 2、放射線障害防止法施行規則第 26 条及び第 26 条の 2）

1) 趣旨・目的

　放射性同位元素の許可取消使用者等は、放射性同位元素等の廃止措置を講じようとするときは、あらかじめ、廃止届に加え、廃止措置計画を文部科学大臣に届け出なければならない。廃止措置については、廃止等の日から 30 日以内とする期限を撤廃し、廃止措置計画の計画期間内に行う。放射性同位元素の所持及び譲渡しができる期間は、廃止等の日から 30 日以内とする。文部科学大臣等は、この法律の施行に必要な限度で、許可取消使用者等に対する報告徴収及び立入検査を行うことができる。

2) 放射性同位元素等の廃棄業

①放射性同位元素の処分で輸出、譲渡し、廃棄、返還については、廃止等の日から 30 日以内かつ廃止措置計画の計画期間内

②汚染の除去

③放射性汚染物の処分で譲渡し、廃棄については、廃止措置計画の計画期間内

　使用の廃止等の届出、許可の取消し、使用の廃止等に伴う措置、表示付認証機器に係る使用の廃止等の届出等については、次のとおりである。

3）使用の廃止等の届出（放射線障害防止法施行規則第 25 条）

①使用の廃止等の届出（表示付認証機器廃止等使用者に係るものを除く。）は、遅滞なく、しなければならない。（放射線障害防止法第 27 条第 1 項の届出は別記様式第 32、同条第 3 項の届出は別記様式第 33。）

4）許可の取消し、使用の廃止等に伴う措置（放射線障害防止法施行規則第 26 条）

①廃止措置において講じることのできる措置として、施行規則第 26 条第 1 項第 1 号及び第 2 号に輸出の措置を加え、当該措置を帳簿への記載事項に加える。これらのほか、第 26 条第 1 項の規定に基づき廃止措置を行うこととする。

②廃止措置計画は、次に掲げる事項について定めるものとする。

　　　ウ．放射性同位元素の輸出、譲渡し、返還又は廃棄の方法
　　　エ．放射性同位元素による汚染の除去の方法（廃棄物埋設の管理の終了に係る措置にあっては、埋設した埋設廃棄物による放射線障害のおそれがないようにするために講じる措置）
　　　オ．放射性汚染物の譲渡し又は廃棄の方法
　　　カ．汚染の広がりの防止その他の放射線障害の防止に関し講ずる措置
　　　キ．計画期間

③廃止措置は廃止措置計画の計画期間内にしなければならない。なお、廃止措置を廃止等の日から 30 日以内に行うこととする期限は撤廃。

④放射性同位元素の所持及び譲渡しができる期間は、廃止等の日から 30 日以内である。

⑤廃止措置計画の届出（表示付認証機器廃止等使用者に係るものを除く。）は、遅滞なく、別記様式第 34 の届書に廃止措置計画を添えて、しなければならない。当該届書の提出部数は 1 通とする。

⑥廃止措置計画の変更の届出（表示付認証機器廃止等使用者に係るものを除く。）は、別記様式第 35 の届書に変更後の廃止措置計画を添えて、しなければならない。当該届書の提出部数は 1 通とする。

⑦廃止措置計画に記載した措置が終了したときの廃止措置報告（表示付認証機器廃止等使用者に係るものを除く。）に係る書面は、施行規則第 26 条第 6 項各号の書類（販売廃止等業者及び賃貸廃止等業者については第 1 号、第 3 号～第 5 号の書類）の写しを添えた別記様式第 36 によるものとする。当該書面の提出部数は、正本 1 通及び副本 2 通（副本については、同項各号の書類の添付を要しない。）とする。

⑧廃止措置計画の届書、廃止措置計画の変更の届書及び廃止措置報告書（それぞれについて表示付認証機器廃止等使用者に係るものを除く。）の提出は、当該届出又は報告に係る所在地等が茨城県にある場合には、水戸原子力事務所長を経由してしなければならない。

⑨施行規則第 39 条第 3 項及び第 6 項の管理状況報告書及び特定放射性同位元素の所持に係る報告書の提出については、廃止措置報告がなされることから、従前通り、廃止措置中の者への義務は課さない。

5）表示付認証機器に係る使用の廃止等の届出等（放射線障害防止法施行規則第 26 条の 2）

①使用の廃止等の届出（表示付認証機器廃止等使用者に係るものに限る。）は、遅滞なく、しなければならない。

②廃止措置計画の届出（表示付認証機器廃止等使用者に係るものに限る）は、遅滞なく、届書（法第 27 条第 1 項の届出は別記様式第 37、同条第 3 項の届出は別記様式第 38）により、しなければならない。

③廃止措置計画の変更の届出（表示付認証機器廃止等使用者に係るものに限る。）は、別記様式第 35 の届書に変更後の廃止措置計画を添えて、しなければならない。

④廃止措置報告は、放射性同位元素の輸出、譲渡し、返還又は廃棄を行ったことを証明する書面の写しを添えた別記様式第 36 による。

⑤①〜④の提出部数は、それぞれ 1 通とする。

⑥なお、これらのほか、上記①〜④及び⑨は表示付認証機器廃止等使用者にも適用する。

（5）その他（放射線障害防止法 29 条ほか）

1）趣旨・目的

その他所要の規定の整備を行う。譲渡譲受制限の合理化、販売及び賃貸の業の届出、添付書類、廃棄物埋設に係る規定の整備、放射線障害防止法第 19 条第 2 項の廃棄の技術上の基準、定期検査及び定期確認の申請に係る添付書類の提出を要しない要件、測定、報告徴収については下記のとおりである。

2）譲渡譲受制限の合理化（放射線障害防止法第 29 条）

①許可届出使用者は、当該許可・届出に係る種類の放射性同位元素の輸出を可能とする。なお、一定数量以上の放射性同位元素[※]の輸出に当たっては、従前より文部科学省の確認及び経済産業大臣の署名が必要である。（「放射性同位元素の輸出確認証の交付要領について（通知）」（平成 24 年 3 月 30 日通知）参照。）

　　※　放射線障害防止法第 2 条第 2 項に規定する放射性同位元素のうち、以下のもの。

　　ア．数量が 300 GBq 以上の放射性同位元素（機器に装備されたものを含む）。

　　イ．数量が 100 GBq 以上 300 GBq 未満の放射性同位元素で、透過写真撮影用ガンマ線照射装置（いわゆる非破壊検査装置）及び近接照射治療装置（いわゆるアフターローディング装置）に装備された状態のもの。

3）販売及び賃貸の業の届出（放射線障害防止法施行規則第 6 条第 2 項）

①使用の届出との整合を図るため、法第 4 条第 1 項の規定による販売又は賃貸の業の届出の際に必要な添付書類のうち、登録事項証明書（法人の場合）の添付を要さない。

4）添付書類（放射線障害防止法施行規則第 14 条の 6）

①法第 12 条の 6 において、表示付認証機器又は表示付特定認証機器を販売し、又は賃貸しようとする者は、文部科学省令で定める事項を記載した文書を添付し なければならないとしており、当該文書について、従前の文書に加え、廃止措置報告書（別記様式第 36）を追加（表示付認証機器の場合に限る）する。なお、従前の文書のうち、別記様式第 37 については様式に変更があることに留意すること。

5）廃棄物埋設に係る規定の整備（放射線障害防止法施行規則第 14 条の 11 第 3 項）

①廃棄物埋設を行う場合には、外周仕切設備を設けることとしているが、原子炉等規制法と同様に、埋設廃棄物に含まれる放射性同位元素のうち、文部科学大臣が定める放射能濃度を超えない場合には、この限りではない。

6）放射線障害防止法第 19 条第 2 項の廃棄の技術上の基準（放射線障害防止法施行規則第

19 条第 5 項)

①法第 19 条第 2 項の廃棄の技術上の基準については、施行規則第 15 条第 1 項第 3 号の内容を準用し、同規則第 19 条第 5 項第 3 号に定める内容によるほか、次に定めるところによる。

 ア．放射性同位元素を廃棄する場合には、許可使用者に保管廃棄を委託し、又は許可廃棄業者に廃棄を委託すること。

 イ．放射性汚染物を廃棄する場合には、当該放射性汚染物に含まれる放射性同位元素の種類が許可証に記載されている許可使用者に保管廃棄を委託し、又は許可廃棄業者に廃棄を委託すること。

7）定期検査及び定期確認の申請に係る添付書類の提出を要しない要件（放射線障害防止法施行規則第 14 条の 17、第 14 条の 18、第 14 条の 20）

①定期検査及び定期確認の申請の際の添付書類（放射線障害防止法施行規則第 14 条の 17 第 1 項各号（第 14 条の 18 において準用する場合を含む。）及び第 14 条の 20 第 1 項各号）の提出については、過去 10 年間に今回と同一の登録機関による施設検査、定期検査に合格し又は定期確認を受けていて、かつ、その際に添付書類を提出しており、かつ、その後に使用施設等の軽微変更等を行っていない場合は免除する。

8）測定（放射線障害防止法施行規則第 20 条第 1 項第 4 号）

①放射線障害防止法施行規則第 20 条第 1 項第 4 号ハの規定については、「3.7 GBq 以下」を「下限数量に 1000 を乗じて得た数量以下」とし、下限数量の 1000 倍以下の密封放射性同位元素のみを取り扱うときの放射線の量の測定は、6 月を超えない期間ごとに 1 回行わなければならない。

9）報告徴収（放射線障害防止法施行規則第 39 条第 4 項第 1 号）

①施行規則第 39 条第 4 項第 1 号において、放射線源登録制度の登録の対象となる行為として、許可使用者による特定放射性同位元素の輸出を追加。

5. 放射障害予防規定等について

　以下に、放射線障害予防規程等の変更の例を示し、同時に、病院での放射線予防規定等の作成に非常に役立つと考えられる。○○大学保健医療学部を○○病院放射線部と読み変えればよい[4]。

　（1）○○大学保健医療学部放射線障害予防規定について
　（2）○○大学保健医療学部放射線障害予防規定施行細則
　（3）○○大学保健医療学部放射線管理委員会規定
　（4）○○大学保健医療学部放射線発生装置運転管理要領
　（5）○○大学保健医療学部放射性有機廃液焼却炉運転管理要領

(1) ○○大学保健医療学部障害予防規定の例

(例) ○○大学保健医療学部放射線障害予防規程

○○年○月○日

改正　○○年○月○日

第 1 章　総則

（目的）

第 1 条　この規程は、「放射性同位元素等による放射線障害の防止に関する法律（以下、「障害防止法」という）に基づき、○○大学保健医療学部における密封されていない放射性同位元素（以下「RI」という）、RI によって汚染されたもの（以下「RI 汚染物」という）、ならびに放射線発生装置の取扱いおよび管理に関する事項を定め、放射線障害の発生を防止し、あわせて公共の安全を確保することを目的とする。

（適用範囲）

第 2 条　この規程は、○○大学保健医療学部の放射線施設に立ち入る全ての者に適用する。

（用語の定義）

第 3 条　この規程において、「RI 等」とは、RI、RI 汚染物をいう。

2　この規程において、「放射線施設」とは、RI 等の使用施設、貯蔵施設、および廃棄施設をいう

3　この規程において、「RI 取扱者」とは、RI 等の取扱い、教育研究または業務を行うため管理区域に立ち入る者で、第 36 条により放射性主任者（「主任者」という。）が放射線業務従事者として登録した者をいう。

（細則等の制定）

第 4 条　○○大学学長（以下、「学長」という）は、障害防止法およびこの規程に定める事項の実施に際して必要な事項を、所定の手続きを経て、次に掲げる運用基準等に定めるものとする。

　イ　放射線障害予防規定施行細則（以下「施行細則」という）

　ロ　放射線管理委員会規定

　ハ　放射線発生装置運転管理要領

　ニ　放射性有機廃液焼却炉運転管理要領

（RI 等の取扱制限および遵守事項）

第 5 条　RI 等の取扱いの目的は、教育および研究に限るものとする。

2　大学院生および学部学生は、所属する専攻または学科の専任の教員指導のもとに RI 等を取り扱わなければならない。

3　RI 等取扱者は、主任者が放射線障害防止のために行う指示を遵守し、その指示に従うとともに、この規程を遵守し、放射線障害の発生の防止に努めなければならない。

4　学長は第 12 条に定める放射性管理委員会がこの規定に基づき行う答申または意見具申を尊重しなければならない。

第 2 章　組織および職務

（組織）

第 6 条　放射線障害の防止に関する組織は、別図第 1 に掲げる通りとする。

（総括管理）

第7条　学長は放射線障害の防止に関する業務を総括管理する。

（主任者等の選任）

第8条　放射線障害発生の防止について、総括的な監督および指導を行わせるため、RI法令に規定する主任者を1名以上置くものとする。

2　主任者が旅行、病気等により、その職務を遂行できない場合、主任者の代理者（以下、「代理者」という）を選任しなければならない。

3　主任者は、放射線障害防止法に定める第1種放射線取扱主任者免状を有する者の中から選任し、学長の意見を聞いて理事長が任命する。

4　学長は、前項により任命された主任者に、任命時から1年以内に、その後は前回の定期講習を受けた日の属する年度の翌年度の開始の日から3年以内に放射線障害防止法第36条の2に定める定期講習（以下「講習」という）を受けさせなければならない。ただし、任命前1年以内に定期講習を受けている場合には、この限りではない。

（主任者の職務）

第9条　主任者は、放射線障害発生にかかる監督に関し、次の各号に掲げる職務を行う。

イ　この規程の改廃への参画

ロ　放射線障害防止法上重要な計画作成への参画

ハ　法令に基づく申請、届出および報告の審査

ニ　立入検査等の立会い

ホ　異常および事故等の危険時の措置等に関する対策への原因調査への参画

ヘ　学長に対する意見の具申

ト　使用状況および施設の管理について指導監督

チ　書類、帳簿等の記帳および保存についての指示

リ　関係者への助言、勧告および指示

ヌ　放射線施設への立ち入る者に対する教育訓練の計画等に対する立案・指導および指示

ル　危険時の措置等に関する対策への参画

ヲ　管理委員会の開催の要求

ワ　その他、放射線障害防止に関する必要事項

2.　主任者は、RI等取扱者に対して、RIの取扱いが不適切であると認めた場合、その使用を中止させることができる。

（代理者の職務）

第10条　理事長は主任者が職務を行えない期間は、主任者の代理者を選任し、選任期間終了後、解任を行う。

2　理事長は、主任者が職務を行うことができない期間が30日に満たない場合は、原子力規制委員会に対して代理者の選任、解任の届出を要しない。

3　代理者は主任者が職務の行えない期間中、主任者の職務を代行しなければならない。

（意見の尊重）

第11条　学長は、放射線障害の発生の防止に関する主任者または代理者の意見を尊重しなければならない。

（放射線管理委員会）

第12条　放射線施設における放射線障害防止に関する重要事項を審議するために、放射線管理委員

会（以下「管理委員会」という）を設ける。

　2　管理委員会の運営については、別に定める○○大学放射線管理委員会規定によるものとする。

（放射線管理室および放射線管理室長）

第 13 条　放射線障害発生の防止にかかる業務を行わせるため放射線管理室（以下「管理室」という）を設ける。

2　管理室には、放射線管理室長（「管理室長」という）および管理室を置き、管理室長は学長が任命する。

3　管理室長は、放射線障害の防止に関し、主任者の意見を尊重しなければならない。また、放射線施設の管理業務を総括し、必要な装置を講ずる。

（管理室の業務）

第 14 条　管理室は、障害防止法に基づき、次の各号に掲げる業務を行う。

　イ　管理区域に立ち入る者の入退室、放射線被ばくおよび RI による汚染の管理

　ロ　物品の搬入・搬出時における RI による汚染の管理

　ハ　放射線施設にかかる放射線の量および表面汚染密度の測定と管理

　ニ　排気および排水中の RI 濃度の測定および管理

　ホ　RI の受入れ、払出し、使用、運搬、保管および廃棄に関する管理

　ヘ　放射線施設内の放射線測定器、関連機器および設備の保守管理

　ト　管理区域に立ち入る者の安全確保および指導

　チ　RI 廃棄物の引渡し、廃棄および放射性排水の排出に関する業務

　リ　管理区域に立ち入る者に対ずる教育訓練計画的および健康診断計画の実施

　ヌ　放射線施設、設備機器等の定期点検、巡視点検の実施

　ル　放射線施設、設備機器等の修理、改造および除染の立案

　ヲ　RI 等の取扱いおよび放射線施設の利用に関すること手続きの受付

　ワ　RI 等の取扱いおよび放射線施設の利用に関する手続きの受付

　カ　関係法令に基づく申請、届出その他関係官庁との連絡等事務的事項

2　管理室長は前項に掲げた業務を処理するとともに、書類・帳簿等の確認を行い、管理室員は管理室長を補佐する。

（RI 取扱責任者）

第 15 条　RI および RI 汚染物を取扱う場合、RI 取扱責任者を定めなければならない。

2　RI 取扱責任者は保健医療学部の教育職員をあて、学長が任命する。

3　RI 取扱責任者は、RI および RI 汚染物の取扱い並びに管理責任を負うとともに、RI 取扱者に対して取扱い上の指導を行う。

（放射線発生装置管理責任者）

第 16 条　放射線発生装置を取扱う場合、放射線発生装置管理責任者を定めなければならない。

2　放射線発生装置管理責任者は保健医療学部の教育職員をあて、学長が任命する。

3　放射線発生装置管理責任者は、放射線発生装置の使用並びに管理責任を負うとともに、放射線発生装置取扱者に対して取扱い上の指導を行う。

（施設管理責任者）

第 17 条　施設管理責任者は放射線施設の維持及び管理を総括する。

2　施設管理責任者は、主任者および放射線安全責任者との連携を密に行い、次に掲げる業務を行う。

イ　施設の保守管理および設備の運転・保守管理

ロ　給排気設備、給排水設備の運転および維持運転に関する業務

ハ　作業環境の保全

ニ　排水設備の運転

ホ　排気設備の運転

ヘ　空調設備の運転

ト　その他施設・設備の維持および管理に必要な業務

2　施設管理責任者には、保健医療学部事務室長があたり、学長が任命する。

第3章　管理区域

（管理区域）

第18条　学長は、放射線障害発生の防止のため、放射線障害が発生するおそれのある場所を管理区域として指定し、管理区域を施行細則により定める。

2　管理室長は、次に定める者以外の者を管理区域に立ち入れさせてはならない。

イ　第35条によるRI取扱者として登録された者

ロ　見学者等で一時立入者として主任者が認めた者

（立入制限および遵守義務）

第19条　管理区域に立ち入る者は、主任者の許可を得なければならない。

2　管理区域に立ち入る者は、すべてこの規程を遵守し、放射線障害発生の防止に関する主任者の指示に従わなければならない。

（管理区域における遵守事項）

第20条　管理区域に立入る者は次の各号に掲げる事項を遵守しなければならない。

イ　定められた出入り口から出入りすること。

ロ　管理区域への立ち入りおよび退出、取扱い等を記録すること。

ハ　個人被ばく線量計を指定された位置に着用すること。

ニ　管理する区域内において飲食、喫煙等内部被ばくのおそれのある行為を行わないこと。

ホ　RI取扱者は、主任者および管理室長が放射線障害を防止するための指示、その他、施設の保安を確保するための指示に従うこと。

ヘ　一時立入者は、主任者、管理室長およびRI取扱者が放射線障害を防止するために行う指示、その他、施設の保安を確保するための指示に従うこと。

2　密封されていないRI等を取り扱う管理区域に立入る者は、前項のほか各号に掲げる事項を遵守しなければならない。

イ　専用の作業衣、作業靴、その他必要な保護具等を着用し、かつ、これらの者を着用してみだりに管理区域の外へ出さないこと。

ロ　RI等を体内摂取したとき、またはそのおそれがある時は、直ちにRI取扱責任者に連絡し、その指示に従うこと。

ハ　退出するときは、身体、衣服等の汚染検査を行い、汚染が検出された場合は、RI取扱責任者に連絡するとともに、直ちに除染のための措置をとること。除染が困難な場合には、管理室長に連絡し、その指示に従うこと。管理室長はその旨を主任者に報告する。

3　管理室長は、管理区域の入口の目につきやすい場所に取扱いにかかる注意時効を提示し、管理区

域の立入る者に遵守させなければならない。

4　その他、RI 取扱者の義務

　イ　取扱経験の少ない者は、単独で取扱作業をしてはならない

　ロ　使用線源に適した遮へい体等により、適した遮へいを行うこと。

　ハ　使用線源に応じて、線源との間に適切な距離を設けること。

　ニ　作業時間をできるだけ少なくすること。

第 4 章　施設等の定期点検・自主点検

（定期点検）

第 21 条　管理室長、RI 取扱責任者、放射線発生装置管理責任者及び施設管理責任者は、主任者の計画指示に基づき、施行細則の定めに従い年 2 回を標準として放射線施設の定期点検を行わなければならない。

2　管理室長は点検の結果を主任者に報告し、定期点検結果の責任を負わなければならない。

3　主任者は点検の結果の異常を認めた時は、学長に報告し、施設管理責任者は修理等必要な措置を講じなければならない。

4　点検の実施要綱および異常を発見した場合の措置については、別に定める施行細則によるものとする。

第 22 条　管理室長、RI 取扱責任者、放射線発生装置管理責任者及び施設管理責任者は、主任者の計画指示に基づき、細則の定めに従い年 2 回を標準として放射線施設の定期点検を行わなければならない。

2　定期点検の実施は、主任者の計画指示に基づき、管理室長、RI 取扱責任者、放射線発生装置管理責任者及び施設管理責任者が、目視で行う。

3　点検の実施要綱および異常を発見した場合の措置については、次の各号によるものとする。

　イ　必要がある場合には、その付近の者を避難させること。

　ロ　汚染が生じた場合またはそのおそれのある場合は、汚染の拡大または発生の防止に務めるとともに、関係者以外の者を接近させないこと。

　ハ　RI・RI 汚染物を必要に応じて安全な場所に移し、標識、縄張り等をつけ、監視人を置いて、関係者以外の者を接近させないこと。

　ニ　作業を行う者の放射線被ばく量を最小限に止めるため、必要な保護具の使用、作業時間の調整を行うこと。

　ホ　その他放射線障害を防止するに必要な措置を講じること。

　ヘ　その原因を調査し、適切な措置を講ずる。

（自主点検）

第 23 条　RI 取扱責任者および放射線発生装置管理責任者は、定期的に放射線施設の自主点検を行わなければならない。

2　RI 取扱責任者および放射線発生装置管理責任者は、自主点検の結果を管理室長に報告しなければならない。

3　管理室長は、自主点検において異常を認めた場合、その状況を主任者に報告し、主任者は学長に具申し、修理等に必要な措置を講じなければならない。

4　自主点検の具体的項目については、細則に定めるものとする。

（修理、改造等）

第23条　主任者は、放射線施設、設備および機器等について、修理、改造または除染等を行う場合、実施計画書を提出し、管理委員会の審議を経なければならない。ただし、取扱上特に影響が軽微と認められるものについては、この限りではない。

2　主任者は、前項の修理、改造および除染等を終えたときは、その結果を記帳し、学長に報告しなければならない。

（施設等の保守管理および運転）

第24条　排気設備、排水設備の保守管理および運転は管理室長の監督のもとで行う。

2. 諸設備の電源、給気、および冷暖房設備等の保守管理は、学長室営繕課長が行う。

第5章　RI 等の使用

（受入れおよび払出し）

第25条　RI 取扱責任者は、RI 等を受入れまたは払出しする場合、RI 等の種類、数量、相手方の氏名または名称その他必要事項を記入した RI 等受入れ計画書または RI 等払出し計画書を作成し、主任者の許可を受けなければならない。

2　管理室長は、主任者の指示を受けて、前項による受入れまたは払出しを確認し、必要事項を記録しなければならない。

（密封されていない RI の使用）

第26条　密封されていない RI の使用は、RI 取扱責任者の管理のもとに、次の各号に掲げる事項を遵守しなければならない。

イ　密封されていない RI の使用は、別に定める施行細則に従って作業室において行い、許可使用数量を超えないこと。

ロ　排気設備が正常に作動していることを確認すること。

ハ　吸収剤、受皿の使用等の防止に必要な措置を講じること。

ニ　しゃへい壁その他しゃへい物により、適切なしゃへいを行うこと。

ホ　放射線に被ばくする時間をできるだけ少なくすること。

ヘ　作業室においては、作業衣、保護具等を着用して作業すること。また、これらを着用してみだりに管理区域から退出しないこと。

ト　作業室から退出するときは、人体および作業衣、はき物、保護具等人体に着用している物の汚染を検査し、汚染があった場合は除去すること。

チ　表面の RI の密度が表面密度限度を超えている物は、みだりに作業室から持ち出さないこと。

リ　表面の RI の密度が表面密度限度の 10 分の 1 を超えている物は、みだりに管理区域から持ち出さないこと。

ヌ　密封されていない RI の使用中にその場を離れる場合は、容器および使用場所に所定の標識を付け、必要に応じて柵等を設け、注意事項を明示する等、事故発生の防止処置を講じること。

2　RI の使用にあたっては、あらかじめ使用にかかる計画書を作成し、RI 取扱責任者の承認を受けた後、管理室長に提出するとともに、主任者の許可を受けなければならない。

3　管理室長は、RI 等の使用に関する責任を負うものとする。

（放射線発生装置の使用）

第27条　RI 等取扱者は、放射線発生装置を使用する場合、放射線発生装置管理責任者の管理監督

のもとに、次に掲げる事項を遵守しなければならない。

イ　放射線発生装置使用室（以下「使用室」という）に立ち入る際は、インターロックの正常作動等を確認すること。

ロ　使用に先立ち人のいないことを確かめた後、出入口を確実に閉扉して立ち入りを禁止すること。

ハ　放射線発生装置の使用中は、使用室の出入口に運転中であることを表示すること。

ニ　使用室からの漏えい線量が、法令に定められた実効線量を超えないように措置すること。

ホ　放射線発生装置の運転を停止している場合には、その旨を放射線発生装置使用室の入口扉に掲示する。

（RI 等の譲受けおよび譲渡し等）

第 28 条の 2　RI 取扱責任者は、RI 等の譲受けおよび譲渡し等にかかる次の各号の管理業務を行う。

イ　購入した RI の受入れ

ロ　他の事業所からの RI の譲受け

ハ　他の事業所への RI の譲渡し

ニ　RI 廃棄物の廃棄業者への引渡し

ホ　不要となった放射線発生装置の事業所外への出荷

第 6 章　RI 等の保管、運搬および廃棄

（保管）

第 29 条　RI 等取扱者は、RI を保管する場合には、ガラス容器またはポリエチレン容器等 1 次容器に入れ、かつ、受皿等を用い、保管する RI の種類および数量等を記載した標識をはり付け、貯蔵施設に格納し、貯蔵室出入口扉を施錠しなければならない。

2　RI 取扱責任者は、RI 保管する場合、保管する RI の種類、数量、場所、その他必要事項を所定の用紙に記載し、管理室長に届け出るとともに、主任者の許可を得なければならないならない。

3　実験上、RI の使用がその日のうちに終了しない場合には、主任者の許可を得て使用施設内の所定の場所に保管できるものとする。この場合、RI の種類、数量、使用者の氏名を明示し、標識を付けなければならない。

4　管理室長は、毎年 3 月 31 日に帳簿を閉鎖し、RI の保管量および保管の状況を調査し、核種毎の保管量および保管の状況を取りまとめ、その結果を主任者に報告しなければならない。

（運搬）

第 30 条　RI 等取扱者は、RI および RI 汚染物を管理区域内で運搬する場合、ガラス容器またはポリエチレン容器等 1 次容器に入れ、さらに受皿等に入れて汚染の広がりを防止する措置を講じなければならない。

2　RI 等取扱者は、RI および RI 汚染物を管理区域外に運搬してはならない。

3　RI 取扱責任者は、RI および RI 汚染物を管理区域外に運搬する必要が生じるときは、主任者の許可を得て、関係法令で定める技術上の基準に従って必要な措置を講じる。

（廃棄）

第 31 条　RI および RI 汚染物は、次の区分に従って廃棄しなければならない。

イ　液体状の RI 廃棄物のうち、高濃度のものは、所定の専用容器に入れて保管廃棄すること。低濃度の物は、排水貯留槽に貯留し、満水になるごと RI 濃度を測定し、排水口における排水中の RI 濃度を濃度限度以下となるように排水すること。

　ロ　固体用の RI 廃棄物は、可燃物、難燃物、非圧縮性不燃物および不燃物に分けて、所定の専用容器に入れて保管廃棄すること。

　ハ　RI によって汚染した溶媒は、含まれる RI および溶媒の種類毎に分け、専用容器に入れて保管廃棄すること。

　ニ　気体状の RI 廃棄物は、廃棄設備の排気口における排気中の RI 濃度が濃度限度以下となるようにして排出すること。

2　放射性有機廃液を焼却炉により焼却する場合は、次の各号に従って行わなければならない。

　イ　焼却処理は、^{3}H、^{14}C、^{32}P、^{33}P、^{35}S および ^{45}Ca を含んだ有機溶液に限ること。

　ロ　放射性有機廃液の上限濃度の目標値を次のとおりとすること。ただし、複数の核種が存在する場合は、それぞれの濃度の目標値に対する割合の和が1を超えないこと。

　　a　^{3}H は、37 ベクレル毎立方センチメートル

　　b　^{14}C は、37 ベクレル毎立方センチメートル

　　c　^{32}P は、3.7 ベクレル毎立方センチメートル

　　d　^{33}P は、3.7 ベクレル毎立方センチメートル

　　e　^{35}S は、37 ベクレル毎立方センチメートル

　　f　^{45}Ca は、3.7 ベクレル毎立方センチメートル

　　g　放射線障害防止法関係法令に基づき行われるモニタリングの際に採取した試料を含む液体シンチレーター廃液に含まれるその他の核種は、3.7 ベクレル毎立方センチメートル

　ハ　焼却炉の運転は、放射線管理室長の管理のもとに行うこと。

　ニ　焼却炉の運転および保守点検は、別に定める放射性有機廃液焼却炉運転管理要領に従って行うこと。

3　RI 取扱責任者は、RI および RI 汚染物を廃棄する場合、所定の用紙に廃棄年月日、廃棄する RI および RI 汚染物の種類、数量、形状その他必要事項を記帳し、管理室長に提出しなければならない。

4　管理室長は、RI 廃棄物を廃棄業者に引き渡す場合、RI 廃棄物を所定の容器に格納し、関係書類を整えたうえ、主任者の許可を受けなければならない。

5　廃棄物容器は、定められた場所に置き、廃棄物処理の内容を明示し、標識を付けなければならない。

6　管理室長は、RI 等の保管、運搬および廃棄に関する責任を負うものとする。

第7章　測定

（放射線測定器等の保守）

第32条　管理室長は、安全管理にかかる放射線機器等について常に正常な機能を維持するように保守しなければならない。

（RI 施設の測定）

2　RI 施設の測定の放射線量の測定は、使用施設、貯蔵施設、廃棄施設、管理区域の境界および○○大学保健医療学部の境界について、放射線測定器（ガラスバッジを含む）を使用して行う。

3　RI による汚染の状況の測定は、作業室、廃棄作業室、汚染検査室、廃棄物処理保管室、排気設備の排気口、排水設備の排水口および管理区域境界について、放射線測定器を使用して行う。

4　RI 取扱責任者は、外部放射線に係る線量、空気中の放射性同位元素の濃度または汚染物の表面の射性同位元素の密度が、原子力規制委員会が定める数量等を超えないことの確認は、委託する作

業環境測定ーカによる空気中放射性物質濃度測定、表面汚染密度測定測定の結果のデータで行う。

5　RI 取扱責任者は、前項の測定値に異常を認めた場合、次の各号にかかる放射線障害防止に係る適切な処置を行う。

　イ　必要がある場合には、その付近の者を避難させること。

　ロ　汚染が生じた場合またはそのおそれのある場合は、汚染の拡大または発生の防止に務めるとともに、関係者以外の者を接近させないこと。

　ハ　RI・RI 汚染物を必要に応じて安全な場所に移し、標識、縄張り等をつけ、監視人を置いて、関係者以外の者を接近させないこと。

　ニ　作業を行う者の放射線被ばく量を最小限に止めるため、必要な保護具の使用、作業時間の調整を行うこと。

　ホ　その他放射線障害を防止するに必要な措置を講じること。

　ヘ　その原因を調査し、適切な措置を講ずる。

（場所の測定等）

第 33 条　RI 取扱責任者は、RI 施設の放射線障害が発生するおそれのある場所について、放射線の量および RI による汚染状況の測定を行い、その結果を評価し記帳しなければならない。

2　放射線の量の測定は、原則として 1 センチメートル線量当量について放射線測定器を使用して行わなければならない。

3　RI 施設の測定は、次の各号にしたがって行わなければならない。

　イ　放射線の量の測定は、使用施設、貯蔵施設、廃棄施設、管理区域の境界および○○大学保健医療学部の境界について、別の定める施行細則に従い行うこと。

　ロ　RI による汚染の状況の測定は、作業室、廃棄作業室、汚染検査室、廃棄物処理保管室、排気設備の排気口、排水設備の排水口および管理区域境界について、別の定める施行細則に従い行うこと。

　ハ　実施時期は、取扱開始前に 1 回、取扱開始後にあっては 1 カ月を超えない期間ごとに 1 回行うこと。ただし、排気口または排水口における測定は、排気または排水の都度行うこと。

4　管理室長は、外部放射線に係る線量、空気中の放射性同位元素の濃度または汚染物の表面の放射性同位元素の密度が、原子力規制委員会が定める数量等を超えないこと確認すること。

5　管理室長は、前項の測定値に異常を認めた場合、放射線障害防止に係る適切な処置を行うとともに、主任者に報告しなければならない。

6　測定結果は、測定の都度法令に定められた項目について記録し、5 年間保存しなければならない。

（放射線発生装置使用室の測定）

第 34 条　放射線発生装置管理責任者は、放射線発生装置使用室について、放射線の量および装置の異常の有無等を放射線測定器により点検しなければならない。

2　実施時期は、取扱開始前に 1 回、取扱開始後にあっては、6 カ月を超えない期間ごとに 1 回行うこと。また、測定の結果は、測定の都度法令に定められた項目について記録しなければならない。

3　放射線発生装置管理責任者は、放射線発生装置使用室の測定に関する責任を負わなければならない。

4　管理室長は、測定の結果が原子力規制委員会の定める線量等を超えていないことを確認し、主任者に報告しなければならない。

5　管理室長は測定結果を 5 年間保存しなければならない。

（個人被ばく線量の測定）

第35条　管理室長は、管理区域に立ち入る者に対して、放射線測定器を用いて、次の各号に従い個人被ばく線量を測定しなければならない。ただし、放射線測定器を用いて測定することが著しく困難な場合は、計算によってこれらの値を算出することとする。

イ　放射線の量の測定は、外部被曝による線量について行う。

ロ　測定は、胸部（女子にあっては腹部）について1センチメートル線量当量および70マイクロメートル線量当量について行う。

ハ　前号のほか、頭部およびけい部からなる部分、胸部および上腕部からなる部分、腹部および大たい部からなる部分のうち、外部被ばくによる線量が最大となるおそれのある部分が、胸部および上腕部からなる部分以外の部分である場合には、当該部分についても行う。

ニ　人体部位のうち外部被曝によるが最大となるおそれのある部位が頭部、けい部、胸部、上腕部、腹部および大たい部以外のである場合は、ロ号およびハ号のほか当該部位についても行う。

ホ　RIを誤って摂取した場合またはそのおそれのある場合は、内部被曝による線量についても測定を行う。

ヘ　測定は、管理区域に立ち入る者について、管理区域に入っている間継続して行う。ただし、一時立入者として主任者が認めた者については、外部被曝が実効専用について100マイクロシーベルトを超えるおそれのあるときに行う。

2　管理室長は、前項の測定結果から、実効線量および等価線量を、平成13年4月1日以後5年ごとに区分した1月間、ならびに4月1日、7月1日、10月1日および1月1日を始期とする3月間（女子は毎月1日を始期とする1月間）、ならびに4月1日を式とする1年間について、当該機関ごとに集計、算定し、法令に定められた項目について記録する。

3　管理室長は、異常な被ばくが認められた場合、主任者に連絡するとともに、その原因の調査を行わなければならない。

4　第2項の記録は、主任者が保健医療学部事務室に永久に保管するとともに、記録の都度対象者に対してその写しを交付しなければならない。

5　管理室長は、放射線施設における1年間の放射線業務従事者数および個人被ばく線量分布を作成し、主任者に報告しなければならない。

6　管理室長は、個人被ばく線量の測定に関する責任を負わなければならない。

第8章　RI等取扱者の登録

（登録）

第36条　教育又は研究しても目的でRI等を取扱う予定の者、業務上RI等を取り扱う予定の者および業務上管理区域に立ち入る予定のある者は、所定の様式に記入のうえ管理室長に提出し、主任者に申請しなければならない。

2　主任者は、管理室長に対し、RI取扱者としての登録申請があった者について、過去における被ばく調査を行わせるとともに、教育訓練および健康診断を実施させる。

3　主任者は、第2項の実施結果を審査し、RI取扱者として適当と認められる場合は学長の同意を経て名簿に登録し、申請者に通知する。

第 9 章　教育訓練

（教育訓練）

第 37 条　主任者は、管理区域に立ち入る者および RI 等の取り扱いに従事する者に対し、この規程の周知等を図るほか、放射線障害の発生を防止するために必要な教育訓練を実施しなければならない。

2　前項による教育訓練の実施時期は、次のとおりとする。

イ　RI 等取扱者として登録する前、または初めて管理区域に立ち入る前

ロ　RI 等の取扱いを開始した後に会っては、前回の教育および訓練を行った日の属する年度の翌年度の開始の日から 1 年以内。

3　前項イ号については、次に掲げる項目および時間を、また口号については、次に掲げる項目について教育訓練を実施する。

イ　放射線の人体に与える影響　30 分以上

ロ　RI 等または放射線発生装置の安全取り扱い　1 時間以上

ハ　放射線障害の防止に関する法令　30 分以上

ニ　放射線障害予防規程　30 分以上

4　教育訓練を受講した際に、教育訓練として取り扱う内容は、放射線物理学 I、放射線物理学 II、放射化学、放射化学実験、放射線計測学、核医学検査技術学、放射線治療管理学、放射線計測学実習、放射線管理学、放射線保健管理学、放射線関係法規である。

5　教育訓練の一部を省略することができる者は、放射線障害防止に関する十分な知識および技能を有していると認められる者であり、次の各号による。

イ　第 1 種放射線取扱主任者の資格者

ロ　技術士（原子力・放射線）の資格者

ハ　その他放射線障害防止に関する十分な知識および技能を有していると認められる者

6　教育訓練の実施は管理室長が行い、その立案は主任者が行う。

7　管理室長は、見学等で管理区域に入る者に対し、放射線障害の発生を防止するために必要な教育を実施しなければならない。

第 10 章　健康診断

（健康診断）

第 38 条　主任者は、第 36 条において申請された RI 等取扱者に対し、次の各号に掲げる時期に健康診断を受けさせなければならない。

イ　RI 等取扱者として登録する前

ロ　管理区域に立ち入った後にあっては 1 年を超えない期間ごと

2　健康診断は、問診および検査または検診とする。

3　問診は、放射線の被ばく歴およびその状況について行うこと。

4　検査または検診は、第 1 号ロ号の場合にあっては、次の部位および項目について、医師が必要として認める場合に行うこととする。

イ　末しょう血液中の血色素量またはヘマトクリット値、赤血球数、血球数数および血球数百分率

ロ　皮フ

ハ　眼

5　主任者は前項にかかわらず、次の各号のいずれかに該当する時は、遅滞なくその者に健康診断を受けさせなければならない。

　イ　RI を誤って摂取したとき

　ロ　RI によって表面密度限界を越えて皮フが汚染され、その汚染を容易に除去することができないとき

　ハ　RI によって皮フの創傷面が汚染され、またおそれがあるとき

　ニ　実効線量限度または等価線量限度を超えて放射線被ばくし、または被ばくしたおそれのあるとき

6　健康診断の手順は、管理室長が実施し、問診および検診は医師が行う。検査は外部医療機関に委託でき、放射線の被ばくがない場合には医師の判断により省略できるものとする。

7　主任者は、次の各号に従い健康診断の結果を確認しなければならない。

　イ　実施年月日

　ロ　対象者の氏名

　ハ　健康診断を実施した医師名

　ニ　健康診断の結果

　ホ　健康な診断の結果に基づいて講じた措置

8　健康診断の結果は、保健室に永久に保存するとともに、管理室長は記録の写しを対象者に交付しなければならない。記録は保健室に保管する。

9　主任者は、保健上必要な措置を講じる責任を負わなければならない。

（放射線障害を受けた者または受けたおそれのあるものに対する措置）

第39条　主任者は健康診断を行った医師の意見に基づいて、放射線障害を受けた者または受けたおそれのある者に対し、医師の診断、必要保健指導の措置を講じ、その程度に応じ、取扱時間の短縮、取扱いの制限等の措置を講ずる。

2　主任者は、放射線被ばくを受けた者が生じた場合は、その原因を調査し、適切な措置を講ずるとともに学長に報告しなければならない。

第 11 章　記帳および保存

（記帳および保存）

第40条　管理室長は、RI 等の受入れ、払い出し、使用、保管、運搬および廃棄ならびに教育訓練ならびに放射線施設の定期点検にかかる記録を行う帳簿を備え、次の各号に示す項目について記帳するものとする。

　イ　受入れおよび払出し

　　a　RI の種類、数量および化学形

　　b　RI 等の受入れ・払出し年月日

　　c　RI 等の受入れ・払出しに従事する者の氏名

　　d　相手方の氏名または名称

　ロ　使用

　　a　RI の種類および数量

　　b　RI および放射線発生装置の使用の年月日

　　c　RI および放射線発生装置の使用に従事する者の氏名

ハ　保管

  a　RI の種類および数量

  b　RI の保管の期間、方法および場所

  c　RI の保管に従事する者の氏名

ニ　運搬

  a　RI 等の運搬年月日および方法

  b　荷受人または荷送人の氏名および名称

  c　運搬に従事する者の氏名または運搬の委託先の氏名もしくは名称

ホ　廃棄

  a　RI および RI 汚染物の種類および数量

  b　RI および RI 汚染物の廃棄の年月日、方法および場所

  c　RI および RI 汚染物の廃棄に従事する者の氏名

ヘ　教育訓練

  a　教育訓練の実施年月日および項目

  b　教育訓練を受けた者の氏名

ト　定期点検

  a　点検の実施年月日

  b　結果およびこれに伴う措置の内容

  c　点検を行った者の氏名

2　RI 取扱責任者および放射線発生装置責任者は、条 34 条および第 35 条に定める放射線の量等の測定結果に関する記録をしなければならない。

3　管理室長は、前 2 項の記録帳簿を毎年 3 月 31 日または廃止日等において閉鎖し、5 年間これを保存しなければならない。

第 12 章　地震、火災、その他の災害時、および危険時の措置

（地震、火災、その他の災害が起こった時の措置）

第 41 条　地震、火災、津波又は河川氾濫等による床上浸水が発生、その他の災害が発生した場合、事態を発見した者は別図第 2 に定める災害時の連絡通報に従い、休日、夜間を問わず、連絡しなければならない。

2　管理室長は細則に定める放射線施設定期点検項目のうち、線量および RI の表面密度を除く各項目について点検を実施し、その結果を主任者に報告するとともに、主任者はその結果を学長に報告しなければならない。ただし、RI による汚染のおそれのある場合には、線量および RI・RI 汚染物の表面密度についても点検を実施するものとする。

3　地震が発生した場合の前項に定める点検は、震度 5 以上の場合に実施するものとし、震度 5 未満の場合は必要に応じて実施するものとする。

（RI 等に関する事故）

第 42 条　管理室長は、RI 等の盗難または行方不明が判明した場合、学長および主任者に報告し、保健医療事務室長は所管の警察等に届け出なければならない。

（危険時の応急措置）

第 43 条　主任者は、第 41 条または前条の事態が発生し、放射線障害の発生のおそれのある場合、

または放射線障害が発生した場合、適切に判断し、次の危険時の措置を講じなければならない。

- イ 必要がある場合には、その付近の者を避難させること。
- ロ 汚染が生じた場合またはそのおそれのある場合は、汚染の拡大または発生の防止に努めるとともに、関係者以外の者を接近させないこと。
- ハ RI・RI汚染物を必要に応じて安全な場所に移し、標識、縄張り等をつけ、監視人を置いて、関係者以外の者を接近させないこと。
- ニ 前各号の作業を行う者の放射線被ばく量を最小限に止めるため、必要な保護具の使用、作業時間の調整を行うこと。
- ホ その他放射線障害を防止するに必要な措置を講じること。

（事故原因の調査および報告）

第44条 管理委員会は、第41条または第42条第1項の事態を発生した場合または次の各号に該当する報告を受けた場合は、その原因の調査を行わなければならない。

- イ RIの盗取又は所在不明のとき
- ロ RIの排気・排水による廃棄時に濃度限度又は線量限度を超えたとき
- ハ RI等が管理区域外に漏えいしたとき
- ニ RI等のそれぞれの取扱いにおける計画外被ばくが放射線業務従事者で実効線量が5 mSv、放射線業務従事者以外の者で0.5 mSvを超え、または超えるおそれがあるとき
- ホ 使用施設を含む各施設の線量限度を超え、または超えるおそれのあるとき
- ヘ 放射線業務従事者が実効線量限度もしくは等価線量限度を超え、またはおそれのある被ばくがあるとき
- ト RI等に火災が起こり、またはRI等に延焼するおそれのあるとき
- チ RI等が管理区域内で漏えいしたとき、ただし、次のいずれかに該当する時を除く。
  - a 液体状のRI等が漏えいした場合において、設備周辺に設置された漏えいの拡大を防止する堰の外に拡大しなかったとき
  - b 気体状のRIが漏えいした場合において、漏えいした場所にかかる排気設備の機能が適正に維持されている場合
  - c 漏えいしたRIの放射能量が微量のときその他漏えいの程度が軽微なときで表面密度限度を超えない場合

2 学長は、第41条、第42条、第43第1項または前項の報告を受けた場合には、その旨を遅滞なく、またはその状況およびそれに対する措置を10日以内に原子力規制委員会および関係機関の長へ報告しなければならない。

第13章 情報提供

（情報提供）

第45条 管理委員会は、放射線障害のおそれのある場合または放射線障害が発生した場合には、委員長の責任のもとその旨の情報を提供しなければならない。

2 情報提供を実施する組織、責任者、外部に情報を提供するする方法および外部からの問い合わせに対応する方法は、問い合わせ窓口、電話およびホームページ等によって行う。

3 放射線施設で発生した事故の状況や被害の程度等外部へ提供する情報は次の各号に示す項目である。

イ　事故の発生日時および発生した場所

ロ　汚染の状況等による事業所外への影響

ハ　事故の発生した場所において取り扱っている放射性同位元素等の性状および数量

ニ　応急の措置の内容

ホ　放射線測定器による放射線の量の測定結果

ヘ　事故の原因および再発防止策

（必要な措置の要請）

第 46 条　主任者は、放射線障害が発生するおそれがあると認めたくない場合、管理区域への立ち入り制限、禁止または閉鎖などを必要ない措置をとるとともに、その対策について学長に具申するものとする。

第 14 章　報告

（管理状況報告）

第 47 条　主任者は、第 21 条第 2 項、第 33 条 4 項および第 39 条 5 項の報告に基づき、障害防止法施行規則第 41 条 3 項に定める放射線管理状況報告書を、毎年 4 月 1 日を始期とする 1 年間について作成し、学長に提出しなければならない。

2　学長はその所持する RI 等若しくは放射線発生装置に関し、地震、火災その他の災害が起こったことにより放射線障害のおそれのある場合、または放射線障害が発生した場合には、直ちに原子力規制委員会規則で定めるところにより、危険区域の標識の明示、対入禁止の措置などの応急の措置を講じ、放射線管理の状況を報告しなければならない。

3　学長は、前項の報告書を当該機関の経過後 3 月以内に原子力規制委員会に提出しなければならない。

（規定の改廃）

第 48 条　この規定の改廃は、主任者による管理委員会の開催の要求を受けて管理委員会で審議し、学長の意見を聞き理事長が行う。

第 15 章　その他

（事故防止の継続的な対応）

第 49 条　事故防止のために PDCA サイクルを継続して行う。

付則

1 この規定は、○○年○月○日から施行する。

2 この改正規定は○○年○月○日から施行する。

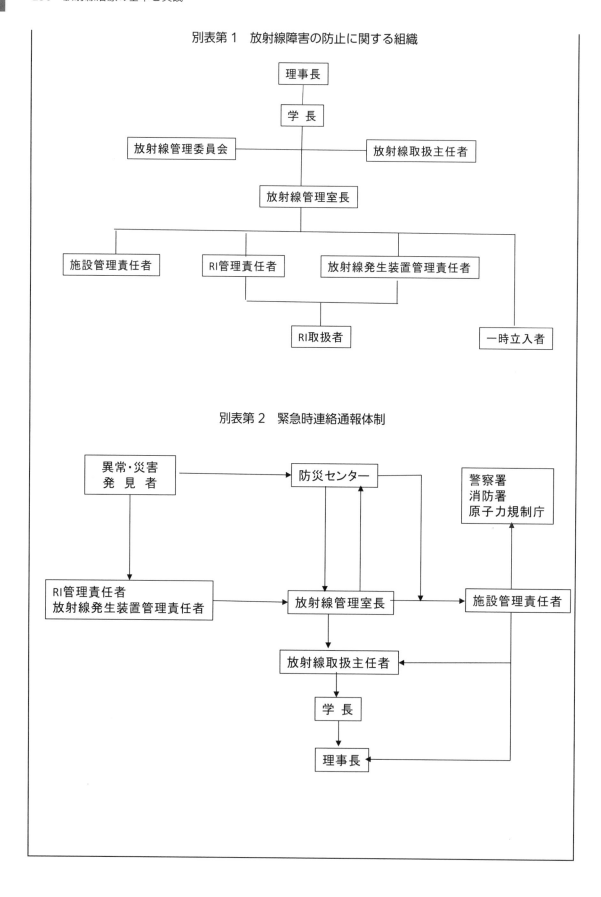

別表第 1　放射線障害の防止に関する組織

別表第 2　緊急時連絡通報体制

(2)　○○大学保健医療学部放射線障害予防規程施行細則の例

（例）　○○大学保健医療学部放射線障害予防規程施行細則

○○年○月○日

改正　○○年○月○日

（準拠）

第1条　○○大学保健医療学部放射線障害予防規程（以下「予防規程」という）第4条に基づき、放射線障害の予防に関して必要な事項は、この施行細則の定めるところによる。

（用語）

第2条　この施行細則に用いる用語は、予防規程において使用する用語の例による。

（管理区域）

第3条　予防規程第18条に定める管理区域（以下「管理区域」という）は、○○大学RI施設、同放射線発生装置使用室、RI排気設備およびRI排水処理設備とする。

（使用できる核種と数量）

第4条　○○大学のRI施設において使用できる核種およびその数量は、別表第1のとおりとする。

（密封されていないRIの使用）

第5条　RI等取扱者は、RIを使用する場合、使用するRIの種類、数量その他必要事項を記入した使用計画書を作成し、RI取扱責任者の承認を受けた後、管理室長に提出するとともに、主任者の許可を受けなければならない。

2　RI取扱責任者は、使用中のRIの管理を行わなければならない。

3　RI等取扱者は、予防規程第27条第1項に掲げる事項を遵守するとともに、次の各号に示す事項について注意しなければならない。

イ　RI施設に立ち入る場合は、適切な放射線測定器を着用した後、入退室管理システムに入退室カードを挿入すること

ロ　RIを取り扱う場合は、必ず専用の実験衣およびスリッパを着用すること

ハ　RI施設内においてRIを取り扱う場合は、定められた実効線量限度および等価線量限度を超えないものとする。また、これらの値は許容限度を示すものであり、被ばく線量はできるだけ少なくするように、各自が注意すること

ニ　RIの使用および管理区域への立入り時間は、1週間当たり40時間以下とすること

ホ　不要なRIおよびRI汚染物は、他人に迷惑をかけることなく、安全に処置すること

ヘ　RIの取扱いに習熟するとともに、主任者および管理室長の指示に従うこと

ト　使用中のRIの安全管理、使用記録および個人被ばく記録は各自が行うこと

チ　使用中の実験機器および場所の汚染には絶えず注意し、汚染が生じた場合には、直ちに、管理室長およびRI取扱責任者に連絡するとともに、その指示を受けて各自汚染の広がり防止に努力して除染すること

リ　高レベルおよび気化しやすいRIの使用は、RI施設内の各作業室のフード内で行うこと

ヌ　粉末状で飛散しやすいRIの取扱いは、グローブボックス内で行うこと

ル　必要に応じて、厚さ5センチメートル以上の鉛ブロック、アクリル衝立等のしゃへい材を使用すること

ヲ　管理区域内では、飲食、喫煙、化粧等を行ってはならない

ワ　管理区域内では、ピペット、ガラス管、ゴム管等を口で吸ってはならない

　カ　管理区域から退出する場合は、手、足、衣服および持出し物品等の RI による汚染を検査するとともに、必要事項の記録を行うこと。また個人被ばく線量測定用の放射線測定器は、所定の場所に返納すること

　ヨ　管理区域から物品を持ち出す場合は、RI による汚染がないことを確認した後、所定の搬出申請書に必要事項を記入し、管理室長の許可を得なければならない

　タ　RI および RI 汚染物の取扱い終了後は、使用した場所、実験台等の汚染検査を実施し、その結果を RI 施設使用記録および保管管理記録に記載すること

　レ　RI 施設使用記録、保管管理記録および実施報告書は 1 週間毎に整理し、管理室長に提出すること

（放射線発生装置使用室の管理）

第 6 条　使用室に入室の際は、常時個人線量計を着用し、必要に応じて放射線測定器を携行すること

2　主任者からあらかじめ運転の許可を得た者以外の者は、放射線発生装置を運転操作しないこと

3　放射化または表面汚染のおそれのある物品を使用室から持ち出すときは、必ず放射線測定器により放射線の量の検査を行うこと

（場所の測定等）

第 7 条　予防規程第 30 条第 3 項イ号に基づく放射線の量の測定は、次の各号に従って行う。

　イ　測定場所は、各作業室、廃棄作業室、廃棄物保管室、貯蔵室、管理区域境界および○○大学の境界とする。

　ロ　測定は、放射線測定器を使用して行い、その測定値および放射線源の種類から 1 センチメートル線量当量を評価する。ただし、放射線測定器を用いて測定することが著しく困難である場合は、計算によってこれらの値を算出することができる。

2　予防規程第 30 条第 3 項ロ号に基づく RI による汚染の状況の測定は、次の各号に従って行う。

　イ　測定場所は、各作業室、廃棄作業室、廃棄物保管室、貯蔵室、汚染検査室、排気設備の排気口、排水設備の排水口および管理区域境界とする。

　ロ　測定は、放射線測定器またはスミヤ法により行い、RI による汚染の状況を判定する。ただし、放射線測定器を用いて測定することが著しく困難である場合には、計算によってこれらの値を算出することができる。なお、排気口の測定には排気設備の運転中、継続して測定する β 線・γ 線ガスモニタによる記録を用いる。排水口の測定には、β 線・γ 線水モニタによる記録と共に、排水の都度その一部を適切な放射線測定器により測定した結果を充てる。また、外部放射線に係る線量、空気中の放射性同位元素の濃度または汚染物の表面の放射性同位元素の密度の測定は、作業環境測定メーカに委託することができる。

　ハ　原子力規制委員会が定める数量等を超えないことの確認は、空気中放射性物質濃度測定、表面汚染密度測定測定の結果で確認する。

3　前項の測定値に常を認めた場合には、放射線発生装置責任者および RI 取扱責任者は、管理室長および主任者に報告し、主任者は放射線障害防止に係る適切な処置を行う。

（RI 汚染時の処置）

第 8 条　RI 汚染が生じたときの具体的処置は、次の各号に掲げるところによる。

　イ　液体による汚染の場合は、ろ紙を用いてふきとること

　ロ　汚染された場所が乾燥している場合は、放射線測定器またはスミヤ法で検査し、通常のバック

　グランドになるまで表面を洗い、必要な場合は削りとること

ハ　汚染が生じた場合には、必ずその位置、範囲および核種を管理室長に届け出るとともに、その指示に従うこと

（定期点検）

第 9 条　定期点検の実施は、主任者の計画指示に基づき、管理室長、RI 取扱責任者、放射線発生装置管理責任者及び施設管理責任者が、目視および放射線測定器を用いて行う。

2　予防規程第 22 条に定める定期点検の内容は、別表第 2 のとおりとする。

3　異常を発見した場合の措置については、次の各号によるものとする。

イ　必要がある場合には、その付近の者を避難させること

ロ　汚染が生じた場合またはそのおそれのある場合は、汚染の拡大または発生の防止に務めるとともに、関係者以外の者を接近させないこと。

ハ　RI・RI 汚染物を必要に応じて安全な場所に移し、標識、縄張り等をつけ、監視人を置いて、関係者以外の者を接近させないこと。

ニ　作業を行う者の放射線被ばく量を最小限に止めるため、必要な保護具の使用、作業時間の調整を行うこと

ホ　その他放射線障害を防止するに必要な措置を講じること

ヘ　その原因を調査し、適切な措置を講ずる。

（自主点検）

第 10 条　RI 取扱責任者および放射線発生装置管理責任者は、定期的に放射線施設の自主点検を行わなければならない。

2　自主点検の具体的項目は次の各号に掲げるところによる。

イ　管理区域の区画

ロ　標識の掲示

ハ　注意事項の掲示

ニ　管理区域の構造、表面材料の損傷

ホ　換気状況

ヘ　汚染検査室の洗浄設備

ト　排気浄化装置の作動

チ　排水貯留槽の損傷および排水設備の作動

リ　排気管、排水管の損傷

ヌ　焼却炉の作動

ル　放射線測定装置の作動

（教育訓練）

第 11 条　主任者は、管理区域に立ち入る者および RI 等の取り扱いに従事する者に対し、この規程の周知等を図るほか、放射線障害の発生を防止するために必要な教育訓練を実施しなければならない。

2　教育訓練を受講した際に、教育訓練として取り扱う内容は、放射線物理学 I、放射線物理学 II、放射化学、放射化学実験、放射線計測学、核医学検査技術学、放射線治療管理学、放射線計測学実習、放射線管理学、放射線保健管理学、放射線関係法規とする。

3　教育訓練の一部を省略することができる者は、放射線障害防止に関する十分な知識および技能を

有していると認められる者であり、次の各号に該当する者とする。

　イ　第1種放射線取扱主任者の資格者

　ロ　技術士（原子力・放射線）の資格者

　ハ　その他放射線障害防止に関する十分な知識および技能を有していると認められる者

（放射線施設の保安管理）

第12条　管理室長は、RI施設の入退室管理システムの保守およびRI貯蔵施設の施錠等を行うほか、放射線施設における管理体制の整備・充実をはかるとともに必要に応じて放射線障害に対する各種の予防措置を講じるものとする。

2　RI貯蔵施設およびRI廃棄施設の錠は、管理室長が保管し、主任者の許可を得て使用しなければならない。

（施行細則の改廃）

第12条　この施行細則の改廃は、主任者の意見を聞いて学長が行う。

付　則

1　この施行細則は、○○年○月○日から施行する。

1　この改正施行細則は、○○年○月○日から施行する。

別表第1　RI施設において使用できる核種およびその数量

群別	核種	1日最大使用数量(MBq)	3カ月間使用数量(MBq)	1年間使用数量(MBq)
2	^{22}Na	10	12.5	50
	^{42}Ar	1	1.25	5
	^{45}Ca	10	12.5	50
	^{57}Co	0.037	0.925	3.7
	^{68}Ge	1	2.5	10
	^{75}Se	10	25	100
	^{125}I	10	100	400
	^{137}Cs	0.37	0.925	3.7
	^{141}Ce	0.001	0.00125	0.005
	^{152}Eu	5	12.5	50
	^{160}Tb	0.01	0.0125	0.05
	^{159}Dy	0.001	0.0015	0.005
	^{170}Tm	0.01	0.0125	0.05
	^{169}Yb	0.001	0.00125	0.005
	^{203}Hg	20	25	100

3	³²P	50	200	800
	³³P	50	200	800
	³⁵S	100	125	500
	⁴²K	1	1.25	5
	⁵⁹Fe	10	25	100
	⁶⁷Ga	10	25	100
	⁶⁸Ga	1	2.5	10
	⁸¹ᵐKr	10	25	100
	⁸¹Rb	10	25	100
	⁹⁹Mo	1600	10000	15000
	⁹⁹ᵐTc	2500	15000	20000
	¹¹¹In	13	145	580
	¹²³I	37	92.5	370
	¹³¹I	20	90	360
	¹³⁷ᵐBa	0.37	0.925	3.7
	¹⁴⁰La	0.1	0.125	0.5
	¹⁴³Ce	0.01	0.0125	0.05
	¹⁴²Pr	0.1	0.125	0.5
	¹⁴⁷Nd	0.001	0.00125	0.005
	¹⁵³Sm	0.1	0.125	0.5
	¹⁵²ᵐEu	0.1	0.125	0.5
	¹⁵⁹Gd	0.01	0.0125	0.05
	¹⁵⁷Dy	0.01	0.0125	0.05
	¹⁶⁵Dy	0.1	0.125	0.5
	¹⁶⁶Ho	1	1.25	5
	¹⁶⁹Er	0.01	0.0125	0.05
	¹⁷¹Er	0.1	0.125	0.5
	¹⁷⁵Yb	0.1	0.125	0.5
	¹⁷⁶ᵐLu	0.1	0.125	0.5
	¹⁷⁷Lu	0.1	0.125	0.5
	¹⁹⁸Au	20	25	100
4	³H	100	250	1000
	¹⁴C	1	2.5	10
	⁵¹Cr	10	25	100
	²⁰¹Tl	20	25	100

別表第2 定期点検の内容

区分	点検項目	点検細目	点検頻度
施設全体	施設の位置等	1 地崩れのおそれ	2回/年
		2 浸水のおそれ	2回/年
		3 周囲の状況	2回/年
	主要構造部等	1 構造および材料	2回/年
	遮へい	1 構造および材料	2回/年
		2 遮へい物の状況	2回/年
		3 線量	2回/年
	管理区域の区画	1 区画および閉鎖設備	2回/年
	標識	1 管理区域出入口	2回/年
		2 作業室出入口	2回/年
		3 汚染検査室	2回/年
		4 貯蔵室および貯蔵箱	2回/年
		5 排気設備	2回/年
		6 排水設備	2回/年
		7 保管排気設備	2回/年
		8 保管排気容器	2回/年
		9 廃棄作業室	2回/年
		10 放射線発生装置使用室出入口	2回/年
	線量 （ただし、放射線発生装置の測定は2回/年）	1 事業所境界	1回/年
		2 管理区域境界	1回/年
		3 作業室	1回/年
	RIの表面密度	1 管理区域境界	1回/年
		2 作業室	1回/年
		3 廃棄作業室	1回/年
		4 汚染検査室	1回/年
		5 廃棄物処理保管室	1回/年
	換気	1 管理区域出入口気流	2回/年
		2 作業室出入口気流	2回/年
		3 作業室給気口気流	2回/年
		4 作業室排気口気流	2回/年
使用施設	作業室	1 床の構造および表面仕上げ	2回/年
		2 壁の構造および表面仕上げ	2回/年
		3 天井の構造および表面仕上げ	2回/年
		4 流し	2回/年
		5 作業台	2回/年
		6 給排水管の水漏れ	2回/年
		7 フード	2回/年
		8 フード中への空気の流れ	2回/年
		9 フードのダンパーの作動	2回/年
	放射線発生装置使用室	1 放射線発生装置の設置場所	2回/年
		2 インターロックの作動	2回/年
		3 出入口の標識の掲示	2回/年
		4 使用室の出入口の施錠	2回/年
	汚染検査室	1 構造および表面仕上げ	2回/年
		2 汚染区域と非汚染区域の区画	2回/年
		3 洗浄設備の状況	2回/年
		4 更衣設備の状況	2回/年
		5 放射線測定器の作動	2回/年
		6 除染器材の配置	2回/年

貯蔵施設	貯蔵室	1 構造および表面仕上げ	2回/年
		2 防火ダンパーの状況	2回/年
		3 扉の施錠3	2回/年
廃棄施設	排気設備	1 排風機の状況	2回/年
		2 排気浄化装置の状況	2回/年
		3 排気管、排気口の状況	2回/年
		4 汚染空気の拡大防止装置の作動	2回/年
	排水設備	1 排気管の漏れ	2回/年
		2 分配槽のもれ	2回/年
		3 貯留槽の漏れ	2回/年
		4 稀釈槽の漏れ	2回/年
		5 ポンプの作動	2回/年
		6 バルブの作動	2回/年
	廃棄作業室	1 構造および表面仕上げ	2回/年
	有機廃液焼却炉	1 設置位置	2回/年
		2 排気管との接続状況	2回/年
		3 作業	2回/年
		4 安全装置の作動	2回/年
	保管廃棄設備	1 構造および表面仕上げ	2回/年
		2 扉の施錠	2回/年
		3 保管廃棄容器の状況	2回/年
		4 受皿の状況	2回/年
安全点検	放射線測定器	放射線モニタリングの作動	2回/年
	火災等の危険事態	ガス漏れ	2回/年
		水漏れ	2回/年
		加熱機器類の状況	2回/年
	核種別の保管	核種別の保管量および保管状況	1回/年
	RI取扱者等の利用	RI取扱者等の利用状況	1回/年

（3）○○大学保健医療学部　放射線管理委員会規定の例

（例）○○大学放射線管理委員会規定

○○年○月○日

改正　　○○年○月○日

（趣旨）

第1条　この規定は、○○大学保健医療学部放射線障害予防規程第12条第2項（以下「管理委員会」という）の組織、審議事項、運営等必要な事項を定める。

（管理委員会の組織）

第2条　管理委員会は、次の委員をもって組織する。

イ　放射線取扱主任者、放射線取扱副主任者または放射線取扱主任者の代理者

ロ　保健医療学部診療放射線学科長

ハ　学長室長および管理室長

ニ　診療放射線学科および薬学科の専任教員から選出された者　各1名

ホ　その他学長が指名した者　若干名

2　委員の任期は、その在任期間中とする。ただし、前項ホ号およびヘ号の委員の任期は2年とし、再任を妨げない。

3　前項のただし書の委員に欠員が生じた場合の補欠者の任期は、前任者の残任期間とする。

4　管理委員会は、前号に規定する事項を調査し、または審議する場合は、放射線主任者の意見を聞かなければならない。

（審議事項）

第3条　管理委員会は、次の事項を審議する。

イ　放射線施設の整備および管理運営に関すること

ロ　RI 等の使用にかかる放射線障害防止および健康管理に関すること

ハ　RI 等の取扱いに関すること

ニ　RI 等にかかる事故等の原因調査・結果の報告、広報、改善に関すること

ホ　放射線施設使用申請に基づく使用時期の調整に関すること

ト　放射線施設の新設、改廃、および事業所境界、管理区域、管理区域外使用区域等の設定、変更および廃止に関すること

ヘ　その他放射線施設運営にかかる重要な事項に関すること

（委員長および副委員長の選出方法）

第4条　管理委員会に委員長および副委員長を置く。

2　委員長は、放射線取扱主任者をもって充てる。

3　副委員長は、委員の中から委員長の意見を聞いて、学長が任命する。

（委員長および副委員長の職務）

第5条　委員長は、管理委員会を招集し議長となる。

2　副委員長は委員長を補佐し、委員長に事故あるときはその職務を代行する。

（管理委員会の庶務）

第6条　管理委員会の庶務は、保健医療学部事務室が取り扱う。

（規定の改廃）

第7条　この規定の改廃は、学長の意見を聞いて、理事長が行う。

付　則

1　この規定は、○○年○月○日から施行する。

2　この改正規定は、○○年○月○日から施行する。

（4）○○大学保健医療学部　放射線発生装置運転管理要領の例

（例）　放射線発生装置運転管理要領

○○年○月○日

改正　　○○年○月○日

1. はじめに

　この放射線発生装置運転管理要領は、○○大学放射線予防規第4条に基づき、医療用リニアック使用上の注意事項と安全対策を定めるものである。

2. 操作に関連する各種法令等

　本学において使用する○○社リニアックは加速器システムの多機能性を犠牲にすることなく、最大限の安全性と信頼性をもつように設計されている。しかし、リニアックの使用に不適任な人が操作した場合、人身事故等が発生するおそれがある。本運転管理要領は操作者（以下オペレータ）およびそれに関連する人達の安全を守るために必要な対策等を定めるものであり、ここに記載されている安全対策に関する内容は最小限のものである。それゆえ、本学の放射線障害予防規定や以下の法令、規則と合わせて運用するものとする。オペレータは、ここに定められた適切な安全手順、本学の放射線障害予防規定および以下の法令、規則等を遵守して、リニアックの操作に習熟し安全運転に心がけなければならない。

- ・放射性同位元素等による放射線障害の防止に関する法律
- ・電離放射線障害防止規則
- ・労働安全衛生法
- ・医療法施行規則
- ・薬事法

3. オペレータの安全対策の心得

3.1　リニアックは、短時間に人体に対して致命的な放射線量を発生する性能を有しているので、オペレータは運転する前に操作法および予防策を熟知すること。

3.2　リニアックのコントローラパネルには二つのキースイッチがある。一つは電源（POWER）キーであり、もう一つはビーム（BEAM）キーである。この二つのキースイッチは放射線発生装置管理責任者（以下責任者）の完全な管理下に置くこと。また、インターロックをリセット（RESET）するスイッチがあるが、責任者のもとにオペレータが操作すること。

3.3　コントローラパネル上の点検調整部には種々の回路用ON-OFFスイッチがある。正規の運転のときは必ずON位置にしておくこと。

3.4　使用室出入扉が完全に閉められるまで放射線の発生を共止するインターロックスイッチ、および放射線の安全を自動的に表示する表示器の作動を確認すること。

3.5　ドアを閉じたときは、放射線を発生させる前に、使用室内に人がいないことを確認すること。

3.6　放射線管理区域内で放射線作業に従事する人はすべて適当な放射線線量計を着用すること。

3.7　リニアックのカバーをはずした状態や扉を開いた状態で装置の操作を行わないこと。

3.8　照射ヘッドに装着される付属品は、正しく取り付け、そのロックが確実で、落下しないようにその都度確認すること。

3.9　本体ガントリを回転させる前は、回転中にガントリが照射物または照射台に接触しないことを

確認すること。

3.10　照射中、故障により放射線が遮断された時は、直ちに表示器に表示された線量などの照射パラメータを記録し、責任者に知らせること。尚、遮断前の照射線量（DOSE-I）は、コントローラパネル内のユニット上部に搭載されているディジタルメモリに記憶されているので、その値を読み取ること。

3.11　照射中に放射線を遮断する必要が生じたときは、BEAM OFF にし、その後直ちに表示器に表示された照射パラメータを記録し、責任者に知らせること。

3.12　照射中にリニアックへの電源入力を遮断する必要が生じたときは、POWER OFF ボタンを押すか、電源キースイッチを OFF にするか、非常停止（EMERGENCY）スイッチを押して停止させること。その後責任者に知らせ、再運転する場合は原因を究明し、それを排除し安全を確認した後、リニアックの電源を投入すること。

3.13　リニアック室内で操作中、ガントリの回転、照射台の上下動などの機械的運動を停止させる必要が生じたとき、あるいは誤って放射線が発生させられたときは、照射台停止（STOP）スイッチ、またはペンダント停止（STOP）スイッチを押すこと。

3.14　照射台天板部の材質はカーボン、マイラーシート等であり、放射線や日常使用による強度劣化の恐れがあるので、クラックや傷などの有無を確認し、異常を認めた場合は使用しないこと。

3.15　リニアック装置の付属品である電子線アプリケータや、照射野を規定する Pb プレート、シャドウトレイ等、照射毎に装着されるものは、それが目的通りの物であるか照射毎に確認し、誤った設定をさけること。

3.16　ウェッジフィルタは、それぞれの型毎に、その目的機能を発揮しうる有効照射部が定められているので、それに応じてコリメータフィールドを設定すること。

3.17　コントローラ側でガントリ回転またはコリメータ回転を遠隔操作する場合は、事前に必ずガントリ部または付属品が照射物または照射台に接触しないことを確認すること。

3.18　リニアックを使用した後は、必ず使用者、使用線量、使用時間を所定の帳簿に記入すること。

4. その他の安全対策

　リニアックは放射線被曝の危険、人体に対する電気的、機械的、熱的危害を最少にするように設計されている。しかしながら、絶対的な安全を保証する完全な方策はない。従って、すべての保守や修理行為において必要な予防策を講じたうえで、メーカ側の訓練を受けた保守要員に委ねる必要がある。

　正しい安全実践の基本として、運転日誌にはリニアックに施された保守と修理のデータを正しく記録すること。作業の性質、正常動作確認試験とそのデータ、作業時間、この作業を行った人のサイン、交換された部品、この作業を承認した人の肩書きとサイン等の完全な情報を記録すること。その他、装置の目視点検を定期的に実施し、それを記録すること。また、漏洩線量を定期的に測定しそれを記録すること。

（5）○○大学保健医療学部放射性有機廃液焼却炉運転管理要領の例

（例）放射性有機廃液焼却炉運転管理要領

○○年○月○日

改正　○○年○月○日

　この放射性有機廃液焼却炉運転管理要領は、○○大学放射線障害予防規定第4条に基づき、トリスタン型放射性有機廃液焼却装置（以下トリスタンという）を使用して、放射性同位元素により汚染した有機廃液を焼却処理する場合に、遵守すべき事項を定めるものである。

1. 焼却対象物は、^{3}H、^{14}C、^{32}P、^{33}P、^{35}S 及び ^{45}Ca を含む可燃性・流動性のある液体シンチレーター廃液、放射線障害防止法関係法令に基づき行われるモニタリングの際に採取した試料を含む液体シンチレーター廃液及び助燃剤に限ること。
また廃液中のRI濃度は下記の濃度以下とする。

^{3}H	:	37　Bq/cm^3
^{14}C	:	37　Bq/cm^3
^{32}P	:	3.7　Bq/cm^3
^{33}P	:	3.7　Bq/cm^3
^{35}S	:	37　Bq/cm^3
^{45}Ca	:	37　Bq/cm^3

　放射線障害防止法関係法令に基づき行われるモニタリングの際
に採取した試料を含む液体シンチレーター廃液に含まれるその
他の核種　　　　　　　　　: 3.7　Bq/cm^3

　なお複数の核種が存在する場合は、それらの放射性同位元素の濃度のそれぞれの上記の濃度に対する割合の和が1を超えないものとする。

2. トリスタンで廃液を焼却処理する場合は、次の事項に沿って作業を進めること。
 （1）焼却作業前の点検事項
 ①炉の周囲および廃液タンクの近くに、有機廃液の漏洩、または、可燃性物質が放置していないかを確認する。
 ②炉に装備されている温度計、表示灯が正常を示しているかどうかを確認する。
 ③炉の冷却水が正常に流通するかどうかを確認する。
 ④廃排作業室の排気設備が正常に運転されているかどうかを確認する。
 ⑤凝縮水（RI汚染排水）が流出管内で滞留漏洩していないかを確認する。

 （2）廃液焼却手順
 ①廃液を廃液タンクに供給する。この際、廃液が外部に漏水しないよう注意する。
 ②点火
 ③残渣が、蒸発器内に溜まっていないかを確認する。なお、残渣取出口が正常に固定されている

　かも確認する。

④冷却水のバルブの確認（常時「開」としておく）。

⑤地震感知消炎装置のチェック。

⑥各スイッチがリセット状態にあるかを確認。

⑦冷却水の元バルブ（水道のバルブ）を「開」にする。

⑧電源のフューズブレーカーを「入」にする。

⑨各々のスイッチ、感知器が正常であることを確認の上、運転押釦を「ON」にする。

⑩運転

(3)　廃液焼却停止手順

①運転停止押釦を押し、停止する。

②炉が完全に停止したら冷却水のバルブを閉じる。

③炉の電源ブレーカーを切る。

3. 焼却作業者は炉の運転中は次の点に留意して作業を行い、必要な記録を作業ノートに記録すること。

(1)　留意事項

①運転中は、炉内温度計及び燃焼状態をよく監視すること。

②運転中は、冷却水の通水状況を監視すること。

③運転中は、送風機の通気状態を監視すること。

④運転中は、炉体及び、排気系からの煙漏がないかを監視すること。

(2)　記録事項

①焼却作業日時、及び焼却廃液の種類を記録すること。

②焼却廃液の処理数量を記録すること。

③炉運転中の冷却水、及び炉内温度を記録すること。

④排気中の平均 RI 濃度を記録すること。

⑤排気作業室内の汚染の有無をチェックして記録すること

(3)　安全運転法

①本装置はシークエンサーにより完全自動運転構造になっているので運転担当者は特別な場合を除いてシークエンサー及びセンサーの設定値を変えないこと。

②運転者は焼却炉を運転平常の状態と異なることが判った場合には装置を停止し、原因を究明し、原因が明らかになるまで運転を再開しないこと。

③焼却炉が途中で異常停止した場合はその原因を明らかにし、その原因を取り除くまで運転を再開しないこと。

(4)　廃液の取扱法

①焼却廃液は放射性有機廃液焼却炉運転管理要領 1. の通りとする。

②焼却廃液を装置の廃タンクに入れる場合は、装置に付備したろ過網を通して入れること。

③焼却する廃液の最大含水率は 50% 以下とすること。

4. 定期保守点検項目及びその時期は次の通りとする。

（1）使用の都度毎行う事項

①燃焼室に異常がないかの点検

②給排気ファンを含む排気設備の点検

③冷却水の通水状態の点検

④廃液タンクの漏れの有無の点検

⑤ポンプ系統の外観とその流量（含む詰まり）が正常かどうかの点検

⑥焼却炉の制御、指示盤を含む電気系統の作動状況の点検

⑦捕集廃液の異常の有無の点検

⑧炉内残渣の有無の点検

（2）1週間に一度行う事項

①焼却機器の異常の有無の点検

②地震感知器・消炎装置の異常の有無の点検

③その他の安全装置の異常の有無の点検

④自動送液停止装置の点検

⑤放散口の点検

⑥爆発防止装置の点検

⑦逆火防止装置の点検

⑧過熱防止装置の点検

⑨火炎検知装置の点検

⑩異常高温感知装置の点検

⑪焼却完了感知装置の点検

⑫捕集装置の異常検出装置の点検

⑬冷却水断水感知装置の点検

⑭排気異常高温感知装置の点検

⑮気化室の蒸発器、燃焼室の点火用セラミック発熱体の劣化、及びその汚れの有無の点検

⑯監視窓の清掃

⑰廃液タンクとポンプ系統を含む配管系統の清掃

⑱燃焼室内、捕集装置内の残渣の洗浄または除去と炉内残渣の除去

（3）1ヵ月に一度行う事項

①残渣取出口のパッキングの異常の有無

②炉内残渣の清掃

③予熱源のセラミック発熱体の異常の有無の点検

（4）3ヵ月に一度行う事項

①廃液タンク、及びパイプ系統の清掃。なお廃液はおよそ 200 Mesh のフィルターを通して廃液

　タンクに注入するので頻繁なる政争の必要はない。

　(5) 6ヵ月に一度行う事項
　①炉を安全に使用するため、炉全体の異常の有無の確認
　②その他の特記事項
次に挙げる事項を重点的に点検し、同時にこの点検は制作又は、販売会社と共同で行うことが望ましい。
　①冷却水断水検知装置、地震感知器・消炎装置、異常高温感知装置、排気異常高温感知装置、セラミック発熱体異常感知装置の各センサーの作動の確認
　②排ガス経路の詰まりの有無の確認
　③送液管の詰まりの有無の確認
　④炉本体、及び捕集装置廃液タンクの腐蝕の有無の確認
　⑤その他、炉の安全上点検、改修が必要と見られる所
　以上、点検確認の結果、異常が認められた場合には、直ちに炉の使用を中止し、かつ点検し、最適な処置を講ずること。なお、ユーザー側で焼却炉につき不明点があった場合には直ちにメーカー側と協議し、炉の正常化のための最適かつ迅速な処置を講ずること。

5. 異常時及び緊急時には、運転者はまず電源ブレーカーを切り、同時に関件者に緊急連絡する等、放射線障害予防規定に従って行動すること。

＜引用・参考文献＞

第1章

1）JISQ3100：リスクマネジメント－原則及び指針, 日本工業規格, 2009.

2）指他朝久：リスクメネジメントに関する国際標準企画 ISO31000 の活用, TRC EYE Vol.266, 2010.

3）熊谷孝三・編著：医療安全学　医療事故防止と最適な放射線診療業務のために, 医療科学社, 2005.

4）押他茂實, 上杉奈々：医療事故はなぜ起こるのか, 普遊舎新書, 2013.

5）熊谷孝三, 折田信一, 田畑信幸　他：放射線診療におけるリスクマネジメントの研究, 第1報日本放射線技師会雑誌, 第46巻　第1号（第552号）69-77, 1999.

6）富田功一・著：コ・メディカルの医療行為と法律, 南山堂, 1996.

7）RM システム構築の指針（JISQ2001）

8）松田紘一郎：ISO9001 の導入による医療事故防止, じほう, 2001.

9）ウィキペディア：ハインリッヒの法則

10）中島和江, 児玉安司：ヘルスリスクマネジメント　医療事故防止から診療記録開示まで, 医学書院, 200.

11）山内桂子, 山内隆久：医療事故 - なぜ起こるのか, どうすれば防げるのか, 朝日文庫, 2005.

12）医師法（平成 25 年 6 月 4 日, 法律 44 号）

13）保健師助産師看護師法, 2015.

14）診療放射線技師法, 2014.

15）東奥日報新聞記事, 2005.

16）医学放射線物理連絡協議会：国立弘前病院における過剰照射事故の原因及び再発防止に関する調査報告書, 2004.

17）医学放射線物理連絡協議会：竹田綜合病院における過少照射事故の原因及び再発防止に関する調査報告書, 2006.

18）古賀佑彦：密封小線源の紛失事例, Isotope news9, 8 -11, 1983.

19）京都大学医学部附属病院　記者会見配布資料：放射線過線量照射により晩発性脊髄炎が発症した事例について, 2009.

20）癌の臨床・編：癌・放射線療法, 篠原出版, 1981.

21）熊谷寛夫・編：加速器, 加速器の加速電場, 9-20, 共立出版, 1975.

22）ICRP Publication 86 : Prevention of accidental exposure to patients undergoing radiation therapy,Pergamon, 2001.

23）熊谷孝三：がん放射線治療技術マニュアル, ピラールプレス, 2011.

24）広島国際大学：第 12 回がん放射線治療の品質管理高度専門教育セミナーテキスト（上巻）, 2015.

25）日本アイソトープ協会　ICRP112 勧告翻訳検討委員会：新しい外部照射放射線治療技術による事故被ばく予防, 2013.

26）日本アイソトープ協会：1CRP 97 高線量率（HDR）小線源治療事故の予防, 2008.

27）日本放射線治療専門技師認定機構・監：放射線治療技術の標準, 日本放射線技師会出版会, 2007.

28）日本アイソトープ協会：1CRP 94 非密封放射性各種による治療を受けた患者の解放, 2007.

第 2 章

1) 医療法制研究会・編：平成 20 年度医療六法 , 中央法規平成 , 2008.

2) シッダールタ・ムカジー・著 , 田中文・訳：病の皇帝「がん」に挑む　人類 4000 年の苦闘 , 早川書房 , 2013.

3) ETV 放送：フランケンシュタインの誘惑 , 2018.

4) リディア・ケイン , ネイト・ピーダー・著 , 福井久美子・訳：世にも危険な医療の世界史 , 文芸春秋 , 2019.

5) ICRU REPORT 50: ICRU, 1992.

6) ICRU REPORT 62: ICRU, 2016.

7) 坂本澄彦：癌の放射線生物学 , 中外医学社 , 1978.

8) 小林正伸：やさしい腫瘍学 , 南江堂 , 2018.

第 3 章

1) 日本医学物理学会：電子線治療における吸収線量の標準測定法 , 通商産業研究社 , 1972.

2) 日本医学物理学会：X 線治療における吸収線量の標準測定法 , 通商産業研究社 , 1974.

3) 日本医学物理学会：外部放射線治療における高エネルギー X 線および電子線の吸収線量の標準測定法 , 通称産業社 , 1986.

4) 日本医学物理学会：外部放射線治療における吸収線量の標準測定法（標準測定法 01）, 通商産業研究社 , 2002.

5) 日本医学物理学会：外部放射線治療における吸収線量の標準計測法（標準測定法 12）, 通商産業研究社 , 2013.

6) ICRU Report 24: Determination of absorbed dose in a patient irradiated by beam of X or Gammma rays in radiotherapy, International Commission on Radiation Units and Measurements, Wasihington, D.C. U.S.A,1976.

7) Frank H. Attix: Introduction to radiological physics and radiation dosimetry, 231-263, A Wiley–Interscience Publication JOHN WILY & SONS, New York, USA, 1986.

8) Kase, K. R. & Nelson, W.R: Concepts of radiation dosimetry, p158, Pergamon Press, New York, 1959.

9) F, M, Khan: The physics of radiation therapy, WILLIAMS & WILKINS, USA, 1984.

10) Frank H. Attix, William C. Roeshu: Radiation Dosimetry Volume I Fundamentals. Academic Press, 340-392, New York, 1968.

11) 熊谷孝三：放線治療における高エネルギー電子線の線量測定法と問題点 , 29-46, 日本放射線技術学会雑誌 , 1997.

12) ICRU Report 35: Electron Beams with Energies Between 1 and 50 MeV, Wasihington, D.C., U.S.A（1984）.

13) 西臺武弘：放射線治療物理学 , 文光堂 , 2005.

14) H, E, Johns, J, R , Cunningham: The physics of radiology, 336-337, CHARLES C THOMAS,Springfield; Illinois, USA, 1969.

15) 森内和之 , 高田信久：放射線量計測の基礎 , 地人書館 , 1988.

16) Kase, K. R. & Nelson, W. R: Concepts of radiation dosimetry, p158, Pergamon Press, New York（1959）.

17) ICRU: ICRU Report 64, Dosimetry of High-Energy Photon Beams based on Standards of Absorbed Dose to Water. Commission on Radiation Units and Measurement, U.S.A , 2001.

18）平岡　武：線量測定 その 8 ファントム，日本医学放射線学会物理部会誌，Suppl. No.8, 1-27, 1978.

19）加藤義雄：吸収線量用ファントムについて，放射線科学，16, 199-203, 1973.

第 4 章

1）日本医学物理学会：外部放射線治療における高エネルギー X 線および電子線の吸収線量の標準測定法，通商産業研究社，1986.

2）日本医学物理学会：外部放射線治療における吸収線量の標準測定法（標準測定法 01），通商産業研究社，2002

3）熊谷孝三：標準測定法の電子線のエネルギーの問題点，コニカ X- レイ写真研究，No227 / Vol.46　No.4, 100-104, 1995.

4）HE Johns, JR Cunningham : The physics of radiology, 214-219, CHARLES C THOMAS, Springfield・Illinois, USA, 1969.

5）飯田博美：放射線物理，通商産業研究社，88-95, 1974.

6）田坂　晧・編：放射線医学大系 34 放射線物理，21-25, 中山書店，1984.

7）川島勝弘，星野一雄，平岡　武：放射線治療のための線量測定，その 3 空洞電離箱による吸収線量の測定，放治システム研究，3, 27-36, 1986.

8）ICRU Report 35: Electron Beams with Energies Between 1 and 50 MeV, Wasihington.D.C., U.S.A, 1984.

9）星野一雄，稲田哲雄，松沢秀夫：10 〜 20MeV 電子線のエネルギーと実用飛程の関係，日本医学放射線学会誌，34（6），433-439, 1974.

10）熊谷孝三，石松健二，大塚辰也・他：電子線の吸収線量についての一考察　第 2 報：平均入射エネルギーの決定法，日本放射線技術学会雑誌，47, 15-21, 1991.

11）Almond PR, Biggs PJ, Coursey BM, Hanson WF, Hug MS, Nath R, and Rogers DWO : AAPM' s TG-51protocol for clinical reference dosimetry of high-energy photon and electron beams. Med Phys 26: 1847-1870, 1990.

12）IAEA: The use of plane-parallel ionization chambers in high-energy electron and photon beams, An international code of practice for dosimetry, TRS 381, IAEA Vienna, 1997.

13）NACP: Procedures in external radiation therapy dosimetry with electron and photon beams with maximum energies between 1 and 50 MeV, Acta Radio. Rad. Phys. Bio., 19, 55-80, 1980.

14）日本医学物理学会：外部放射線治療における吸収線量の標準計測法（標準計測法 12），通商産業研究社，2013.

15）Burns DT, Ding GX and Rogers DWO: R50 as a beam quality specifier for selecting stopping-power ratios and reference depth for electron dosimetry, med. Phys. 23: 383-388,1996.

第 5 章

1）Faiz M. Khan: Monitor Unit Caluculation for Photon Beams, John P. Gibbons: Monitor Unit Calculations for External Photon & Electron Beams, Proccedings of the South East AAPM Chapter Symposium Adovanced Medical Publishing, INC, 2000.

2）John P. Gibbons: Monitor Unit Calculations for External Photon & Electron Beams, Proccedings of the South East AAPM Chapter Symposium Advanced Medical Publishing, INC. 2000.

3）熊谷孝三・編著：放射線治療技術学, オーム社, 2013.

4）Sterling TD, H Perry, L Katz: Automation of radiation treatment planning, Br J Radiol 37, 1964.

5）Day MJ. A note on the calculation of dose in x-ray fields. Br J Radiol, 2013.

6）Jhons & Cunningham: The Physics of Radiology, 1983.

7）Bjarngard BE and Siddon RL: A note on equivalent circles, squares, and rectangles. Med Phys, 9, 1982.

8）Gibbons, J. P. and Khan, F.M.: Calulation of dose in asymmetric photon fields. Med. Phys 22, 1995.

第 6 章

1）厚生労働省医政局長：良質な医療を提供する体制の確立を図るための医療法等の一部を改正する法律の一部の施行について, 医政発 0330010 号, 2007.

2）がん対策基本法, 2006.

3）熊谷孝三・編著：外部放射線治療装置の品質管理の標準, ピラールプレス, 2015.

4）日本放射線腫瘍学会 QA 委員会：外部放射線治療における Quality Assurance（QA）システムガイドライン, 日本放射線腫瘍学会誌 11（2）, 1-111, 2000.

5）日本放射線技師会放射線機器管理士部会・編：放射線機器品質管理実践マニュアル外部放射線治療装置, 熊谷孝三, 第 1 章　総論, p20-34, 日本放射線技師会出版会, 2008.

6）熊谷孝三・編：わかりやすくてためになる　がん放射線治療技術マニュアル, ピラールプレス, 2011.

7）広川　裕, 池田　恢, 井上俊彦・共訳：統合的癌治療における放射線腫瘍学, 放射線専門医会, 1993.

8）AAPM TG-40: Comprehensive QA for radiation oncology: Report of American Association of Physicist in Medicine Radiation Therapy Committee Task Group 40, Medical Physics 21: 581-618, 1994.

9）泉　隆：QA 放射線治療装置の精度管理, 放射線治療研究会雑誌 2 :57-82, 1989.

10）谷口慶太（指導教員　熊谷孝三）：放射線治療における医用電子加速装置の品質保証・品質管理に関する研究, 広島国際大学大学院　総合人間科学研究科　医療工学専攻 学位（修士）論文, 2009.

11）日本放射線腫瘍学会研究調査委員会・編：外部放射線治療装置の保守管理プログラム, 通商産業研究社, 1992.

12）熊谷孝三・編：がん診療を支える人のために 外部放射線治療装置の品質保証・品質管理, ピラールプレス, 2013.

13）日本医学物理学会・編：外部放射線治療における水吸収線量の標準計測法（標準計測法 12）, 通商産業研究社, 2012.

14）熊谷孝三・編：放射線治療技術学, オーム社, 2006.

15）西臺武弘：放射線治療物理学　第 2 版, 文光堂, 2004.

第 7 章

1）公益財団法人・編　原子力安全技術センター：放射線施設のしゃへい計算実務マニュアル, 公益財団法人 原子力安全技術センター, 2015.

2）熊谷孝三・編著：医療法における放射線遮へい計算申請実務マニュアル, 医療科学社, 2004.

3）医薬発第 188 号厚生労働省医薬局長通知（平成 13 年 3 月 12 日）

4）広島国際大学保健医療学部放射線障害防止関係資料

索 引

放射線治療の基本と実践
医療安全の確保と医療の質の向上

価格はカバーに
表示してあります

2021 年 8 月 8 日 第一版 第 1 刷 発行

著　者　　熊谷 孝三 ©
　　　　　（くまがい こうぞう）
発行人　　古屋敷 信一
発行所　　株式会社 医療科学社
　　　　　〒 113-0033　東京都文京区本郷 3 - 11 - 9
　　　　　TEL 03（3818）9821　　FAX 03（3818）9371
　　　　　ホームページ　http://www.iryokagaku.co.jp
　　　　　郵便振替　00170-7-656570

ISBN978-4-86003-130-5　　　　　（乱丁・落丁はお取り替えいたします）